食事療法 はじめの一歩 シリーズ

「おいしく食べたい！」をかなえる

クローン病・潰瘍性大腸炎の安心ごはん

女子栄養大学出版部

おすすめです

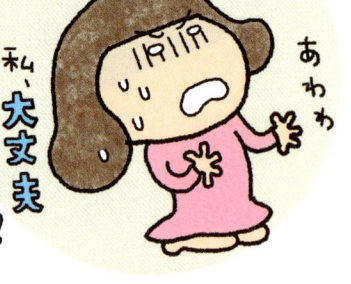

突然、クローン病や潰瘍性大腸炎と診断され、知らないことだらけで不安だ

▼この本では、クローン病や潰瘍性大腸炎についての基本的な情報や体験談などを紹介しています。病気についての理解を深めるのに役立ちます。

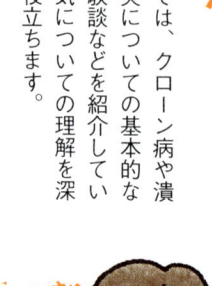

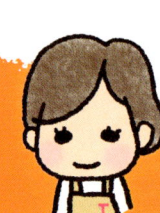

どんな食事を作ればよいかわからない

▼どうやって食材を選べばよいか、どのように調理すれば脂質が落とせて残渣も減らせるのか、安心な食事作りのヒントになる情報やレシピが豊富です。

家族一緒に同じものを食べたい

▼味気ない、難しい、面倒……といった食事療法のイメージが変わる、満足度の高いレシピを紹介。カレーなどの人気メニューも安心して食べられるよう工夫しているので、家族みんなでおいしく食卓を囲めます。

本書を手にした方へ

もう10年以上も前になりますが、息子が突然クローン病と診断されました。幸い症状は薬ですぐに治まって数日で退院。けれど、私の作った食事が悪かったのかと自分を責めたり、なにを食べさせたらよいのかと悩む日々がしばらく続きました。病院の管理栄養士さんから「脂質控えめで、残渣の少ない食事を」とアドバイスを受けても、では具体的になにを作ればよいのか……。いろんな人に相談していくうちに、「普通だったらおろおろしてしまうだけだけど、料理の仕事をしているあなたなら、なにか工夫できるのでは？」と言われたこともあり、頑張ってみようと思えるようになりました。最初はとまどいましたが、「家族みんなで食卓を囲んで食事を楽しみたい」との思いから、「使って安心な食材でなにができるのか？」を出発点に、

2

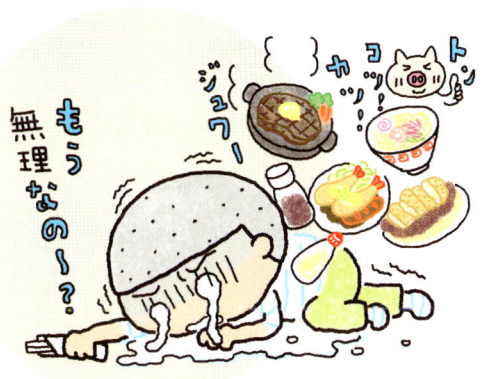

大好きな料理が食べられなくてつらい

▼「これは食べてはいけない」と思うとつらさが増すもの。クローン病や潰瘍性大腸炎の患者さんの「食べたい」をかなえるためのアイディアレシピを多数掲載しています。

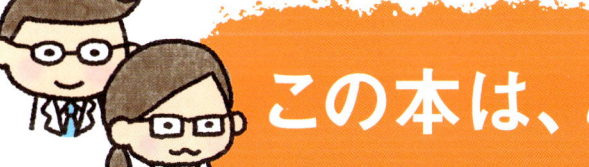

この本は、こんな人に

体調が悪く食欲がわかない

▼症状が特にひどいときには向きませんが、疲れやストレスなどで調子をくずしたときにも食べやすく、3食で脂質30g以下にしやすい低脂質・低残渣のメニューも掲載しています。

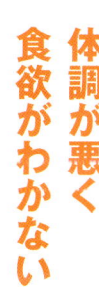

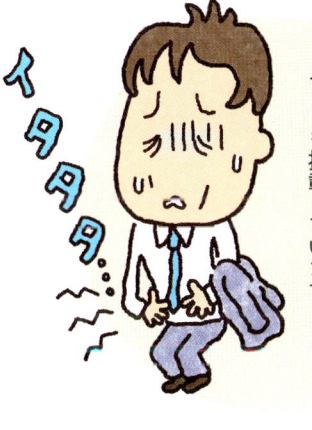

毎日の献立を考えるようにしました。工夫を重ねるうちに、「牛乳は豆乳にかえればOK」「治部煮の調理法を応用しよう」などパターンができてきて、それにつれてメニューも広がってきました。そのころ、ブログで料理を紹介すると、同じ病気で悩む人もコメントを残してくれるようになり、それも調理法を工夫する励みになりました。

「食べること」は元気に生活できる基本。「食べたい」をあきらめないで、本書のレシピを試してみてください。簡単に作るコツ、アレンジできる食材、工夫したところなどエピソードも載せています。また、個人差も大きい病気なので、お医者様や体調と相談しながら、自分に合う食材を探してみてください。少しでも同じ悩みをもつ方のお役に立てましたら幸いです。

料理研究家・栄養士　田中可奈子

CONTENTS

この本は、こんな人におすすめです……2
本書の使い方……6

第1章 クローン病・潰瘍性大腸炎の基礎知識

❶ 病気のことを知ろう①
——痛みの原因は？
——消化器官に潰瘍ができています……8

❷ 病気のことを知ろう②
——どんな治療をするの？
日常生活への影響は？……10

❸ 食事のポイント・注意点①
——なにを食べればいいの？
——食事で体調をコントロール……12

❹ 食事のポイント・注意点②
——自分にとって
安心な食品を見つけよう……14

❺ 食事のポイント・注意点③
——外食や中食は成分表示を必ずチェック……16

お悩み解決
クローン病＆潰瘍性大腸炎の不安Q＆A……18

知っておきたい
クローン病＆潰瘍性大腸炎のキーワード……24

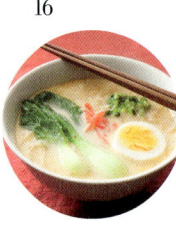 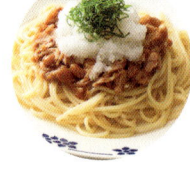 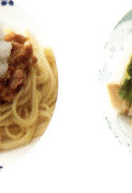 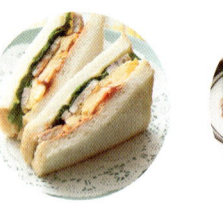 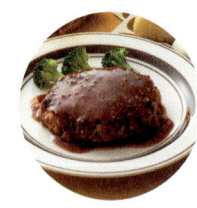

第2章 ちょっと体調が悪い日に脂質1日30g以下のための献立

食べたいをかなえる①
脂質と残渣を減らすアイディア……26

食べたいをかなえる②
低脂肪でもおいしく作れるアイディア……28

食べたいをかなえる③
お助け食材……30

食べたいをかなえる④
体調に合わせる……31

朝食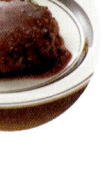

あんかけおかゆ……32
鶏がゆ……33
みそ雑炊……34
かぼちゃ入りパンがゆ……35

昼食

煮込みうどん……36
ノンオイルツナとなめたけの和風パスタ……37
お好み焼き……38
スクランブルエッグサンド……39
豆乳のとんこつラーメン風春雨……40
マグロと山芋のどんぶり……41
みそと豆乳のグラタン……42
山芋ソースの和風グラタン……43

夕食

たっぷり野菜としゃぶしゃぶの献立 …… 44
鶏だんごのポトフ風の献立 …… 46
サケの混ぜずしの和食献立 …… 48
鶏肉とたっぷり野菜の洋風献立 …… 50
豆腐のハンバーグの満足献立 …… 52

家族がクローン病と診断されて
"不安ばかりの診断直後
今は家族で食卓を囲めるように" …… 54

第3章 コツがいろいろ一品レシピ

人気メニュー …… 56
鶏ひき肉とトマトのさっぱりカレー／レンジでカルボナーラ／バターいらずのオムライス／ノンオイル・発酵なしのクリスピーピザ／レンジでチャーハン／ビビンバ／牛丼／フライパン焼きとり／ノンフライのエビフライ／皿焼きコロッケ

主食 …… 66
親子丼／鶏そぼろ丼／タコライス／ちらしずし／お茶漬けパスタ／焼きうどん

肉のおかず …… 72
鶏肉のトマト煮込み／鶏肉のユウリンチイ風／レンジで鶏ハム／鶏肉の黒酢あん／ハンガリアングーラッシュ／すき焼き風煮物／煮豚

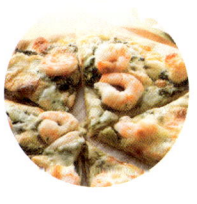
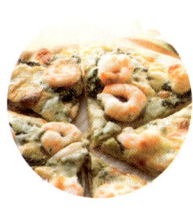
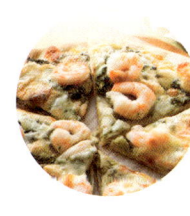
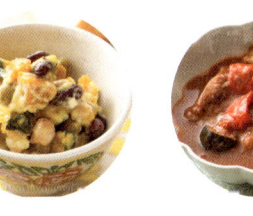
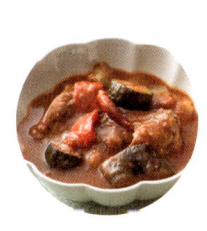

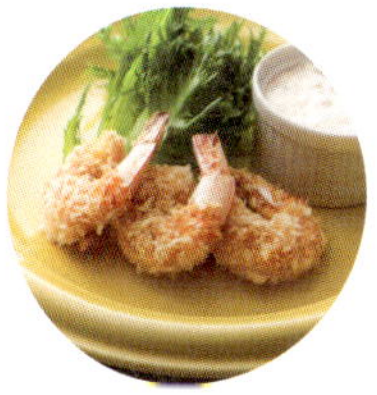

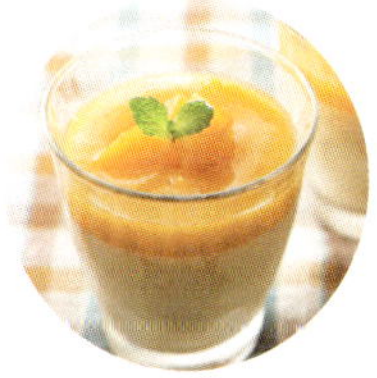

魚介のおかず …… 79
サバのみそホイル蒸し／魚のみそ漬け／煮魚／ブリのフライパン照り焼き／サケの南蛮漬け／白身魚のチーズ焼き／カキのクラムチャウダー／ノンオイルエビチリ

野菜のおかず …… 87
山芋と青菜の納豆あえ／里芋とまいたけの煮物／キャベツとさつま揚げの煮物／スモークサーモンとパプリカ、玉ねぎのマリネ／セビッチェ／ブロッコリーとカリフラワーの甘酒ドレッシング／かぼちゃと豆のリラグ／タイ風春雨サラダ／さつま芋のココナツカレースープ／ミネストローネ／根菜ののっぺい汁／中華風ポテトスープ

卵・豆腐のおかず …… 99
小田巻蒸し／エビ卵あんかけ／卵とトマト、牛肉のいため物／豆腐とザーサイのサラダ／いり豆腐

デザート …… 104
クレームダンジュ／チョコバナナケーキ／紅茶のシフォンケーキ／あんこ白玉／さつま芋の栗まんじゅう／豆乳プリン／豆乳クレープ

たれ・ソース …… 112
マヨ風ソース／大根おろしだれ／にんじんドレッシング／ねぎしょうがだれ／ブラウンソース／チーズソース／エスニックソース／ごまみそだれ

あると便利な お助け調理器具 …… 111

これで Check! 脂質量一覧 …… 116

みんなどうしてる？ クローン病体験談 …… 118

栄養成分値一覧 …… 122

脂質量別 INDEX …… 126

本書の使い方

レシピについて

ワンポイントアドバイス
アレンジレシピや手軽に作る方法、レシピのポイントなどを紹介

1人分のエネルギー、脂質、塩分を紹介（詳しくは下記参照）

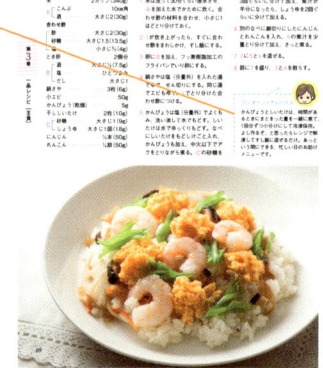
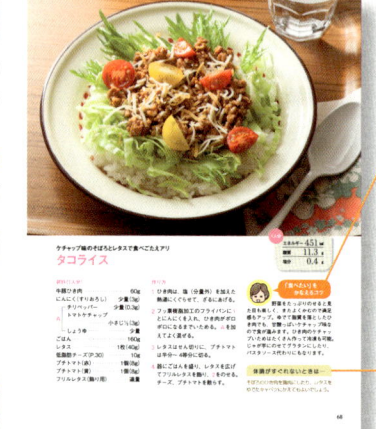

「食べたい」をかなえるコツ
脂質量や残渣を減らしながらおいしく作るための工夫を紹介

体調がすぐれないときは…
体調に合わせた、レシピの調節方法を紹介

- 食品(肉、魚介、野菜、くだものなど)の重量は、特に表記がない場合は、すべて正味重量です。正味重量とは、皮、骨、殻、芯、種など、食べない部分を除いた、実際に口に入る重量のことです。
- 材料の計量は、標準計量カップ・スプーンを使用しました。大さじ1＝15㎖、小さじ1＝5㎖、1カップ＝200㎖が基準です。
- フライパンはフッ素樹脂加工のものを使用しました。
- 電子レンジは、500Wのものを使用しました。お使いの電子レンジのW数がこれより小さい場合は加熱時間を長めに、大きい場合は短めにしてください。
- 調味料は特に表記のない場合は、塩＝精製塩(食塩)、砂糖＝三温糖、酢＝穀物酢、しょうゆ＝濃口しょうゆ、みそ＝淡い色のみそを使っています。
- だしはこんぶやカツオ節でとったもの。スープは市販の素を分量の湯でといたものです。

そのほかの表記について

脂質と脂肪

「脂質」と「脂肪」に明確な違いはありませんが、「脂肪」は食べ物に含まれる中性脂肪を、「脂質」は中性脂肪にコレステロールなどを含めたものを指す場合が多くみられます。本書では、栄養素を表す場合は「脂質」とし、「低脂肪」「高脂肪」「乳脂肪」など一般的によく耳にする言葉には、「脂肪」を用いています。

エネルギーとカロリー

エネルギーの量を表す単位が、カロリー(cal)。1ℓの水を1℃上げるのに必要なエネルギー量が1kcalです。本書では、基本的にエネルギーを表す場合は「エネルギー」「エネルギー量」と表記していますが、「低カロリー」「高カロリー」など一般的によく耳にする言葉には、「カロリー」を用いています。

塩分とは

「塩分」とは、食塩相当量のこと。本書でも「塩分量」として表記されている重量は、食塩相当量です。これは、食品に含まれるナトリウム量を合算した値に2.54を掛けたもの。たとえばナトリウム量2.2gの食品の場合は、2.2g×2.54＝5.588gとなります。

第 1 章

クローン病・潰瘍性大腸炎の基礎知識

患者数は増加傾向でも、まだあまり知られていない病気。
病状をコントロールするために必要な、
基礎知識を押さえておきましょう。
個人差が大きい病気なので、
自分に合った治療方法を見つけることが大切です。

病気のことを知ろう①

1 痛みの原因は？
──消化器官に潰瘍ができています

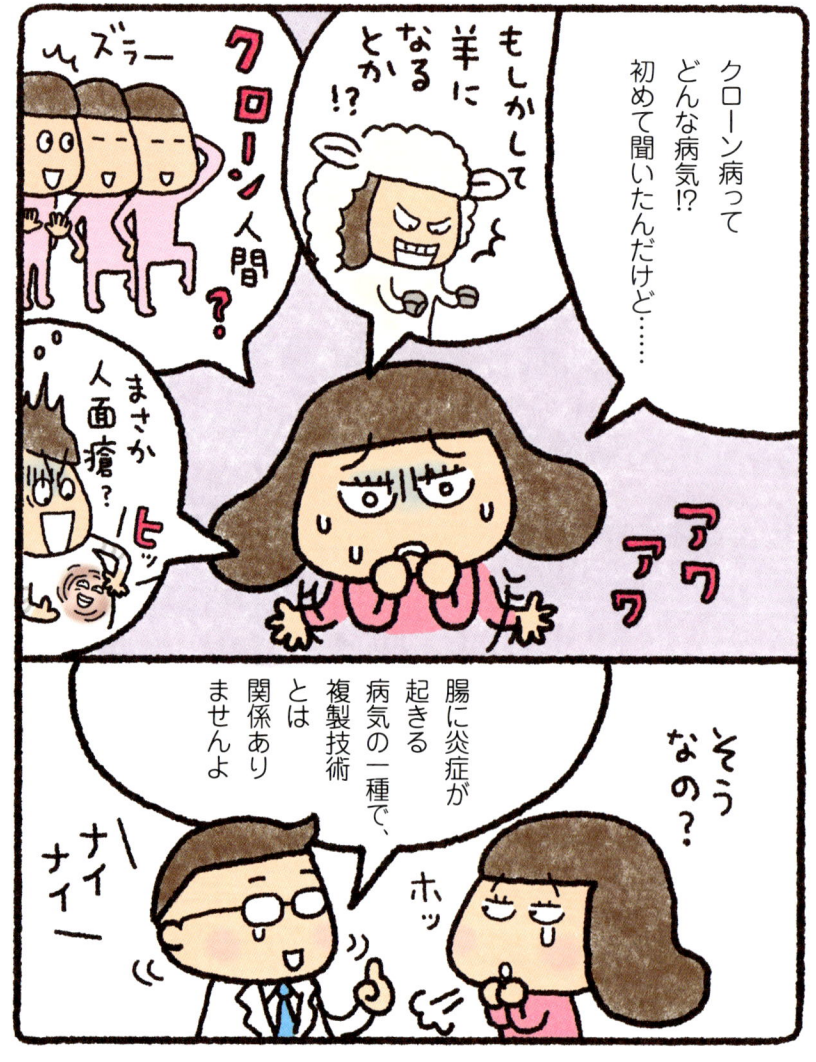

**共通点も多い2つの病気
特定疾患に指定されている**

　クローン病も潰瘍性大腸炎も、どちらも若い人（10〜30代）が発症することが多く、腸に潰瘍（深い傷）やただれなどの障害が起こる原因不明の病気です（80代ぐらいまで何歳でも発症する可能性があります）。クローン病の病名は、初めて病気を報告したクローン医師の名前にちなんだものです。

　2つの病気は、併せて炎症性腸疾患（IBD）とも呼ばれています。症状がよくなったり（寛解）、悪くなったり（再燃）をくり返す慢性の病気である点も共通。どちらも厚生労働省によって「特定疾患」に指定されているので、申請すると医療費の補助が受けら

どちらも消化器官に障害が起こる病気

潰瘍性大腸炎

肝臓／胃／大腸／小腸

大腸が肛門に近い直腸から、連続して広く浅く障害される

比較的広い範囲に浅い傷がつく

クローン病

肝臓／胃／大腸／小腸

大腸または小腸、もしくは両方に局所的だが深い潰瘍が生じる

比較的狭い範囲の潰瘍だが、深く傷がつく

障害の部位や症状に違いも個人差が大きい点にも注意

2つの病気の違いは主に、障害が起こる部位と炎症の深さにあります。

クローン病の障害は小腸を中心に、大腸やそのほかの消化器官で発生することがあり、たとえば1つの潰瘍の範囲が狭くても、複数の消化器官で同時に発生することもあります。また炎症によって腸の壁の奥まで深い傷ができるので、腹痛、発熱、下痢が主な症状になります。

潰瘍性大腸炎で障害が起こるのは、大腸のみ。大腸粘膜の表面を広範に浅く傷つけるので（皮膚でいえば表面に浅くすり傷をつけた感じ）、血便、下痢が主な症状になります。

どちらの病気も、潰瘍の起こり方や周期、症状の出方など個人差が大きく、一時的に症状が治まることもあります。そのためIBDと診断されるまでに時間がかかるケースもあります。

2 病気のことを知ろう②

どんな治療をするの？日常生活への影響は？

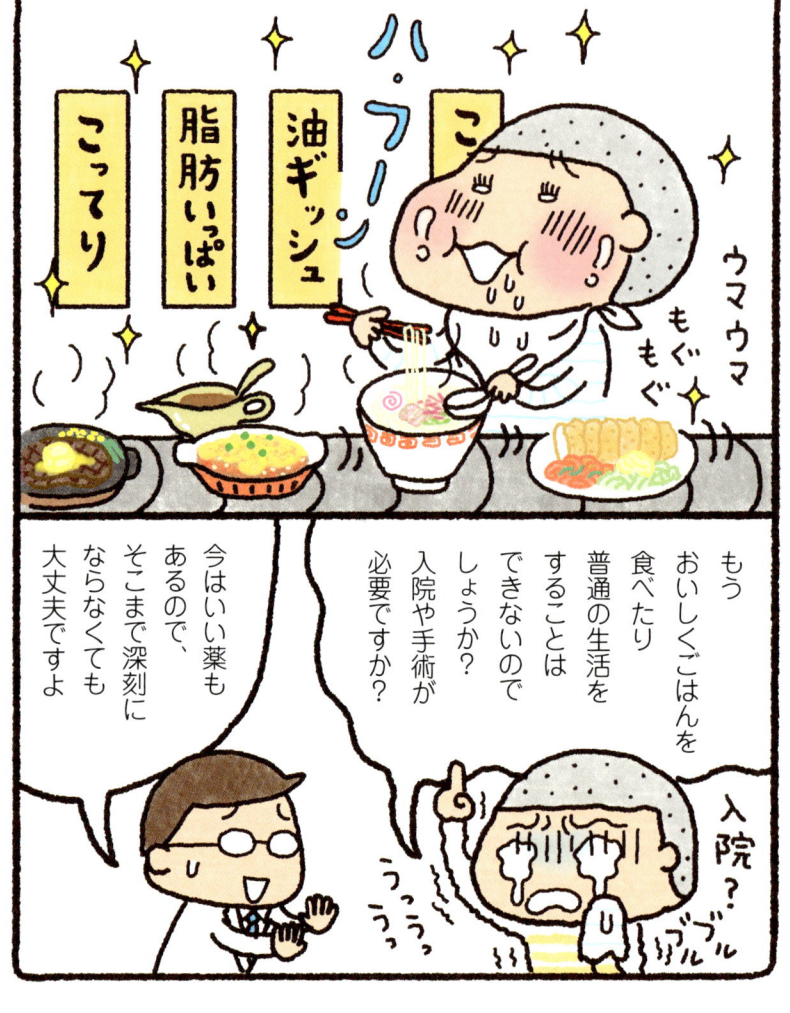

かつては深刻な病気 今は治療法が進化

クローン病も潰瘍性大腸炎も以前は有効な治療法が少なく、またよくなったり悪くなったりを長年にわたってくり返すたいへんな病気でした。何度も入院や点滴治療が必要となり、通常の生活をはじめ、就学や就職に大きな影響を与えることもありました。

しかし最近では、有効な治療薬が複数開発されて治療法も増えました。まだはっきりした原因はつかめていませんが、腸に慢性的な炎症を引き起こす物質が放出され、炎症をくり返すようになるというメカニズムが明らかになりつつあります。このため2000年ごろより、炎症を引き起こす中心原因

第1章 病気のことを知ろう②

腸に炎症を引き起こす物質をブロックする

専門的な薬を使うと……

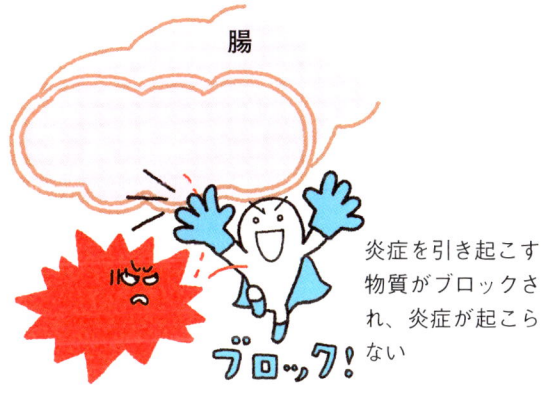

炎症を引き起こす物質がブロックされ、炎症が起こらない

クローン病・潰瘍性大腸炎の原因

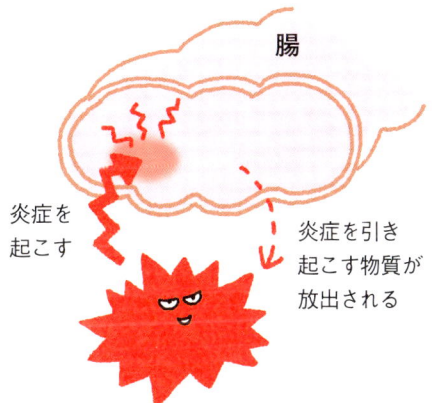

炎症を起こす

炎症を引き起こす物質が放出される

クローン病でNGなのは……

喫煙

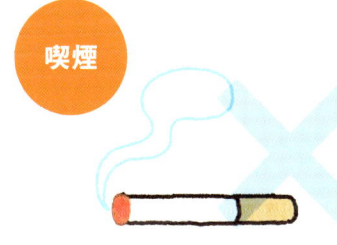

どの研究でも一致して、症状を悪化させることがわかっている。

飲酒

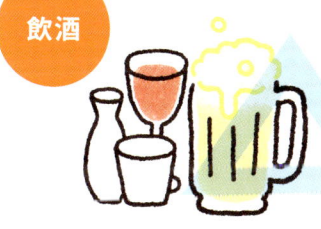

消化器官に負担がかかるため気をつけたいが、禁止ではない。体調に応じて調節を。

運動

体調のよいときは問題なし。クローン病の宇宙飛行士もいたほど。

専門的な薬で普通の生活が送れることも

と思われる物質を、選択的にブロックする薬がよく使われるようになりました。これにより、従来のステロイドなどのように全身の免疫を落とすことなく、腸の炎症をより安全に長期にわたりおさえることが可能となりました。

さらに2015年ごろからは、そのような専門的な薬が毎年のように多種にわたり開発され、使用できるようになったために、病状や年齢に合わせて使い分けることも可能となりました。いまだすべての患者さんに完璧に効果が出るわけではありませんが、多くのかたが、普通に日常生活を送ることができるようになってきました。

3 なにを食べればいいの？
——食事で体調をコントロール

食事のポイント・注意点①

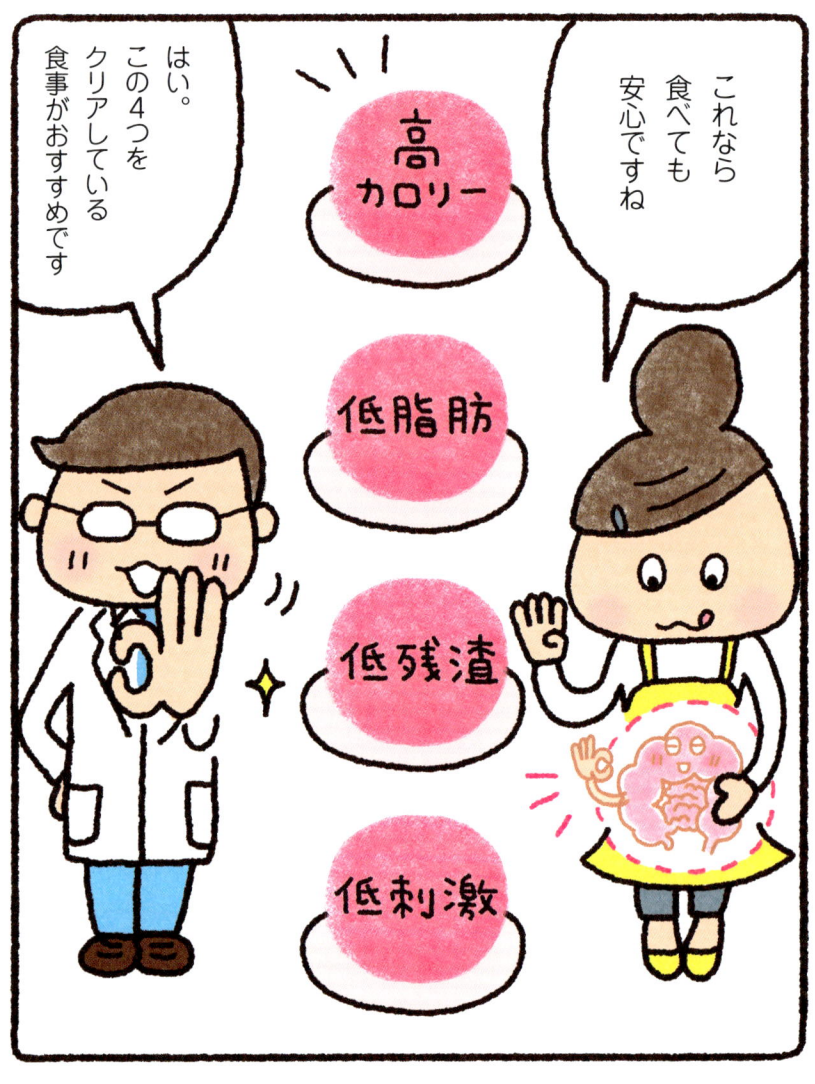

消化器官に負担をかけず治癒力を高める食事をとる

クローン病や潰瘍性大腸炎の原因ははっきりしていませんが、どちらも消化器官に障害が起こる病気であることから、食事に気をつけることで症状がコントロールできます。ただし症状に個人差が大きいように、なにをどれだけ食べて大丈夫かも個人差が大きいので、少しずつ試して自分に合う食材と合わない食材を把握していきましょう。

原則としては、消化器官に負担をかける脂肪や残渣（食物繊維／P24）、刺激物（香辛料など）は避けること。病気の治癒に必要なエネルギー摂取の観点から、高カロリーであることが推奨されています。特に子どもの場合は、

12

症状や体調に合わせて食事を変える

例

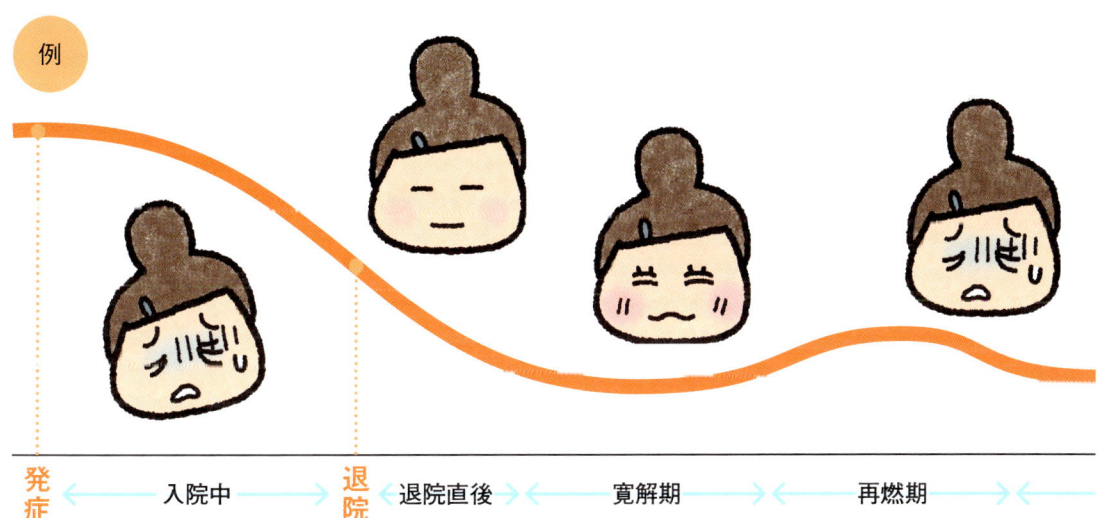

発症 ← 入院中 → 退院 ← 退院直後 → ← 寛解期 → ← 再燃期 →

入院中は流動食やエレンタールなどの成分栄養剤、症状が改善されれば徐々におかゆやスープなど。特に症状が重いときは、絶食になることも。

退院直後はまだ炎症が治まっていないことが多いので、脂質が少なく消化がよいおかゆなどからスタート。

自分に合わない食品を除けば、基本的になにを食べてもよいが、なるべく低脂肪・低残渣を心がけて。

再燃してしまった場合は、医師の指示に従い食事を調節する。

本書のレシピで対応している範囲

症状や体調に合わせて調節することも必要

消化器官の炎症の影響でエネルギーが充分に吸収できないと成長に影響が出るおそれがあるので、カロリーは高めのほうがよいでしょう。

また、症状がよくなったり（寛解）、悪くなったり（再燃）をくり返す慢性の病気のため、症状に合わせて食事を調整することも大切です。かぜをひいたり、ストレスを感じたりと体調がすぐれないときも同様。より気をつけるようにしましょう。

クローン病も潰瘍性大腸炎も患者数は年々増加

日本のクローン病の患者数は、特定疾患医療受給者証交付件数でみると1976年には128人だったものが、2016年には42,709人、2020年には47,000人に増加。患者数では70,700人と報告されています。また潰瘍性大腸炎は、同様に患者数は約22万人。どちらも珍しい病気ではなくなってきています。

4 自分にとって安心な食品を見つけよう

食事のポイント・注意点②

食品選びの目安

比較的安心な食品	ポイント
おかゆ、ごはん、もち、うどん、そうめん、ビーフン、麩	脂肪の多いもの、不溶性食物繊維が豊富なものは注意が必要。
りんご、バナナ、桃、ペクチンを多く含むもの	不溶性食物繊維が豊富なものは注意が必要。
豆腐、豆乳、高野豆腐	油揚げ、厚揚げは油抜きをすれば使用できる。おからは不溶性食物繊維が多いので注意。
カキ、魚はほとんど問題ない	貝類は消化が悪いものが多い。
鶏ささ身、鶏胸肉（皮なし）、卵	肉は脂肪の多い部位は避ける。n-6系の脂が豊富な食品は避ける。
ヨーグルト（低脂肪のもの）、乳酸菌飲料、無脂肪・低脂肪牛乳	乳糖不耐症の人は使用禁止。
n-3系油（しそ油、えごま油、亜麻仁油）	油を使用するときは、n-3系の油を少量使用する。
和菓子（つぶあん以外）、せんべい（油使用の少ないもの）、飴	
番茶、ほうじ茶	緑茶、紅茶は濃いものは避ける。

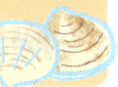

基本的なルールを参考に安心な食品を見つけよう

食品選びの基本は、低脂肪・低残渣・低刺激・高カロリーなものを選ぶこと。魚の脂にはオメガ3が含まれ炎症をおさえるといわれますが、体調が心配ならウナギや青魚は避け、タラやカレイなどの白身魚やマグロの赤身など脂の少ないものを選びましょう。体調が落ち着いているなら、食物繊維のなかでも水溶性食物繊維（オクラや長芋などネバネバする食品やくだものなどに多い／P27）はおすすめできます。

上の表を参考に少しずついろいろな食品を試しながら、自分にとって安心な食品を覚えていきましょう。食事記録（P31）をつけるのもおすすめです。

	注意が必要な食品	どちらともいえない食品
穀類	玄米、五穀米、クロワッサン、デニッシュ、そば、ラーメン、とうもろこし	食パン、フランスパン、スパゲッティ
くだもの	キウイフルーツ、柿、ラズベリー、すいか、メロン、いちご、梨、パイナップル、ぶどう、酸味の強い柑橘類	
豆類	大豆、あずき、黒豆、うずら豆などの豆類、おから	油揚げ、厚揚げ、納豆、ひきわり納豆
魚介類	イカ、イカ製品（さきイカ、するめ、塩辛）、干物、マクロ油漬け	
肉・卵類	豚肉、豚肉の加工品全般（ハム、ソーセージ、ベーコンなど）	牛赤身肉、鶏もも肉（皮なし）
乳類	牛乳（普通牛乳）、生クリーム、アイスクリーム（高脂肪のもの）	
油脂類	バター、マーガリン、ラード	
菓子類	洋菓子、スナック菓子、チョコレート	プリン、幼児向けビスケット
嗜好飲料類、その他	コーヒー、ココア、アルコール、炭酸飲料、ナッツ類、海藻類	

クローン病のほうがより細かな注意が必要

一般的にクローン病に比べて潰瘍性大腸炎は、厳密な食事制限は必要ないといわれています。特に脂質については、クローン病は寛解期でも1日30g以下が推奨されるのに対して、潰瘍性大腸炎は「日本人の食事摂取基準」に準じれば大丈夫です。

また、クローン病の患者さんは、たんぱく質のとりすぎにも気をつけたほうがよいでしょう。たんぱく質が腸内の粘膜の働きや免疫反応に影響を与えることがわかっているからです。

調理の工夫次第で食品の幅を広げられる

肉をゆでてから使ったり、調理で出た脂をキッチンペーパーでふきとったりして脂質を減らすなど、食べられないと思っていた食品も調理の工夫で食べられることがあります。ガマンによって生じるストレスは、腸に悪影響を与えます。「あれもこれも食べられる」生活のために、P.26〜も活用してください。

5 食事のポイント・注意点③
外食や中食は成分表示を必ずチェック

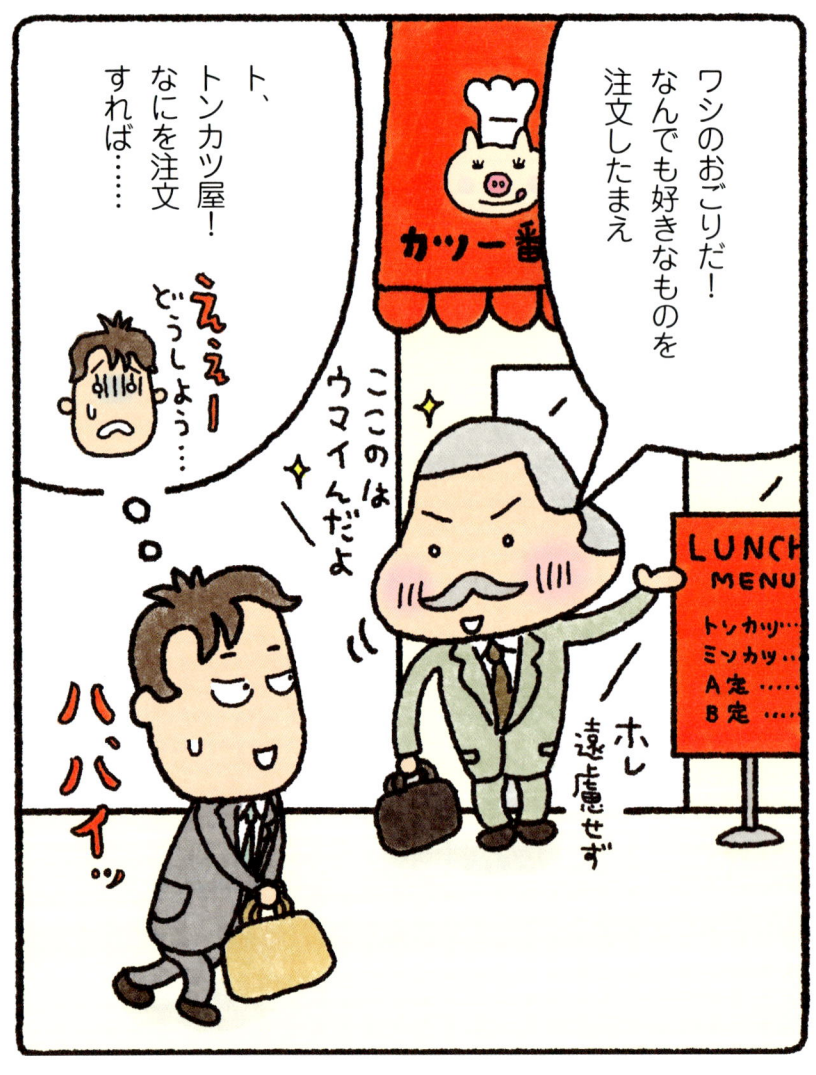

安全に外食するにはメニューを厳選

毎日・毎食、体調に合わせた手作りのごはんが食べられるとは限りません。外食する必要に迫られることもあるでしょう。そんなときのコツは、メニューに栄養成分表示のあるお店を選ぶこと。また、マヨネーズやドレッシングは、自分で選択できるときは使わない・ノンオイルのものにするといった方法でも脂質を減らせます。もちろん、自分に合った食品を中心に選ぶ、規則正しい食事時間に食べる、炎症があるときは極力避ける、といったことも大切です。その上で、外食はできるだけ1日1回までを目安にしましょう。比較的安心な外食としては、かけう

16

第1章 食事のポイント・注意点③

脂質の多い加工食品の例

※可食部100gあたり

ソフトタイプマーガリン	81.6g
マヨネーズ（全卵型）	75.3g
ピーナッツバター	50.7g
ミルクチョコレート	34.1g
カレールウ	34.1g
ポテトチップス	35.2g
ウィンナソーセージ	28.5g
ソフトビスケット	27.6g
クロワッサン	26.8g
プロセスチーズ	26.0g
ポップコーン	22.8g
デニッシュペストリー	20.7g
イーストドーナッツ	20.4g
カップめん（ラーメン）	19.7g
ロースハム	13.9g
ラクトアイス（普通脂肪）	13.6g

※出典『食品成分表2014』

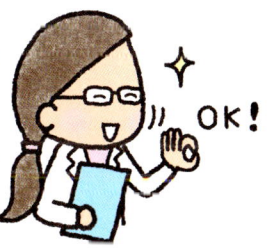

脂質の量をチェックして安心して食べられるものを選びましょう

成分や原材料を確認しよう

栄養成分表示（100gあたり）
エネルギー	110kcal
たんぱく質	4.7g
脂質	5.4g
炭水化物	12.3g
ナトリウム	330mg

栄養成分表示をチェックし、脂質の量を確認してから購入しましょう。

名称：即席カップめん
原材料：めん（小麦粉、植物油脂、食塩、ポークエキス、しょうゆ、たん白加水分解物）、かやく（味付豚肉、味付卵、かに風味かまぼこ、ねぎ、キャベツ）、スープ（糖類、醤油、食塩、香辛料、たん白加水分解物、香味調味料、チキンエキス、ポークエキス、メンマパウダー）、加工でん粉、調味料（アミノ酸等）、炭酸Ca、かん水……

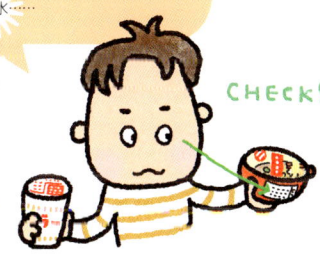

かん水やラードが使われていたり、合成食品添加物の種類や量が多いものは避けましょう。

加工食品を買うときは面倒がらずに表示を確認

また、コンビニやスーパーで加工食品を買って食べる場合（中食）も注意が必要です。栄養成分表示や原材料を確認し、脂質の量や自分が苦手な食材が入っていないか、確認しましょう。

たとえばパンやクッキーなど、バターや牛乳をたっぷり使う食品は脂質が多いので注意が必要です。サンドイッチも、具材は低脂肪でもマーガリンが塗ってあって脂質が多い場合や、食品添加物のなかに体に合わないものがある場合が。魚肉ソーセージにラードが使われている、といったケースもあります。比較的安心なのは、おにぎり、うどん・そばなどのめん類、揚げ物が主菜ではない和風弁当などです。

どん、月見うどん、力うどんなどのどん類や、鉄火丼、サケや梅のおにぎり、すし（マグロ、ホタテ、サーモン、卵）、焼きとり（レバー、つくね）などがあげられます。

お悩み解決 クローン病&潰瘍性大腸炎の不安

Q&A

クローン病について

Q 今まで食べてきたものが原因ですか？遺伝ですか？

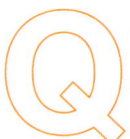

A 原因について、まだはっきりしたことはわかっていません。消化器官の病気なので、食べ物との関係が疑われやすいのですが、これも因果関係は明らかではありません。まれに体質が似ることはありますが、遺伝疾患ではないことがわかっています。細菌やウイルス感染によるのではないか、免疫系の異常が原因ではないか、要因がいくつも重なったことでなるのではないかなど、さまざまな説がありますが、なにが原因かはわかっていないのが現状です。

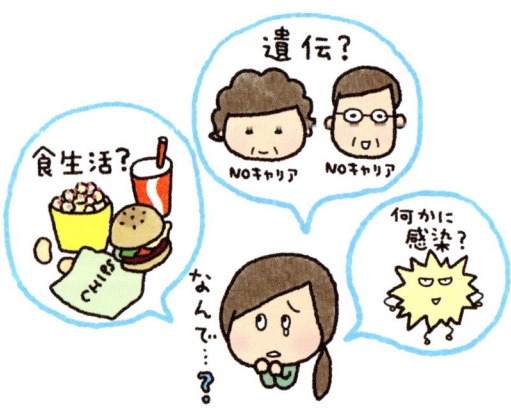

Q 「特定疾患」ということは重大な病気なのでしょうか？

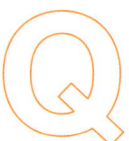

A 病気の予後が悪いから、命にかかわるから、治りにくいから、「特定疾患」なのではありません。昔は治療法がわからず深刻な疾患だったので、特定疾患に指定されたのでしょう。今は治療法も急速に進歩しているので、悲観的になることはありません。

Q がんになりやすいというのは本当ですか？

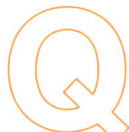

A 潰瘍性大腸炎の方が大腸がんになりやすいというのは有名ですが、クローン病も障害されている部分を中心に、がん化しやすいのは事実です。ただし、現在は治療も進み、がんのかかりやすさは「一般の人よりやや多い」くらいに減ってきました。このため、潰瘍性大腸炎やクローン病の方でも、大腸がんにかからない方のほうが圧倒的に多い状況です。ただし油断せず、定期的に大腸内視鏡等の検査は受けてください。

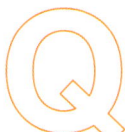
Q クローン病と潰瘍性大腸炎の違いはなんですか？

A どちらも消化器官に障害が起こる病気で、クローン病は深い潰瘍が散在的に、潰瘍性大腸炎は浅く広い炎症が連続的に生じる、というのが典型的な症状の違い。ですが、ときに判別が難しい場合もあります。治療法はどちらも似ています。

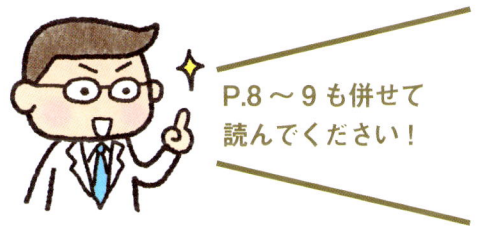
P.8～9も併せて読んでください！

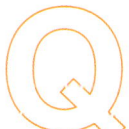
Q 再燃しやすいのはどんな人ですか？典型例などありますか？

A 若い時期に発症した方で、小腸に病変を持ち、深い潰瘍があると治りにくく再燃することが多いといわれています。その場合、治療も、最初から積極的治療になることが多いです。

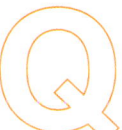
Q いつごろ発見された病気なのですか？

A 1932年に、ニューヨークのマウントサイナイ病院の内科医クローン医師らによって報告されたのが最初です。クローン病という病名は、この医師の名前をとってつけられました。

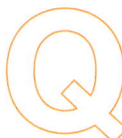
Q 知り合いがクローン病で腸を摘出したそうなのですが、私もそうなりますか？

A 昨今の内科治療の進歩で、手術することは減ってきました。早い段階で病名がわかり、専門的な薬を使うことで、かなり症状をおさえられるケースが増えてきたからです。しかし炎症が長期間にわたって続き、腸が極端に細くなったり、腸に穴があいてしまった場合は、手術したほうが早く治ることが多いです。

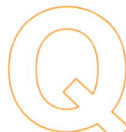
Q 症状がずっと落ち着いているので完治した気がします。まだ通院は必要ですか？

A 症状が落ち着いている時期が続き、治ったと思っても再燃することがあります。医師に無断で通院をやめてしまうのは危険です。また自覚症状がなくなっても、内視鏡で見ると腸の炎症が強い状態のまま、という場合もあります。ですから必ず定期的に医師の診察を受けるようにし、食事療法や薬物療法をきちんと続ける、規則正しい生活をする、ストレスをためないようにする、など寛解状態の維持に努めましょう。

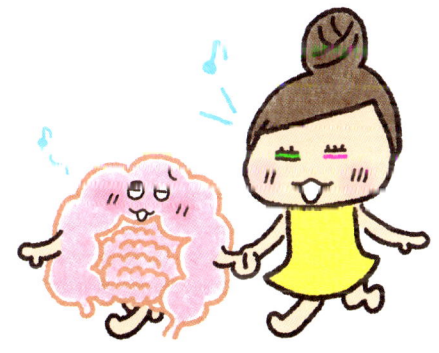

クローン病&潰瘍性大腸炎の不安 お悩み解決 Q&A

潰瘍性大腸炎について

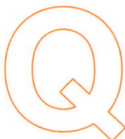
Q どんな場合に、手術が必要になるのでしょうか?

A 今は内科的治療を中心にすることが増えていますが、非常に重症で薬による改善が見られない場合や、いったんよくなっても副作用が心配される強力な治療を続けなければいけない場合、がんの併発が疑われる場合は手術になるケースがあります。

Q 友人に「ストレスが原因ではないか」と言われたのですが、本当ですか?

A ストレスをきっかけに病気が悪化する例もありますが、ストレスだけが原因ではなさそうです。クローン病と同様に、潰瘍性大腸炎もまだはっきりとした原因は特定されていません。

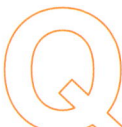
Q ステロイドの副作用が心配。漢方薬や民間療法を試してみたいのですが……。

A 今はステロイドを長期にわたり大量に使うことは非常にまれです。心配な場合は、担当医師と相談してみてください。

自己管理に努めながら、医師とも連携をとりましょう！

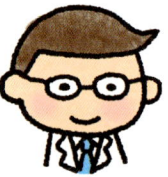

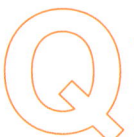
Q どんな症状が出るのでしょうか?悪化するとどうなりますか?

A 肛門に近い大腸から炎症が起こりやすいので、下痢や血便がときに持続的に、ときには断続的に続くことが多いようです。悪化すると下痢や下血が増え、発熱などの症状が出る場合もあります。

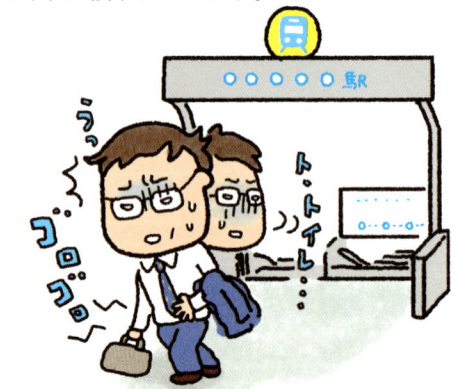

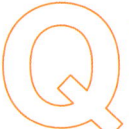
Q 症状が落ち着いても検査や服薬は必要でしょうか?

A 症状が落ち着いても、内視鏡検査などの定期的な検査は必要です。検査結果は、治療内容や薬の変更・中止を判断するために、重要な情報になります。それは寛解期であっても変わりません。また、がん化を予防したり再燃を防ぐためにも、検査や服薬は大切。自分の判断でやめず、続けるようにしましょう。

生活全般について

Q ちゃんと働けるのか、どんな仕事がいいのか悩んでいます。

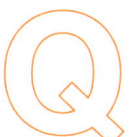

A 今は治療法が進歩したため、病気のために仕事ができなくなった人は、20年ぐらい前に比べて劇的に減ったように感じています。医師にもこの病気があって働いている人はたくさんいますし、クローン病の宇宙飛行士や大統領もいました。困難なこともあるかもしれませんが、悲観せず、周囲の理解を得ながら自分に合った働き方を見つけましょう。専門職や技術職についている人が多いとも聞きます。

Q 生活上の注意点を教えてください。市販薬を服用しても大丈夫でしょうか。

A かぜなどで市販薬を服用する際は、購入前に医師や薬剤師に相談してください。薬の中には、胃腸に影響を与えるため潰瘍性大腸炎やクローン病の人には適さないものもあります。生活上の注意点としては、疲れをためない、ストレスをためない、睡眠をしっかりとるなど生活のリズムを整えること。食事以外の面でも体調をコントロールすることが大切です。

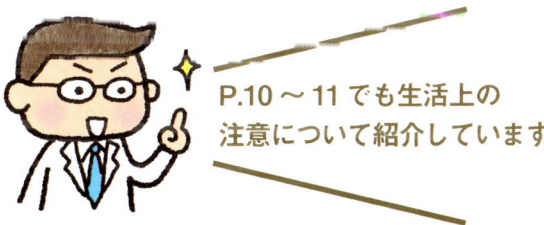

P.10〜11でも生活上の注意について紹介しています

Q 妊娠・出産は大丈夫でしょうか？問題などありますか？

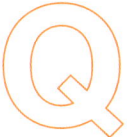

A 病状が薬で落ち着いている寛解期であれば、問題ありません。ただし再燃期は、病状の悪化や流産につながる可能性もありますので、主治医に相談しましょう。また必要な薬のほとんどが、妊娠中も中止することなく継続が可能です。不用意に中止するほうが、かえってリスクになることもあるので、自己判断でやめるのは避けましょう。

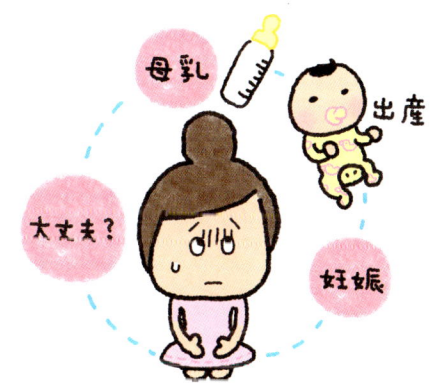

Q 子どもの場合、特に注意するべきことはありますか？

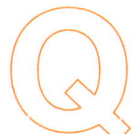

A 早期に適切な内科治療を行い、病状をコントロールすることが大切です。学校生活において、できるだけほかの子どもたちと同じように食事や運動ができるよう、学校の先生ともよく相談しておきましょう。成長を阻害しないよう、栄養バランスには気をつけて。

クローン病&潰瘍性大腸炎の不安

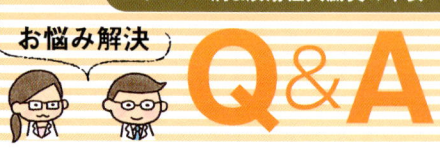
お悩み解決 Q&A

食事について

Q 脂・油はすべてダメですか？ n-3系の油は体にいいと聞いたのですが……。

A n-3系の油は炎症をおさえる作用があるため、摂取することをおすすめします。n-6系の油の摂取を減らし、n-3系の油の割合を増やすようにしましょう。目安としては、n-3系 :n-6系 =1:4。n-3系の油を含む代表的な食材は、しそ油、えごま油、ハマチ、マイワシ、ホンマグロ、ブリ、サンマなど。n-6系は、紅花油、大豆油、ひまわり油、豚肉など動物系の脂に多く含まれています。

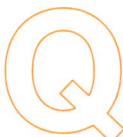
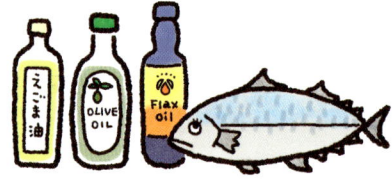

Q クローン病と潰瘍性大腸炎の食事の違いは何ですか？

A クローン病では、再燃予防のため寛解期でも脂質を1日30g以下におさえることが推奨されます。たんぱく質のとりすぎにも気をつけ、1回の食事につき1品程度が適正とされています。一方、潰瘍性大腸炎では脂質やたんぱく質の量に制限はなく、「日本人の食事摂取基準」に準じます。

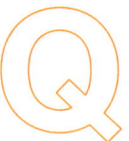

食事については、P.12〜15もご参照ください

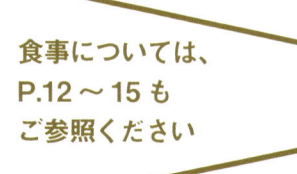
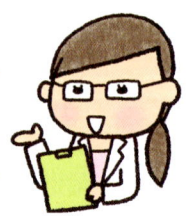

Q 食物繊維を減らしたら、便秘になりませんか？

A 病状がよくないときや狭窄（きょうさく）がある場合は、特に消化されにくい不溶性食物繊維（P.27）は避けましょう。また水溶性食物繊維は、便中の水分を吸収して下痢の症状を軽くし、胆汁酸を吸収して便を有形化するのに役立つため、病状が落ち着いているときは、適量をとるようにしましょう。りんごやバナナ、桃などに多く含まれています。

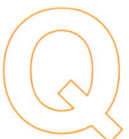

Q 発酵食品は腸によいと聞きますが、積極的にとるべきでしょうか？

A 発酵食品は腸管粘膜のエネルギー源になるため、腸によいとされているので、適量をとるのはよいと思います。ただし、みそやしょうゆ、塩麹、漬物などは塩分を、ヨーグルトやチーズは脂肪を多く含んでいるので、自分に合った量を把握して使うことが大切です。

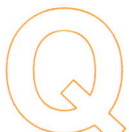
Q 小腸を切除した人には、どんな食事がよいのでしょうか?

A 小腸の切除した部位、長さにより、消化吸収の能力や栄養状態は異なります。胆汁酸やビタミンB_{12}の吸収が行われる回腸末端が切除された場合は、ビタミンB_{12}欠乏状態になりやすいので、サンマやイワシなどの青魚や鶏レバーなど、ビタミンB_{12}を多く含む食材を積極的にとりましょう。

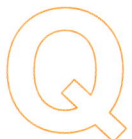
Q 食事療法が大変で、ストレスがたまります。

A 自分の体調をきちんと把握し、体調がいいときは制限をゆるめてもよいでしょう。自分にご褒美をあげたり、好きなものを食べる日を決めたりというのもひとつの方法です。食べすぎてしまっても自分を責めず、次の食事から再度調節していけばよいのです。

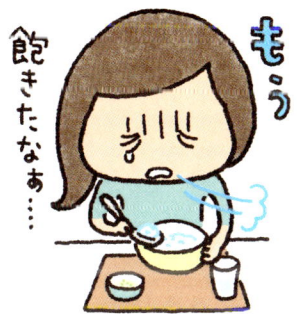

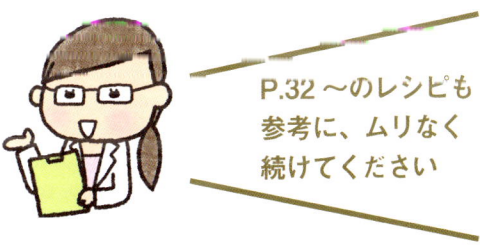
P.32〜のレシピも参考に、ムリなく続けてください

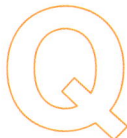
Q 乳製品はダメですか? 体によさそうなのですが……。

A 少しずつ飲んで、あるいは食べてみて、下痢や腹痛などの症状がなく、脂質の量に気をつければ、利用してかまいません。ヨーグルトは乳酸菌やビフィズス菌が腸のエネルギー源になるため、下痢などの症状がなければおすすめです。ただし、クローン病や潰瘍性大腸炎の患者さんには、乳糖不耐症の方が多くいるため、注意が必要です。

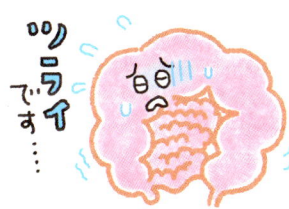

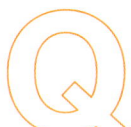
Q コーヒーや紅茶、炭酸飲料やジュースなどの嗜好飲料は大丈夫ですか?

A コーヒーのカフェイン、お茶のタンニン、炭酸飲料の炭酸、お酒のアルコールは腸を刺激します。神経質になる必要はありませんが、体調がよくないときは控えましょう。

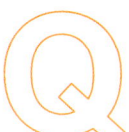
Q いっそ絶食したほうが腸のためにいいような気もするのですが……。

A 腸管に刺激を与えないことは、大切です。治療の一環として腸の安静を保つために絶食することもありますが、自己判断で絶食を続けると腸の働きが弱り、通常の食事がとれなくなってしまいます。食べられるときは食事をとるようにしましょう。

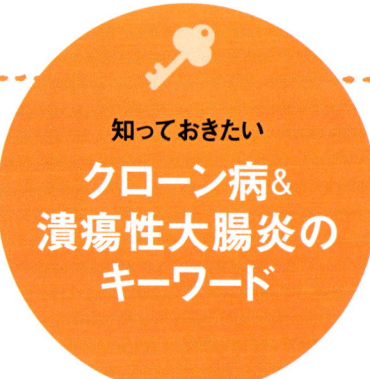

知っておきたい クローン病&潰瘍性大腸炎のキーワード

成分栄養剤 せいぶんえいようざい

食事がとれない場合や消化・吸収力が低下したときに用いる総合栄養剤。ほとんどの栄養素が、消化（分解）された状態になっている。代表的なものに「エレンタール」がある。

寛解 かんかい

病気の症状が、一時的または継続的にほぼなくなったときに用いる。病気が完全に治ったことを意味する「治癒」とは異なり、再発の可能性がある。

再燃 さいねん

落ち着いていた病状が再び悪化すること。

潰瘍 かいよう

病気のために皮膚や粘膜を覆う組織が炎症を起こしてくずれ、傷ついてえぐれたようになり、傷が下の組織にまで達しているもの。

狭窄 きょうさく

ふさがってはいないが、すぼまって、狭くなっていること。

IBD アイビーディー

Inflammatory Bowel Disease の略で炎症性腸疾患のこと。クローン病と潰瘍性大腸炎を指して使うことが多い。どちらも厚生労働省より特定疾患に指定されている。

特定疾患 とくていしっかん

特定疾患治療研究事業対象疾患。国の難治性疾患克服研究事業の対象になっている病気のなかでも、患者数が少ないなどの理由から、公費負担の方法をとらないと原因の究明、治療方法の開発等に困難をきたすおそれのある病気。2014年現在56疾患が厚生労働省によって指定され、医療費の公費助成がある。

食物繊維 しょくもつせんい

全世界共通の定義はなく、日本では「人の消化酵素で消化されない、食物に含まれている難消化性成分の総体」という考え方が一般的。植物に含まれるセルロースやリグニン、ペクチンや、動物に含まれるキチン、キトサンなど。大きく分けて、不溶性食物繊維と水溶性食物繊維とがある。

残渣 ざんさ

医学用語では、口内や消化器官内に残ったもの（食物残渣）を意味することが多い。本書では主に消化しにくい食物繊維を指す。

第 2 章

ちょっと体調が悪い日に
脂質1日30g以下のための献立

仕事が忙しかったりストレスが重なったりして、
どうも体調がすぐれないという日に便利な、
脂質控えめの献立を集めました。
「食べたい」をかなえるための工夫も掲載しているので、
オリジナルレシピを考えるのにも役立ちます。

食べたいをかなえる **1**
脂質と残渣を減らすアイディア

1 脂質の少ない食材を選ぶ

一口に豚肉、牛肉、鶏肉……といっても、使用する部位で脂質量は異なります。特に豚肉の場合、肩ロース肉とヒレ肉では、100gあたりの脂質量で比べたとき17.3gも差が。脂質の少ない食材選びは、クローン病患者向けレシピの基本。P.116の「脂質量一覧」も参照してください。

豚肉・鶏肉の脂質量

※『エネルギー早わかり』（女子栄養大学出版部）より1食あたりの脂質量

豚肩ロース肉・脂身つき 2枚（60g） 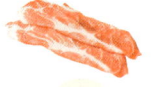 → 豚もも肉・脂身つき（100g） 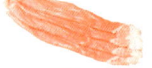 → 豚ヒレ肉 5cm長さ（80g）

脂質 11.5g　脂質 10.2g　脂質 1.5g

鶏もも肉・皮なし 1枚（200g） 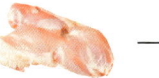 → 鶏胸肉・皮なし 1枚（190g） 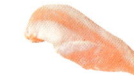 → 鶏ささ身 1本（45g）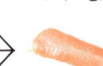

脂質 7.8g　脂質 2.9g　脂質 0.4g

2 調理で脂質をカットする

調理にひと工夫することで、脂質の量がぐっと減らせます。脂身は切り落とす、鶏肉なら皮を除く、ひき肉ならさっと湯通しするなど。たとえば鶏もも肉の場合、皮をとり除くだけで、同じ量の皮つきの鶏もも肉に比べ、脂質の量を約75％カットできます。

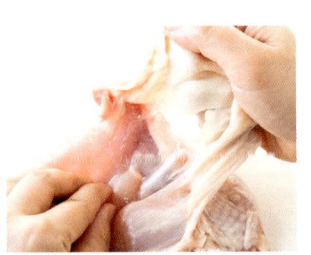
鶏肉は皮をはがしてから使う

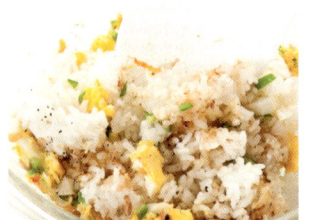
電子レンジを使えば、ノンオイルでもパラッとしたチャーハンに（P.60）

3 調理に油を使わない

せっかく食材の脂質の量を減らしたのに、調理中にたっぷり油を加えてしまっては台無し。フライは揚げずに焼く、電子レンジを活用する、油なしでもこびりつかないフッ素樹脂加工のフライパンを使うなど、油をできるだけ使わない方法で調理しましょう。

4 不溶性食物繊維の多い食材は避ける

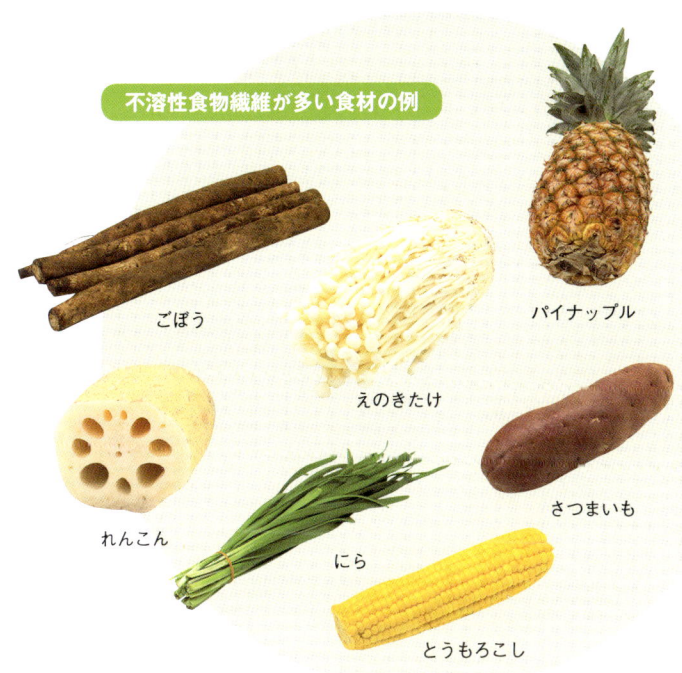

不溶性食物繊維が多い食材の例

ごぼう／えのきたけ／パイナップル／れんこん／にら／さつまいも／とうもろこし

食物繊維には水溶性食物繊維と不溶性食物繊維があり、どちらも消化されにくいことに変わりありません。ただし水溶性食物繊維は、症状が落ち着いているときなら適量をとっても大丈夫。一方、水にとけない不溶性食物繊維は、大腸壁を刺激するため特に注意が必要です。ごぼうやれんこん、とうもろこし、いも類、きのこ類、豆類の皮、海藻などに多く含まれています。

5 調理で食物繊維を断つ

食物繊維が多い食材を食べる場合は、繊維を断ち切る方向に包丁を入れる、すりおろす、裏ごしをする、やわらかく煮る……といった工夫で消化しやすくしましょう。ただし潰瘍性大腸炎の人は、体調がよければあまり気にする必要はありません。

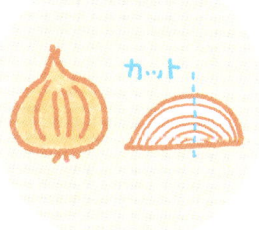

繊維の方向に逆らって包丁を入れることで、食物繊維を断ち切ります

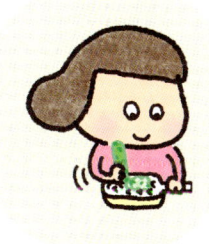

すりおろしたり、ブレンダーにかけることで、食物繊維を細かくします

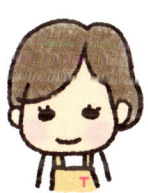

初めは時間がかかって大変でも慣れるとさっと簡単にできるようになりますよ

6 加工食品は必ず栄養成分表示をチェックする

栄養成分表示のチェックが必要なのは、外食や中食の場合だけではありません。スーパーで食材を購入するときも、加工品選びには注意が必要です。脂質の量はどれくらいか、添加物の種類や量が多くないか、確かめたうえで購入しましょう。

食べたいをかなえる ❷
低脂肪でもおいしく作れるアイディア

1 下味をしっかりつける

火を通す前に下味をしっかりつけると、素材のくせや臭みをおさえつつ、素材自体のうま味を引き出すことができます。味もよくしみ込むので、少量の油で調理しても、もの足りなく思ったり、塩味をきつく感じたり、ということがありません。

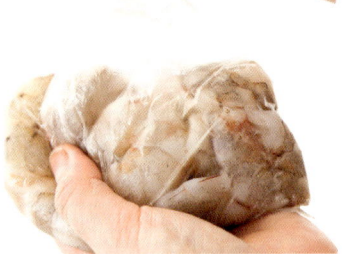

ポリ袋に入れてよくもみ込むと、味がよくしみます。手も汚れず一石二鳥

2 肉の脂や素材のうま味を弱火で引き出す

ノンオイル調理で強火は厳禁。強火で加熱すると素材の水分がとんでしまい、素材自体のうま味や脂分をうまく引き出すことができません。たとえば鶏肉は、フライ返しでしっかりおさえつけながら焼くと脂が引き出され、水分もとじ込められしっとり仕上がります。

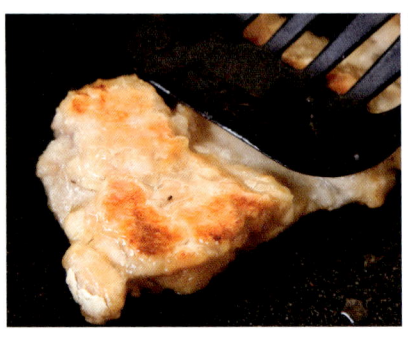

弱火でじっくり焼くことで、素材自体の脂が引き出されます

3 とろみ・かたくり粉でしっとり仕上げる

油や素材の脂分が少ないと、肉や魚はパサつきやすく、味ももの足りなくなりがち。そんなときは、あんかけなどのとろみを使うと、しっとり、つやよく仕上がり、食べごたえもアップ。ソースやたれもよくからむので、満足感も上がります。

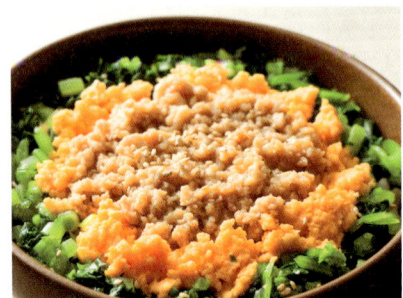

かたくり粉の効果で鶏そぼろがしっとり（P.67）

4 いためるのではなく いため煮に

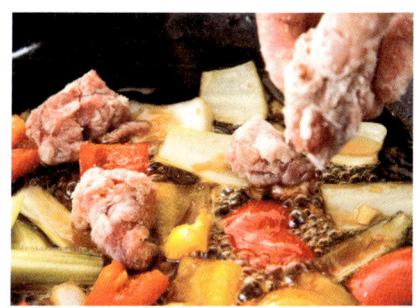

煮汁に入れる直前にかたくり粉をまぶすと、肉と調味料のうま味をかたくり粉が吸ってくれます

つい油をたっぷり使いがちなこってり味のいため物。そんなときにおすすめなのが、「治部煮」の調理法。肉や魚は、いためずに小麦粉やかたくり粉をまぶして、ほかの材料に火が通ったら煮汁にそのまま加えて火を通します。しっとりと煮ることで、肉や魚のこくが出て、油でいためたときのような食感に。煮汁にもとろみがつきます。中華を和食の調理法で作る発想です。

5 香り・食感を利用する

油を使わないことで不足しがちな「こく」は、にんにくやしょうがなどの香味野菜、ごま、ハーブなどの香りで補うことができます。また、フライパンでカリカリにからいりしたパン粉を衣にしてオーブントースターで焼くと、ノンオイルでもサクッとした"揚げないフライ"に。食感と香ばしさはまるで揚げ物。香りや食感をじょうずに使うことで、料理がぐっとおいしくなります。

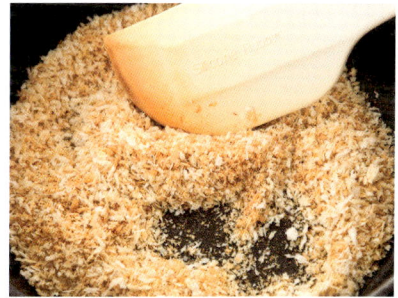

パン粉ににんにくやハーブを加え、からいりして使うと、より満足度アップ

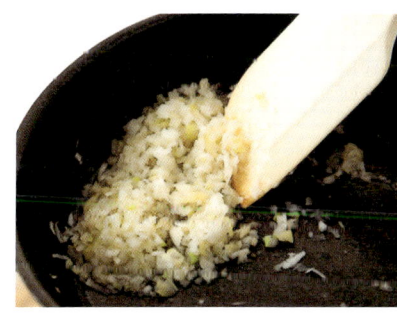

ねぎをゆっくりからいりすると、油を使わなくても香りが充分引き出せます

6 ノンオイルのたれやドレッシングを常備する

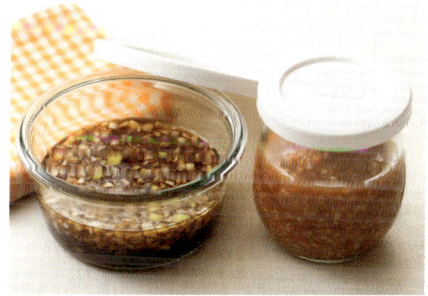

P.112〜115ではノンオイルのたれ・ソースを紹介しています

ヘルシーなサラダも、ドレッシングのせいで、知らず知らずのうちに油のとりすぎになっているかも。ノンオイルのドレッシングやたれを手作りしておきましょう。和洋中、何種類か作って常備しておくと、献立の幅が広がります。

食べたいをかなえる ❸
お助け食材

豆乳入りホイップ
乳製品をまったく使わず、豆乳を使用したクリーム。生クリームは乳脂肪分が多く、大量には使えないので、代わりにこの豆乳入りホイップを使っています。これなら、クリーム味のデザートも食べられますよ。

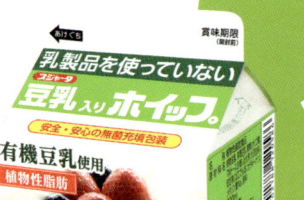

乳製品を使っていない
豆乳入りホイップ
スジャータ めいらくグループ

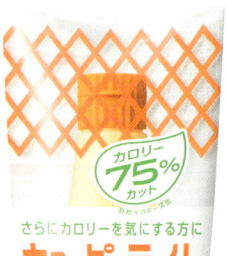

キユーピー ライト
キユーピー株式会社

低カロリーマヨネーズタイプ
やっぱりマヨネーズが好きな人は多いですよね。本書ではマヨ風ソース（P.112）の作り方も紹介していますが、忙しいときや疲れたときには市販品が便利です。

低脂肪チーズ
チーズも脂肪分が多く、基本的には避けるべき食材。でもピザやスープなどに加えると、香りやこくが増すので使いたい……そんなときは、低脂肪のチーズを少量使うようにしています。

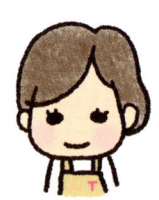

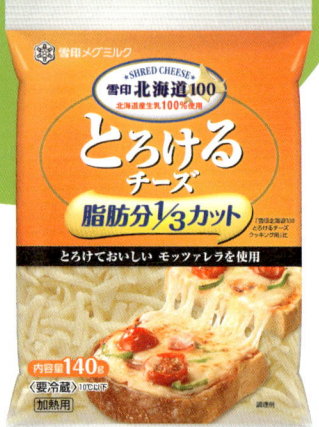

雪印北海道100とろける
チーズ脂肪分1/3カット
雪印メグミルク株式会社

甘酒
ドレッシングに加えてとろみと甘味を出したり、お肉を漬けたり、調味料代わりにしたりとさまざまに使えます。発酵食品なので、腸によさそうな点も気に入っています。

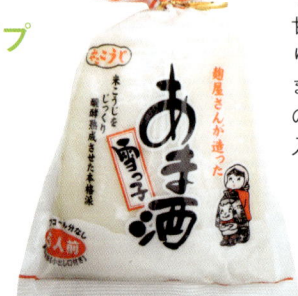

あま酒 雪っ子
株式会社伊勢惣

無かん水ラーメン
クローン病の人でも食べられる、無かん水で食物繊維も少ないインスタントラーメン。もう食べられないかと思っていたラーメンが食べられるうえ、インスタントで手軽というのもうれしいですね。

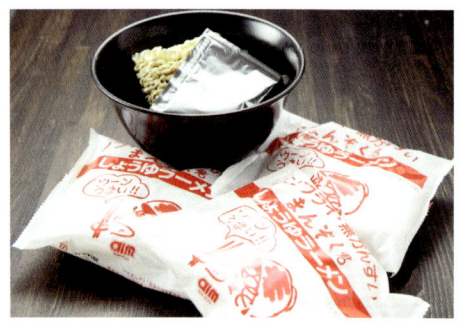

まんぞく君（しょうゆラーメン）
エームサービス株式会社
http://shop.aim-hsm.co.jp/i-shop/top.asp

おいしい
無調整豆乳
キッコーマン飲料
株式会社

豆乳
本書でも、牛乳の代わりにグラタンやプリンなどに使ったり、ラーメンに加えてうま味をプラスしたりと大活躍の豆乳。良質なたんぱく質源でもあり、常備している食材のひとつです。

第2章 食べたいをかなえる ③ ④

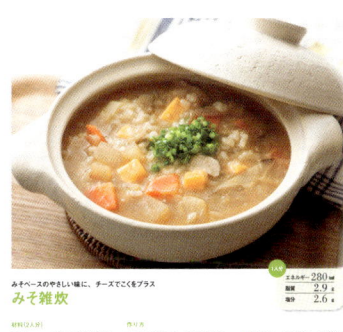

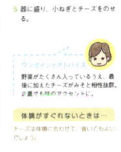

1 体調に合わせて レシピをかえる

たとえば調子がよいときは豚肉で作り、悪いときは少量の鶏肉にかえる、など、体調に合わせて材料や分量を加減し、レシピをアレンジしてみましょう。「体調がすぐれないときは…」のアドバイスも参考にしてください。

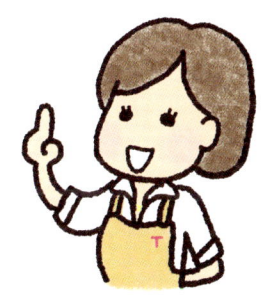

2 食事記録を つける

その日食べたものや、食べた前後の体調を記録した、食事記録をつけるのもおすすめです。自分が食べても大丈夫なもの、控えたほうがいいものに加え、どんな体調のときならなにをどれだけ食べても大丈夫かがわかるようになります。

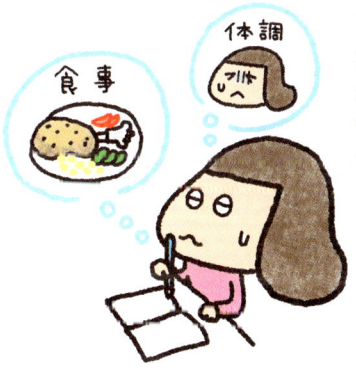

食べたいをかなえる ④
体調に 合わせる

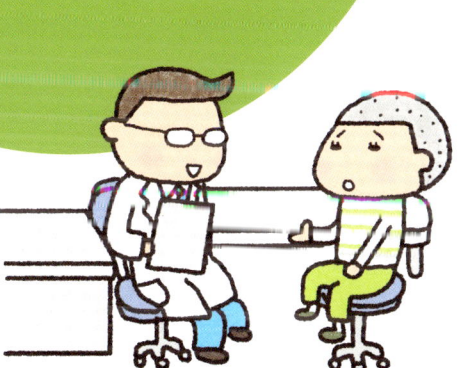

3 病院にこまめに 相談する

体調の不安、食事でよくわからないことなどは、ひとりで悩まず医師や管理栄養士に相談しましょう。食材選びや調理法、体調管理などさまざまなアドバイスがもらえます。個人差が大きい病気なので、相談しながら自分に合った方法を見つけましょう。

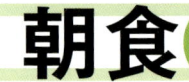
脂質1日30g以下のための
朝食

退院後など、特に体調が
すぐれないときにも活用できるメニュー。
食べられるものが少なくても
食べ飽きないよう工夫しました。

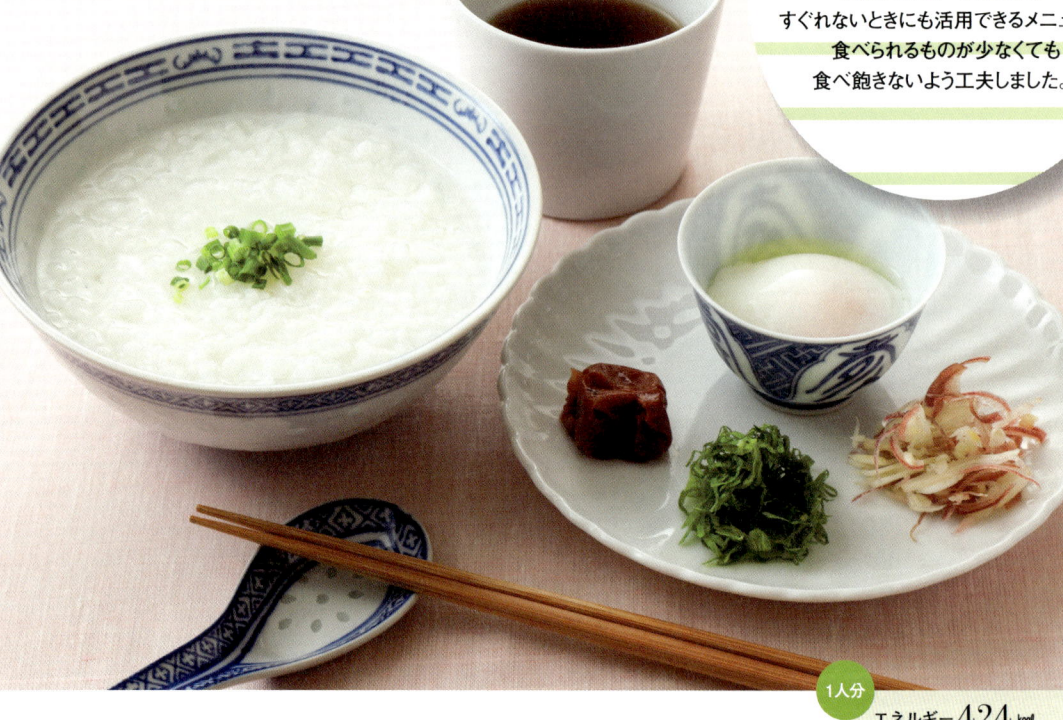

しょうゆあんとたっぷりの薬味で好みの味に
あんかけおかゆ

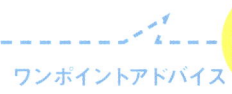

1人分
エネルギー 424 kcal
脂質 6.5 g
塩分 3.0 g

材料(1人分)
- 米‥‥‥‥‥‥½カップ(85g)
- 水‥‥‥‥‥‥2½カップ
- 塩‥‥‥‥‥‥ひとつまみ(0.5g)
- **しょうゆあん**
  - だし‥‥‥‥‥‥1カップ
  - しょうゆ‥‥‥大さじ1(18g)
  - みりん‥‥‥‥大さじ1(18g)
  - かたくり粉‥‥‥‥‥適量
- **トッピング**
  - 温泉卵‥‥‥‥‥‥‥1個
  - 梅干し‥‥‥‥‥1個(5g)
  - 青じそ(せん切り)‥2枚(2g)
  - みょうが(せん切り)‥‥1個
  - 小ねぎ(小口切り)‥2本(5g)

作り方
1. 米は洗って分量の水につけ、30分おく。なべに入れて中火にかけ、ふたはしないで一度煮立たせる。塩を加え、少しずらしてふたをして、弱火にして約15分煮る。ごはんがねっとりと甘くなったらでき上がり。
2. だしにしょうゆとみりんを加えて煮立たせ、同量の水でといたかたくり粉でとろみをつける。
3. 器に1を盛り、トッピングの材料と2を添える。

● トッピングは体調と相談しながら調整を。

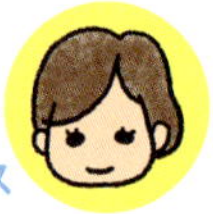

ワンポイントアドバイス
息子の退院直後は、あまり食べられるものがなく、なにを作ってよいかわからない間はおかゆが続きました。トッピングをいろいろ用意して、しょうゆあんを添えると、飽きずに味を変えながら楽しめます。

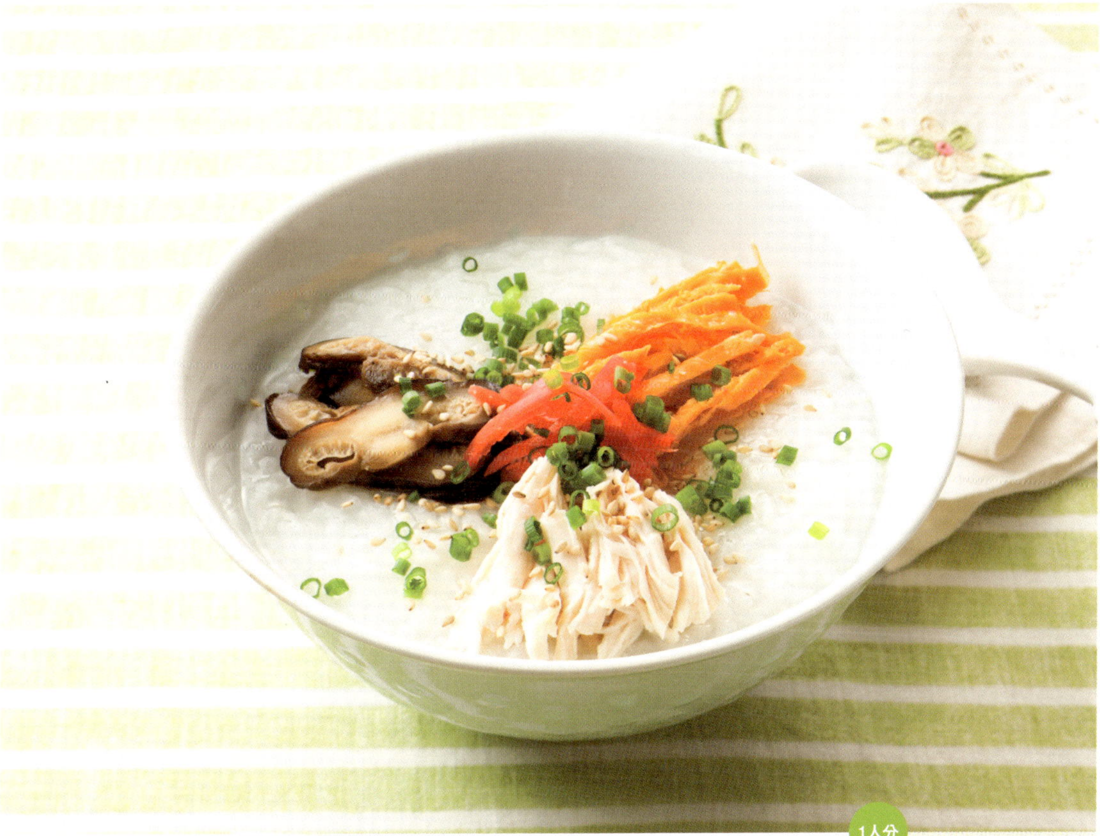

第2章 脂質1日30g以下のための 朝食

鶏肉のだしがきいて、シンプルなのに味わい深い
鶏がゆ

1人分	
エネルギー	465 kcal
脂質	7.1 g
塩分	1.9 g

材料(1人分)

- 米 …………… ½カップ(85g)
- 水 …………… 2½カップ
- 鶏ささ身 …………… 1本(50g)
- 塩 …………… 少量(0.8g)
- 酒 …………… 小さじ1(5g)
- 卵 …………… 1個
- 塩 …………… 少量(0.3g)
- 干ししいたけ …………… 1枚(5g)
- しょうゆ …………… 小さじ½(3g)
- みりん …………… 小さじ½(3g)
- 砂糖 …………… 小さじ½(1.5g)
- 小ねぎ(小口切り) …………… 2本(5g)
- いり白ごま …………… 少量
- 紅しょうが …………… 少量

作り方

1. ささ身は塩と酒をふってしばらくおく。
2. なべに分量の水を入れ、中火で1を3分ほどゆでてとり出す。ささ身は細く裂いておく。
3. 2のゆで汁でおかゆを炊く(P.32作り方1参照)。
4. 卵は割りほぐして塩を加え、フライパンに流し入れて薄く焼く。細切りにして錦糸卵を作る。
5. 干ししいたけは水でもどして水けを絞る。しょうゆとみりん、砂糖で甘辛く煮て、細切りにする。
6. 器に3を盛り、2、4、5をのせる。小ねぎ、ごまを散らし、好みで紅しょうがをのせる。

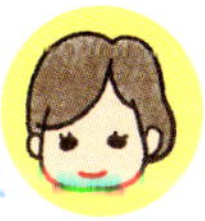

ワンポイントアドバイス

沖縄や奄美群島の郷土料理「鶏飯」をイメージしたおかゆ。普通のおかゆに飽きたときにおすすめです。鶏肉のゆで汁を使って炊くので、味わいに奥行きが。

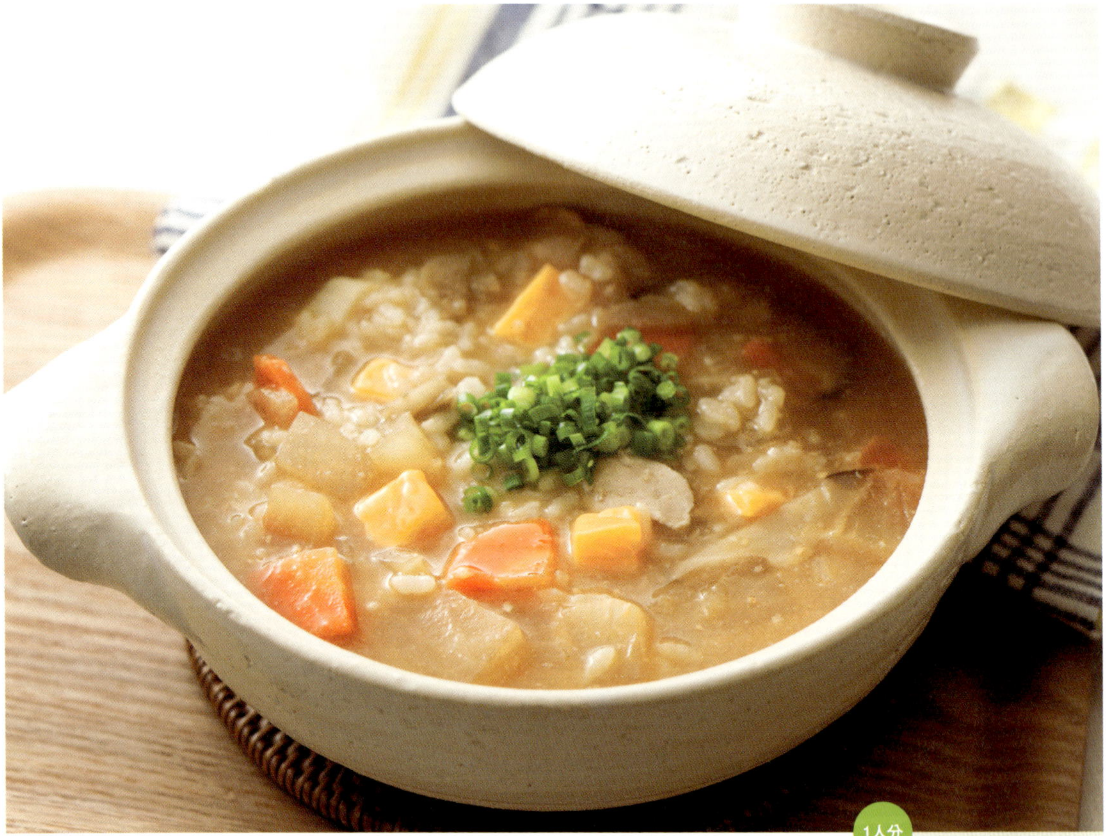

みそベースのやさしい味に、チーズでこくをプラス
みそ雑炊

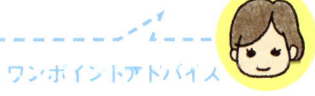

1人分
エネルギー 280 kcal
脂質 2.9 g
塩分 2.6 g

材料(2人分)

ごはん	茶わん1杯分(200g)
里芋	1個(50g)
大根	50g
にんじん	30g
ごぼう	20g
しいたけ	1枚(20g)
鶏胸肉(皮なし)	40g
だし	2½カップ
みそ	大さじ2(36g)
小ねぎ(小口切り)	大さじ2(12g)
低脂肪チーズ(P.30)	7g

作り方

1 里芋は皮をむき、2cm角に切る。大根とにんじんは1.5cm角に切る。ごぼうは5mm厚さの小口切りにする。しいたけは薄切りにする。

2 鶏肉は薄くそぎ切りにする。

3 なべにだしと1を入れ、野菜がやわらかくなるまで煮る。

4 火を止めて2を加え、再び弱火にかけて煮る。鶏肉が白っぽくなったらごはんを加え、ごはんがよくふくらんで、とろみがつくまで煮る。みそをとき入れ、沸騰直前に火を止める。

5 器に盛り、小ねぎとチーズをのせる。

ワンポイントアドバイス

野菜がたくさん入っているうえ、最後に加えたチーズがみそと相性抜群。少量でも味のアクセントに。

体調がすぐれないときは…

チーズは体調に合わせて、省いてもよいでしょう。

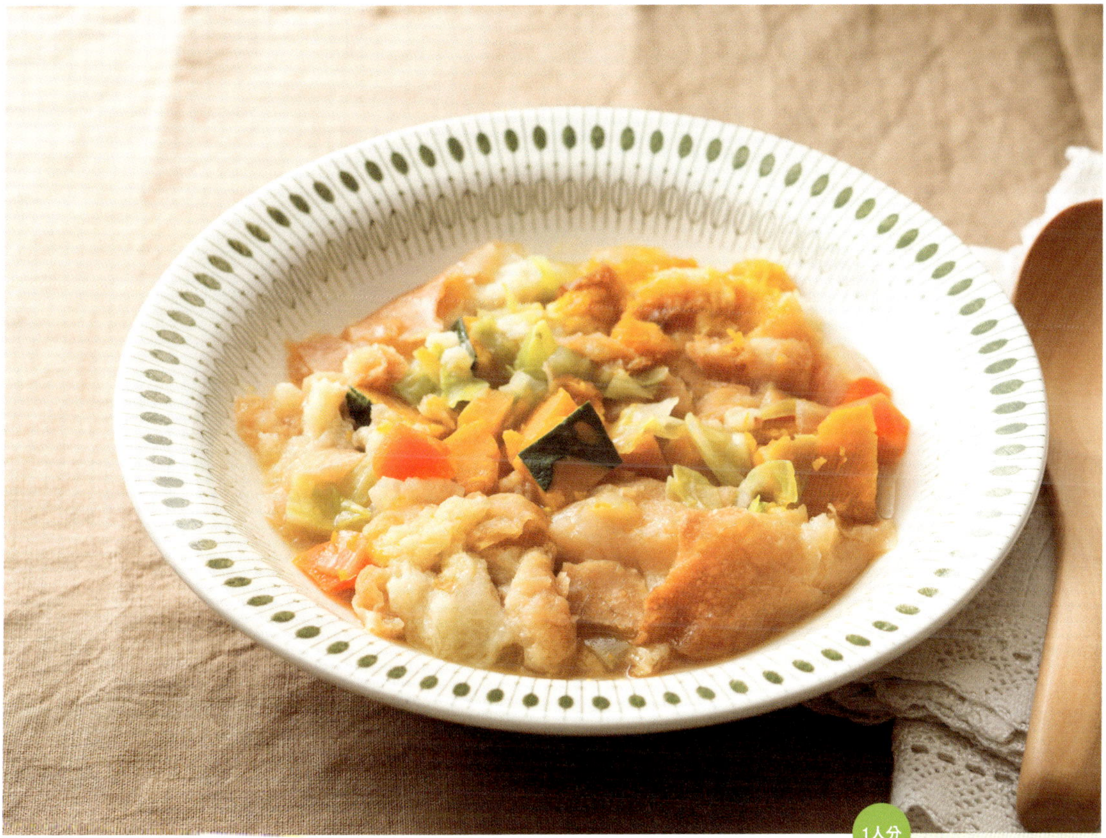

第2章 脂質1日30g以下のための 朝食

とろりとしたパンがおいしい、イタリアの家庭料理
かぼちゃ入りパンがゆ

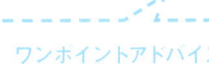

1人分
エネルギー	240 kcal
脂質	1.1 g
塩分	1.9 g

材料(1人分)
- フランスパン……………50g
- 玉ねぎ……………⅓個(67g)
- にんじん……………30g
- かぼちゃ……………60g
- キャベツ……………30g
- A ┌ コンソメ……………1g
  └ 水……………2カップ
- 塩……………少量(0.8g)

作り方
1. 玉ねぎは1cm角に切る。にんじんは玉ねぎよりも小さめの角切りにする。かぼちゃは1.5cm角に、キャベツは食べやすい大きさに切る。
2. なべにAと玉ねぎ、にんじん、キャベツを入れて中火にかける。にんじんがやわらかくなったらかぼちゃを加えて煮込み、かぼちゃがやわらかくなったら塩で味をととのえる。
3. フランスパンをちぎって加え、しばらく煮込み、とろりとなったら火を止める。

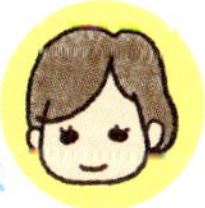

ワンポイントアドバイス
イタリアの郷土料理の食べるスープを参考にしたパンがゆで、離乳食のパンがゆとはまったく違うもの。リボリータとは「何回も煮直す」という意味。その名の通り、多めに作って少しずつ温めてもおいしく食べられます。脂質の少ないさっぱりとしたフランスパンがよく合います。

体調がすぐれないときは…
パンには意外と脂質が多く含まれているので、バター控えめのパンを探しておきましょう。

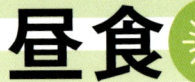

脂質1日30g以下のための
昼食

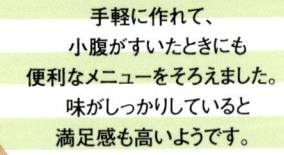

手軽に作れて、小腹がすいたときにも便利なメニューをそろえました。味がしっかりしていると満足感も高いようです。

ことこと煮込んだやさしい味に、体も心も温まる
煮込みうどん

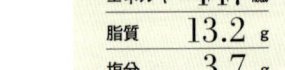

1人分	
エネルギー	447 kcal
脂質	13.2 g
塩分	3.7 g

材料(1人分)
- うどん……………1玉(200g)
- ごぼう……………………20g
- にんじん…………………30g
- 油揚げ………………½枚(20g)
- しいたけ……………½枚(7g)
- ねぎ………………………20g
- A
  - だし……………3カップ
  - しょうゆ……大さじ2(36g)
  - みりん……大さじ2½(45g)
- 卵…………………………1個

作り方
1. ごぼうとにんじんはせん切りにする。油揚げは熱湯でさっとゆで、水洗いして油を落とし、8mm幅に切る。しいたけは食べやすく切る。ねぎは斜め切りにする。
2. なべにAを入れ、ねぎ以外の1を加えてやわらかくなるまで煮る。
3. うどんとねぎを加え、味がしみるまで煮る。
4. 卵を割り入れ、半熟状になるまで2分ほど火を通す。

ワンポイントアドバイス

うどんも体調が悪いときに便利な食材で、よく作りました。寒い日には体が芯から温まります。たっぷりのつゆでじっくり、うどんや野菜がやわらかくなるまで煮ましょう。

体調がすぐれないときは…

ごぼうは繊維質が多いので、体調が悪いときはおすすめできません。でも、いいだしが出るのでだし用に入れ、食べずにとり分けておいてもいいですね。

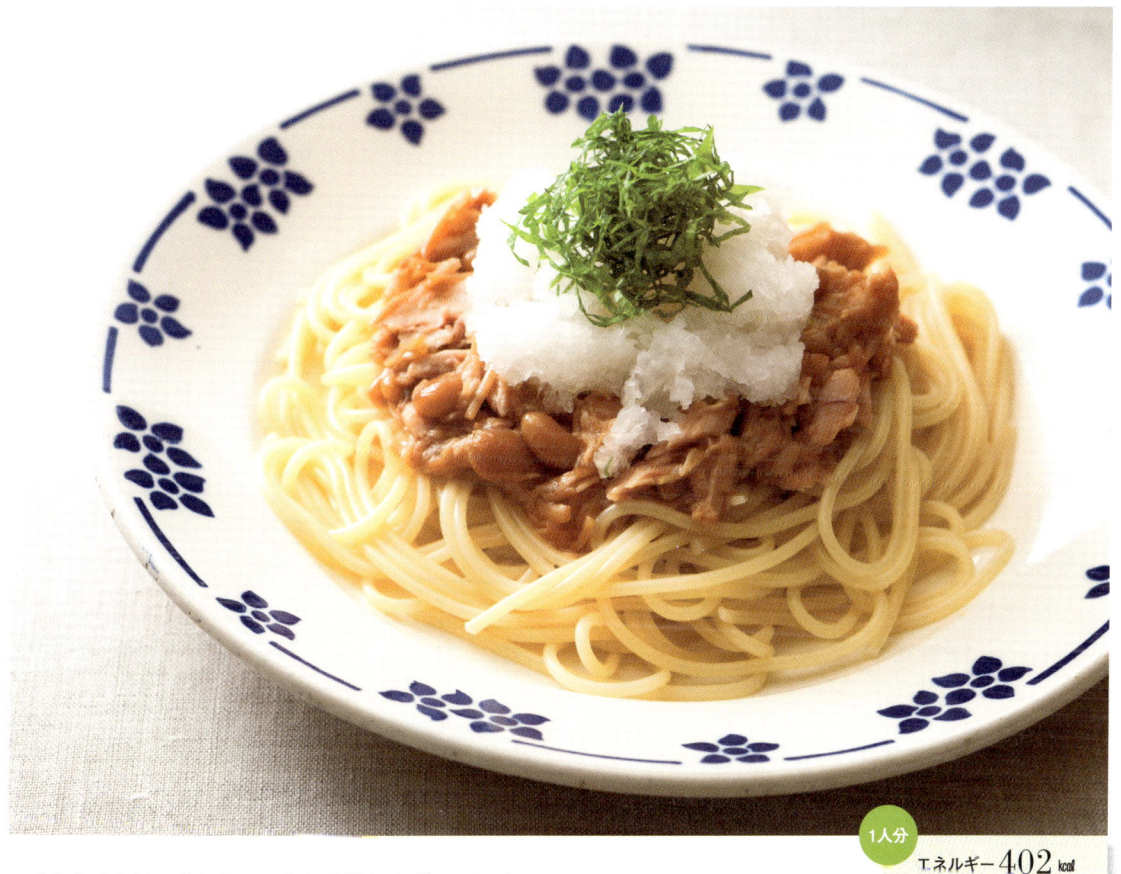

第2章 脂質1日30g以下のための 昼食

ツナとなめたけのうま味がからむ失敗知らずのパスタ
ノンオイルツナとなめたけの和風パスタ

1人分
エネルギー 402 kcal
脂質 3.7 g
塩分 3.0 g

材料(1人分)
- スパゲッティ ……………… 80g
- ノンオイルツナ ……… 1缶(70g)
- なめたけ ………… ½びん(40g)
- 大根おろし ………… 3cm分(70g)
- 青じそ ……………… 5枚(5g)

作り方
1. スパゲッティは 塩（分量外）を加えたたっぷりの湯で袋の表示時間よりやや短めにゆでる。
2. 小なべに軽く缶汁をきったツナとなめたけを入れてひと煮立ちさせる。
3. 大根おろしは水けを軽く絞る。青じそはせん切りにし、水洗いして水けをふく。
4. ゆで上がった1の湯をきり、器に盛る。2と3をのせる。

ワンポイントアドバイス
ひとりでも簡単にできるメニュー。ツナ缶もなめたけのびん詰めも保存がきくので、買いおきしておけばいつでもさっと作れます。大根おろしやしそは省略しても大丈夫。焼きのりをちぎってのせても合います。

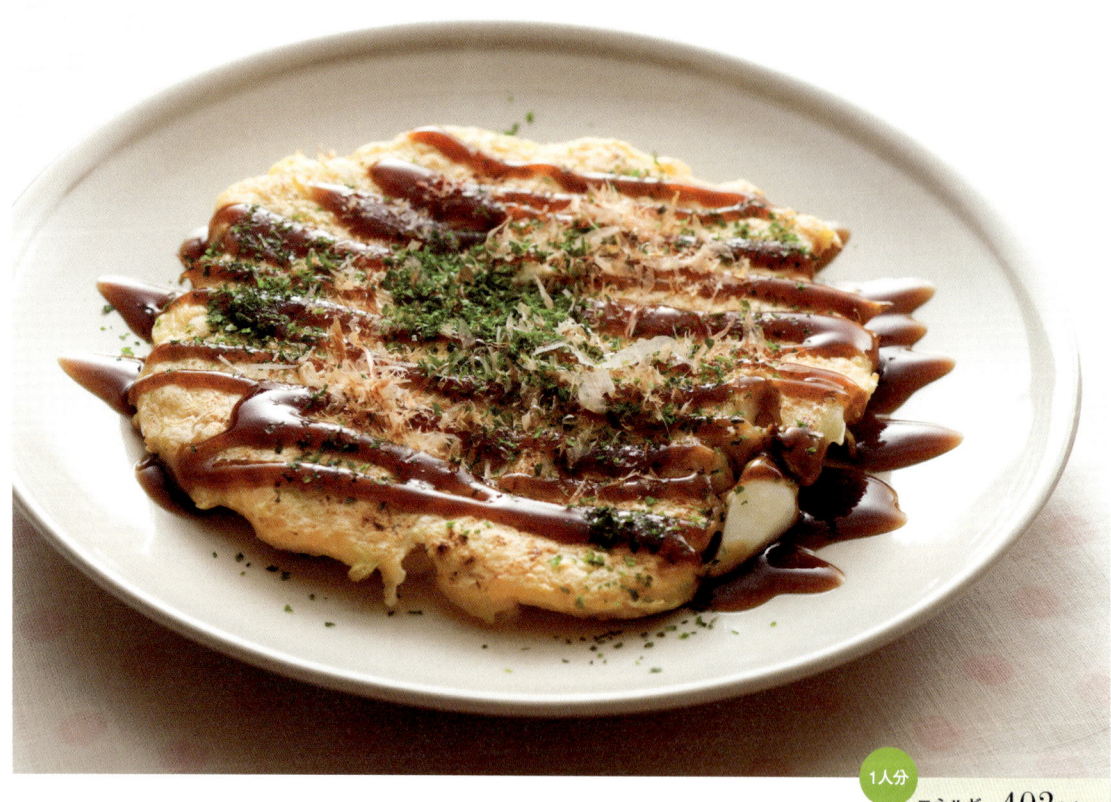

	1人分
エネルギー	402 kcal
脂質	7.4 g
塩分	1.1 g

山芋がもたらすふんわり感とソースがおいしい
お好み焼き

材料(1人分)
- イカ、エビなど……………50g
- キャベツ……………2枚(120g)
- 山芋……………………50g
- 卵………………………1個
- 水…………………½カップ
- 薄力粉………½カップ(55g)
- A
  - 削りガツオ…………大さじ1
  - 紅しょうが(みじん切り)…………小さじ1
- お好み焼き用ソース、削りガツオ、青のり……………各適量

作り方
1. イカやエビは食べやすい大きさに切る。キャベツは細いせん切りにする。
2. 山芋はすりおろし、卵と水を加えてよく混ぜる。薄力粉を加え、だまがなくなるまでよく混ぜる。
3. 2に1とAを加えて、さっくりと混ぜる。
4. フッ素樹脂加工のフライパンを温め、3を流し入れて中火でじっくりと焼く。返して中まで火を通す。
5. 器に盛り、ソースをかけ、削りガツオと青のりを散らす。

「食べたい」をかなえるコツ
お好み焼きも、生地がたっぷり油を吸うので要注意メニュー。でもフッ素樹脂加工のフライパンやホットプレートなら、油を使わずに楽しめます。山芋を入れることで生地にふんわり感を、キャベツを細いせん切りにすることでしっとり感を出しています。

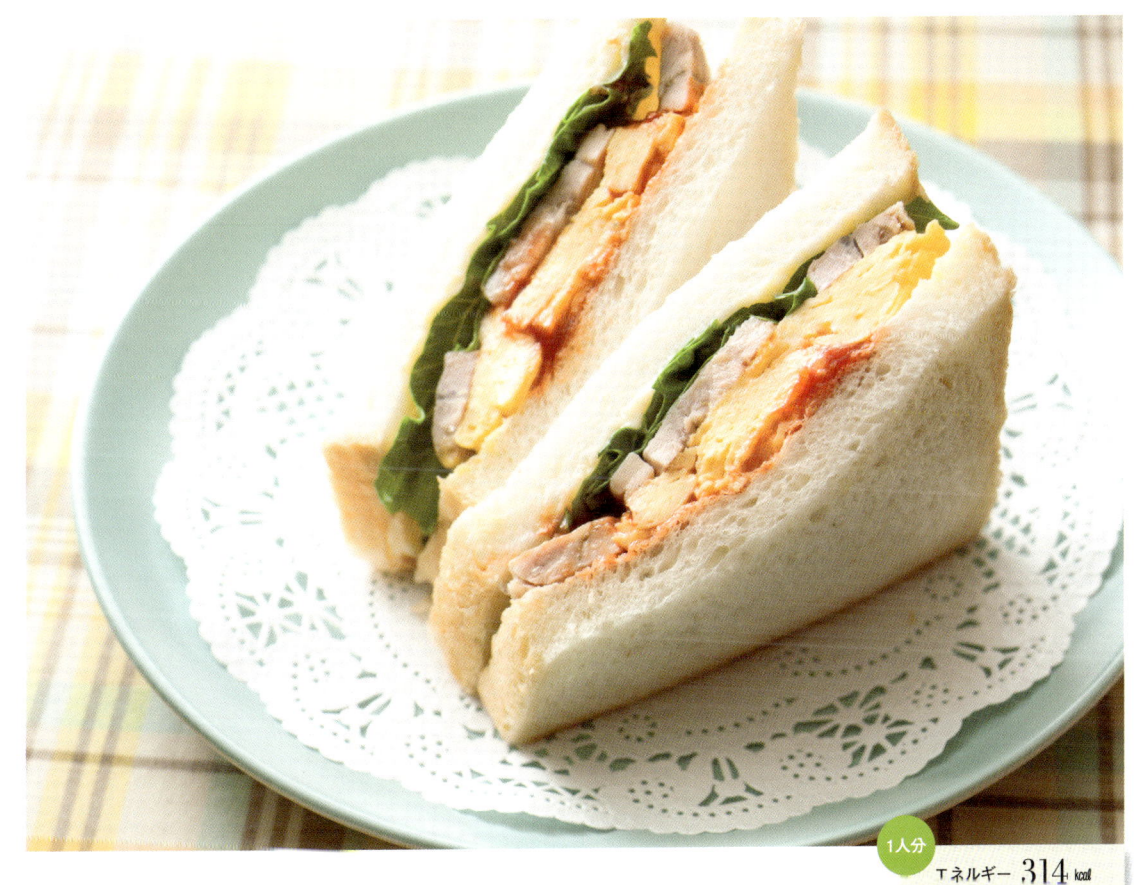

第2章 脂質1日30g以下のための 昼食

豆乳を加えたスクランブルエッグでボリューム満点
スクランブルエッグサンド

1人分
エネルギー	314 kcal
脂質	9.6 g
塩分	3.2 g

材料(1人分)
- 卵‥‥‥‥‥‥‥‥‥‥1個
- 豆乳‥‥‥‥‥大さじ1(15mℓ)
- 塩‥‥‥‥‥‥‥‥少量(0.8g)
- サンドイッチ用パン‥‥‥‥2枚
- マヨ風ソース(P.112)※
  ‥‥‥‥‥‥大さじ1(12g)
- レタス‥‥‥‥‥‥‥1枚(25g)
- レンジで鶏ハム(P.74)※‥‥50g
- トマトケチャップ‥大さじ1(15g)

※マヨ風ソースは市販の低脂肪マヨネーズ、
レンジで鶏ハムは市販の低脂肪ハムでもよい。

作り方
1. 卵は割りほぐし、豆乳と塩を加えて混ぜる。温めたフッ素樹脂加工のフライパンに流し入れ、大きくかき混ぜてふんわりとしたスクランブルエッグを作る。
2. サンドイッチ用パンはそれぞれ片面にマヨ風ソースを塗る。
3. パン1枚の上にレタスを敷き、薄く切った鶏ハム、1、ケチャップをのせ、残りのパンではさむ。半分に切って器に盛る。

「食べたい」をかなえるコツ
サンドイッチの定番調味料、マヨネーズとバターを使わないことで脂質を減らし、ボリューム満点のサンドイッチを作りました。

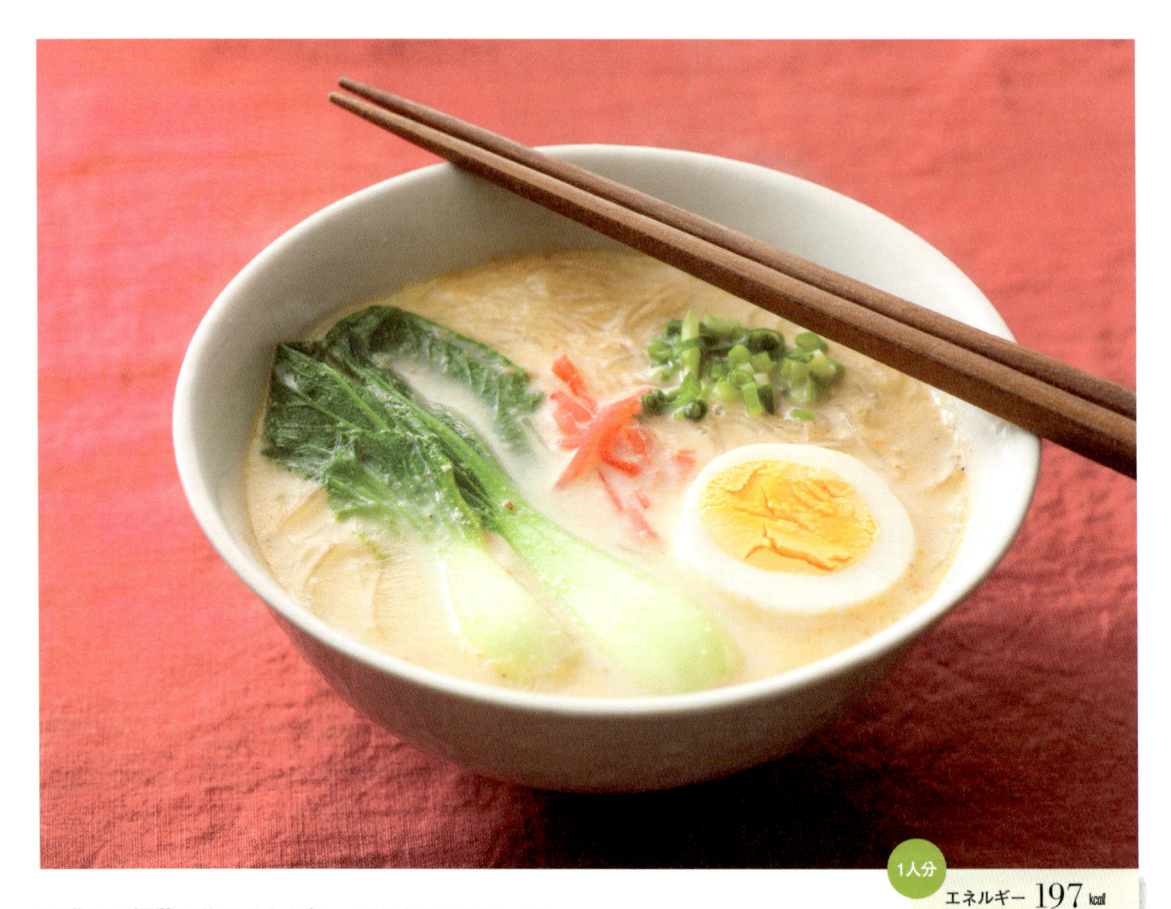

豆乳と豆板醤で作る"なんちゃって"とんこつラーメン
豆乳のとんこつラーメン風春雨

1人分
エネルギー 197 kcal
脂質 6.4 g
塩分 1.5 g

材料(2人分)
春雨(乾燥)‥‥‥‥‥‥‥50g
A ┌ 豆乳‥‥‥‥1カップ(200ml)
　├ 水‥‥‥‥‥‥‥‥‥2カップ
　├ すり白ごま‥‥‥‥‥大さじ1
　├ 豆板醤‥‥‥‥‥小さじ½(3g)
　└ 中華だし‥‥‥‥小さじ1(2.5g)
塩‥‥‥‥‥‥‥‥‥‥少量(0.8g)
こしょう‥‥‥‥‥‥‥少量(0.3g)
ゆで卵‥‥‥‥‥‥‥‥‥‥1個
青梗菜などの青菜(ゆでる)‥‥60g
小ねぎ(小口切り)、紅しょうが
‥‥‥‥‥‥‥‥‥‥各少量

作り方
1 なべにAを入れて煮立て、塩、こしょうで味をととのえる。

2 春雨をもどさずに加え、やわらかくなって味がなじむまで煮る。青梗菜を加えてさらに軽く煮る。

3 器に盛り、半分に切ったゆで卵、小ねぎ、好みで紅しょうがをのせる。

「食べたい」をかなえるコツ
「あー、もうとんこつラーメン食べられないのか」という息子の言葉に、ラーメンでなくてもなにかできないかと工夫した一品。中華だしと豆乳のこくで、とんこつスープに近づけました。豆乳のくせも豆板醤で気になりません。うどんにも合いますよ。

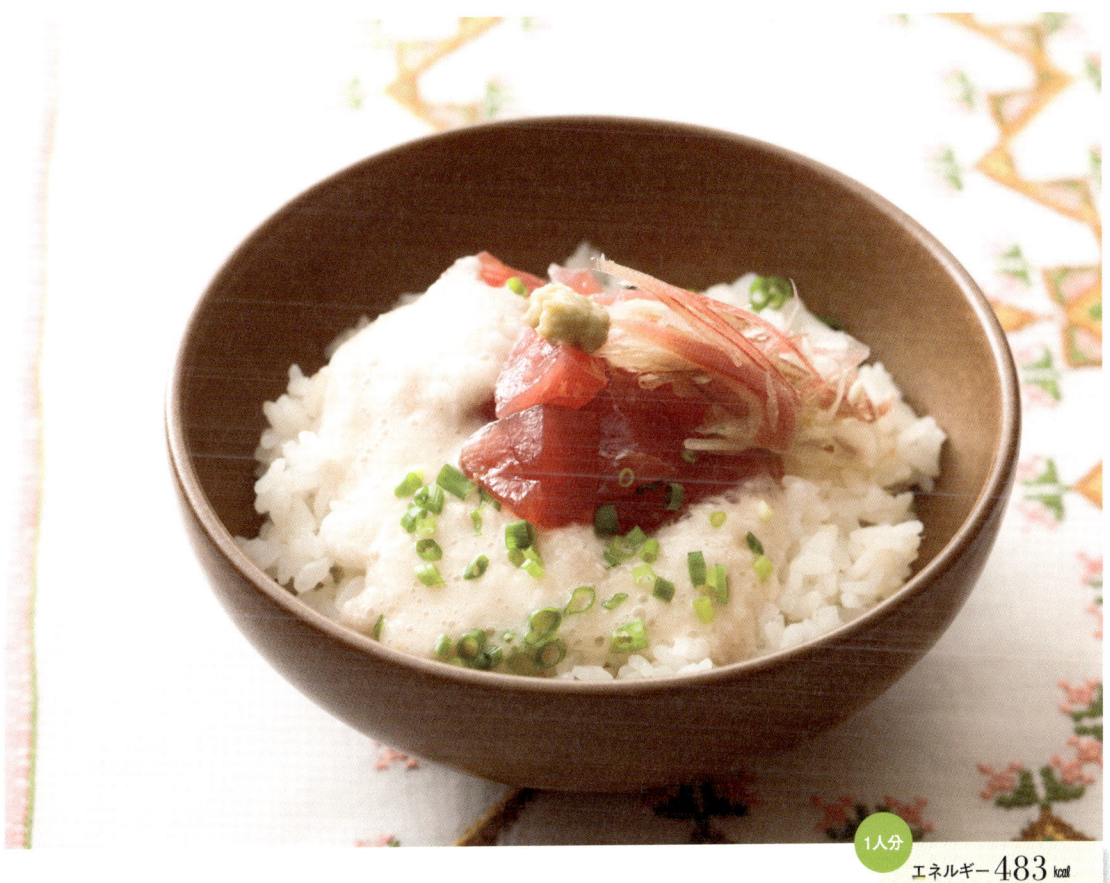

第2章 脂質1日30g以下のための 昼食

マグロにしっかりと下味をつけて、つるりとおいしく
マグロと山芋のどんぶり

1人分
エネルギー	483 kcal
脂質	1.8 g
塩分	1.1 g

材料(1人分)
- ごはん……… 茶わん1杯分(200g)
- マグロ………………………… 70g
- しょうゆ……………… 小さじ1(6g)
- みりん……………… 小さじ½(3g)
- 山芋…………………………… 70g
- 小ねぎ(小口切り)…… 小さじ⅓(5g)
- みょうが(せん切り)………… ½個(5g)
- わさび………………………… 少量
- しょうゆ……………………… 少量

作り方
1. マグロは2cmほどの角切りにし、しょうゆとみりんをまぶしておく。
2. 山芋はすりおろす。
3. どんぶりにごはんを盛り、2をかけて1をのせ、小ねぎとみょうが、わさびをのせる。好みでしょうゆをかけて食べる。

ワンポイントアドバイス
魚は肉に比べて安心して食べられるものが多いので、よく使います。これは文句なくおいしく、安心で、しかも簡単にできるので、わが家の定番メニューです。

41

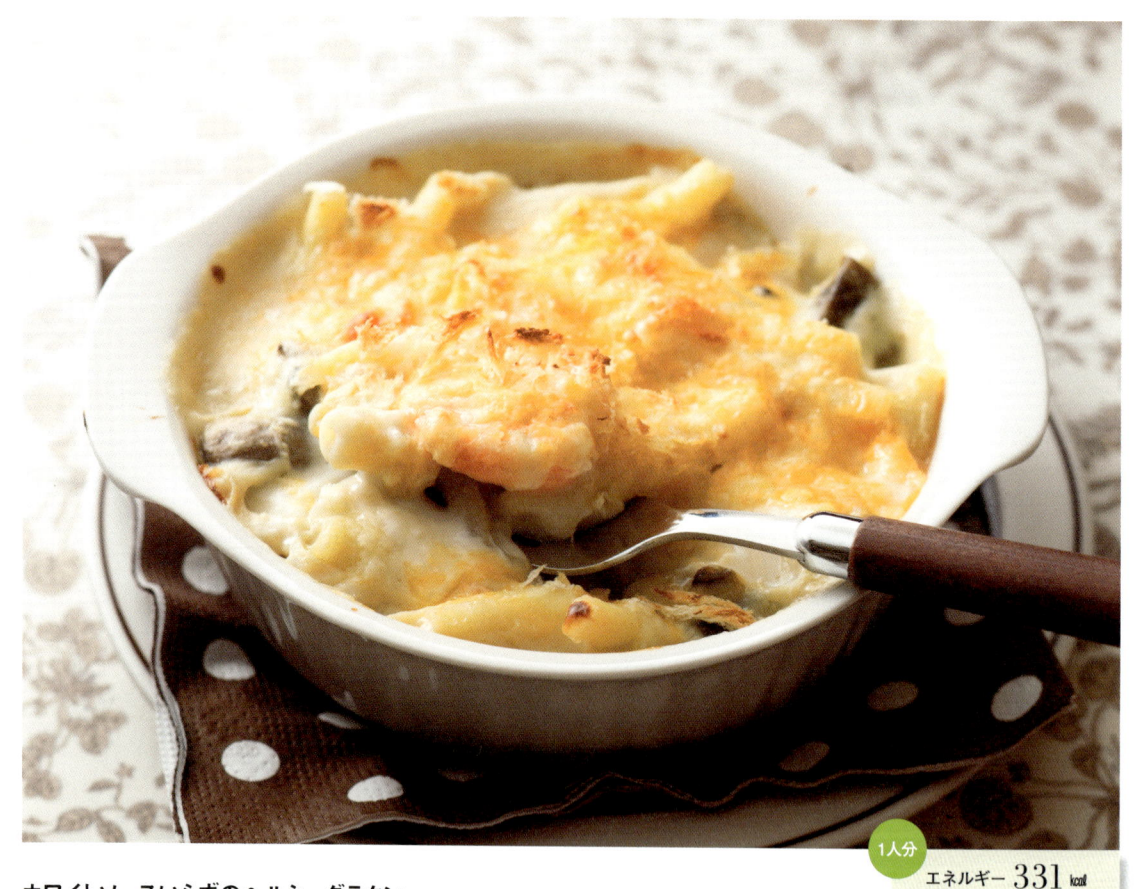

ホワイトソースいらずのヘルシーグラタン
みそと豆乳のグラタン

1人分
エネルギー 331 kcal
脂質 8.0 g
塩分 2.1 g

材料（直径15cmの耐熱皿1皿分）

マカロニ	20g
エビ（中）	3尾（50g）
マッシュルーム	4個（30g）
玉ねぎ	¼個（50g）
コンソメ	2g
白ワイン	大さじ3（45g）
塩	少量（0.8g）
豆乳	1カップ（200ml）
白みそ	小さじ2（12g）
┌ 薄力粉	小さじ2（6g）
└ 水	大さじ1
低脂肪チーズ（P.30）	15g
パン粉	小さじ1（1g）

作り方

1 マカロニは、塩（分量外）を加えたたっぷりの湯で袋の表示時間どおりにゆでる。

2 エビは殻と背わたをとる。マッシュルームは食べやすい大きさに切る。玉ねぎは薄切りにする。

3 なべにエビとマッシュルーム、玉ねぎ、コンソメを入れ、ワインと塩をふって蒸し煮にする。

4 別のなべに豆乳とみそを混ぜてとかし、3の蒸し汁を加え、火にかける。ひと煮立ちしたら、分量の水でといた薄力粉を加えてとろみをつける。

5 4に1と3の具を入れて混ぜ合わせる。

6 耐熱皿に5を移し、チーズとパン粉をふる。オーブントースターで15分ほど焼く。

「食べたい」をかなえるコツ

通常のグラタンは、バターや牛乳、チーズを使うので乳成分・脂質ともに多め。そこで豆乳でホワイトソースを作り、みそでこくをプラス。ヘルシーなうえに、とてもおいしいグラタンができました。白みそがなく田舎みそなどを使う場合は、分量を少し減らしてください。

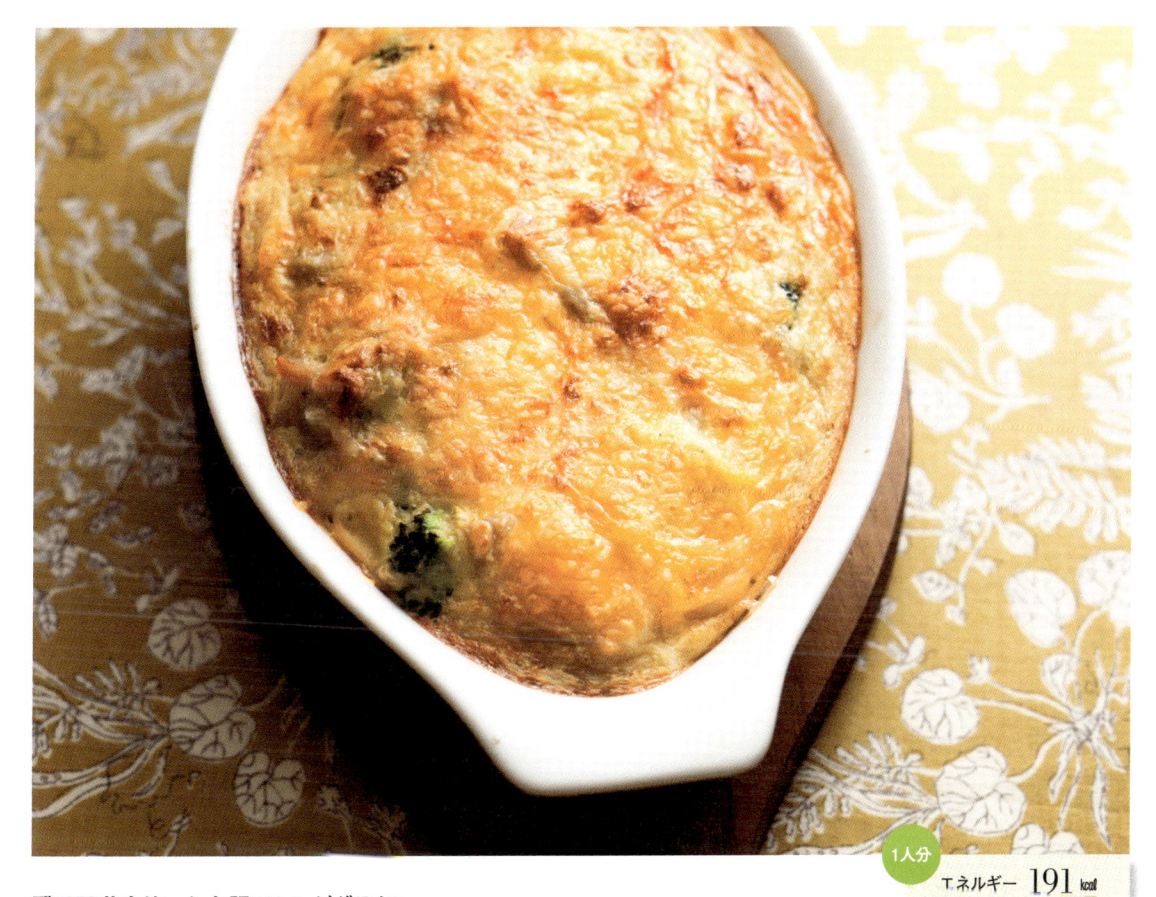

第2章 脂質1日30g以下のための 昼食

残り野菜を使った大胆アレンジグラタン
山芋ソースの和風グラタン

1人分
エネルギー	191 kcal
脂質	6.8 g
塩分	1.3 g

材料(1人分)
- ゆでた野菜(ブロッコリー、にんじんなど) ……… 70g
- 山芋 …………………… 100g
- 卵 ……………………… ½個分
- しょうゆ ………… 小さじ1(6g)
- 低脂肪チーズ(P.30) ……… 20g
- パン粉 …………… 小さじ1(1g)

作り方
1. 耐熱皿にゆでた野菜を入れる。
2. 山芋をすりおろし、卵としょうゆを加えて混ぜる。
3. 1に2をかけ、チーズとパン粉をふる。オーブントースターで15分ほど焼く。

「食べたい」をかなえるコツ
冷蔵庫の残り物でできる、安心お手軽メニュー。野菜は消化がよいものならなんでもよく、煮物の残りでもかまいません。山芋のふんわり・ねっとり感を、グラタンのソース代わりに使います。

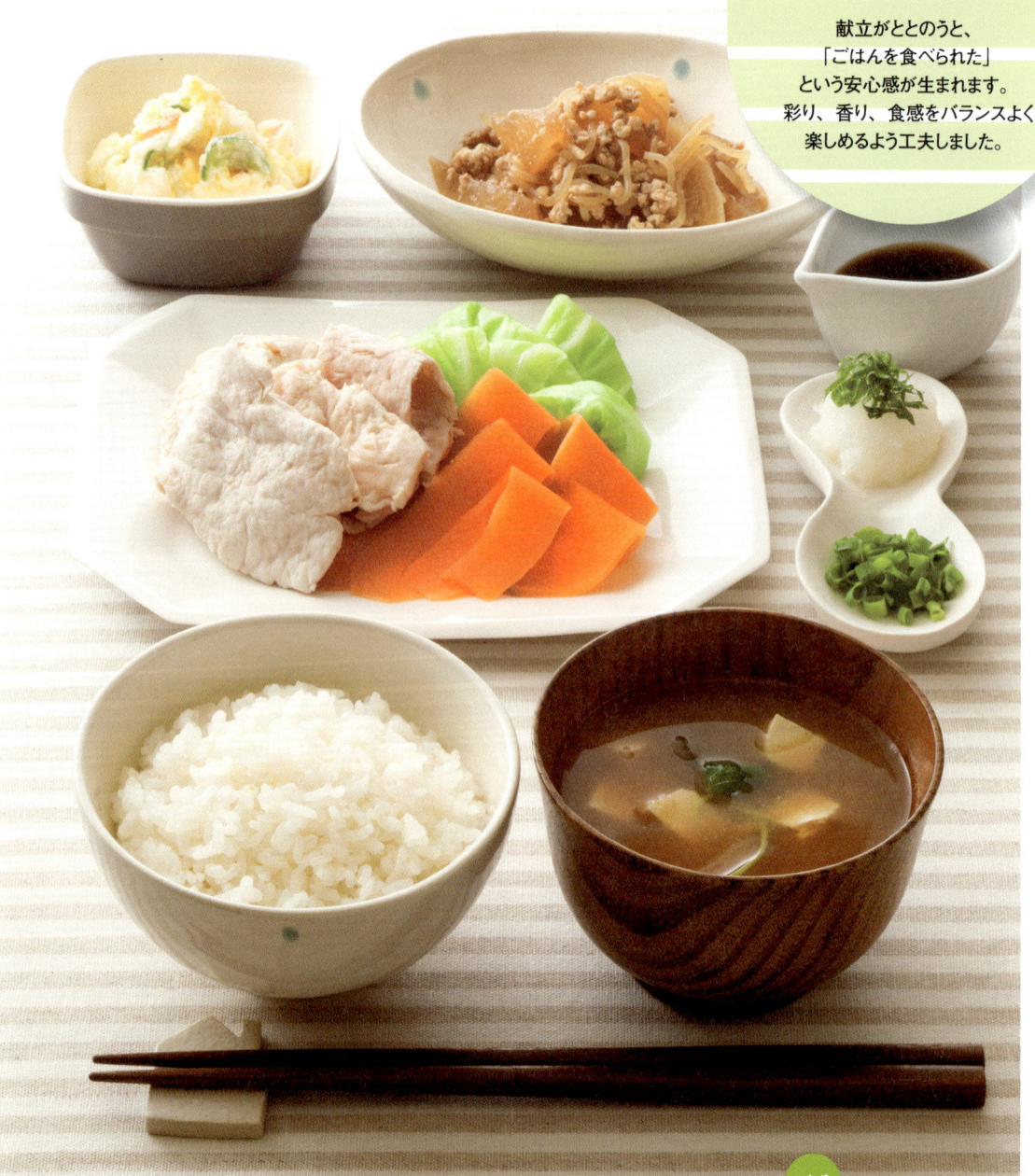

脂質1日30g以下のための 夕食 🌙

献立がととのうと、「ごはんを食べられた」という安心感が生まれます。彩り、香り、食感をバランスよく楽しめるよう工夫しました。

脂質を落とし、食物繊維をやわらかくする工夫がたっぷり
たっぷり野菜としゃぶしゃぶの献立

1人分	
エネルギー	395 kcal
脂質	5.5 g
塩分	6.4 g

※ごはん、みそ汁は含まれていません。

ささ身のしゃぶしゃぶ

1人分　エネルギー：154kcal　脂質：1.0g　塩分：2.5g

材料(1人分)
- 鶏ささ身　2本(200g)
- 塩　ひとつまみ
- 酒　小さじ2(10g)
- キャベツ　2枚(70g)
- にんじん　30g
- ポン酢しょうゆ(市販)　大さじ1½(23g)
- 小ねぎ(小口切り)　2本(5g)
- 青じそ(せん切り)　3枚(3g)
- 大根おろし　適量

作り方
1. ささ身はラップで包み、めん棒などでたたいてのばす。ラップを広げ、塩と酒をふってしばらくおく。
2. にんじんはピーラーで薄くそぐ。
3. なべに湯を沸かし、沸騰させないよう弱めの中火にし、1のささ身を1枚ずつゆでる。キャベツもゆでて食べやすく切る。2もゆでる。
4. 器に3を盛り合わせ、ポン酢を添える。薬味として大根おろしに青じそをのせたものと、小ねぎを添える。

ワンポイントアドバイス
ささ身を薄くのばすと、量がたっぷりに見えて満足感がアップ。湯をぐらぐらさせると肉がかたくなるので、中火以下でゆでるのがコツです。

ポテトサラダ

1人分　エネルギー：173kcal　脂質：4.0g　塩分：1.2g

材料(作りやすい分量／約4人分)
- じゃが芋　3個(500g)
- にんじん　20g
- 酢　大さじ2(30g)
- 塩　小さじ⅓(2g)
- 玉ねぎ　¼個(50g)
- きゅうり　1本(100g)
- ゆで卵　2個
- マヨ風ソース(P.112)　½カップ(95g)

●マヨ風ソースは市販の低脂肪マヨネーズでもよい。

作り方
1. じゃが芋は皮をむいて一口大に切る。にんじんは薄切りにする。
2. じゃが芋を水からゆでて竹串がすっと通るようになったら湯を捨てる。熱いうちにつぶし、酢と塩をふって混ぜる。にんじんもゆでておく。
3. 玉ねぎは薄切りに、きゅうりは小口切りにする。それぞれ塩(分量外)でもみ、水けを絞る。
4. じゃが芋が冷めたら、3とにんじん、あらくほぐしたゆで卵を加え、マヨ風ソースであえる。

ワンポイントアドバイス
じゃが芋をゆでたら、熱いうちに酢と塩を混ぜておくことで、芋くささが消えて味わい深くなります。

大根と鶏ひき肉の煮物

1人分　エネルギー：68kcal　脂質：0.5g　塩分：2.7g

材料(2人分)
- 大根　⅙本(200g)
- しらたき　50g
- 鶏胸ひき肉　50g
- A
  - しょうゆ　大さじ2(36g)
  - 砂糖　小さじ2(6g)
  - 酒　小さじ1(5g)

作り方
1. 大根は皮をむき、薄くそぎ切りにする。
2. しらたきはさっとゆでてアクを抜き、食べやすく切る。
3. 厚手のなべにひき肉とAを入れてよく混ぜる。火にかけ、鶏肉がポロポロになるまでいためる。
4. 1と2を加え、水をひたひたに注ぎ、汁けがなくなるまでことことと煮る。

ワンポイントアドバイス
鶏肉のうま味を大根にたっぷりと吸わせます。鶏肉がパサつくときは、最後にかたくり粉で少しとろみをつけると食べやすいです。

第2章　脂質1日30g以下のための夕食

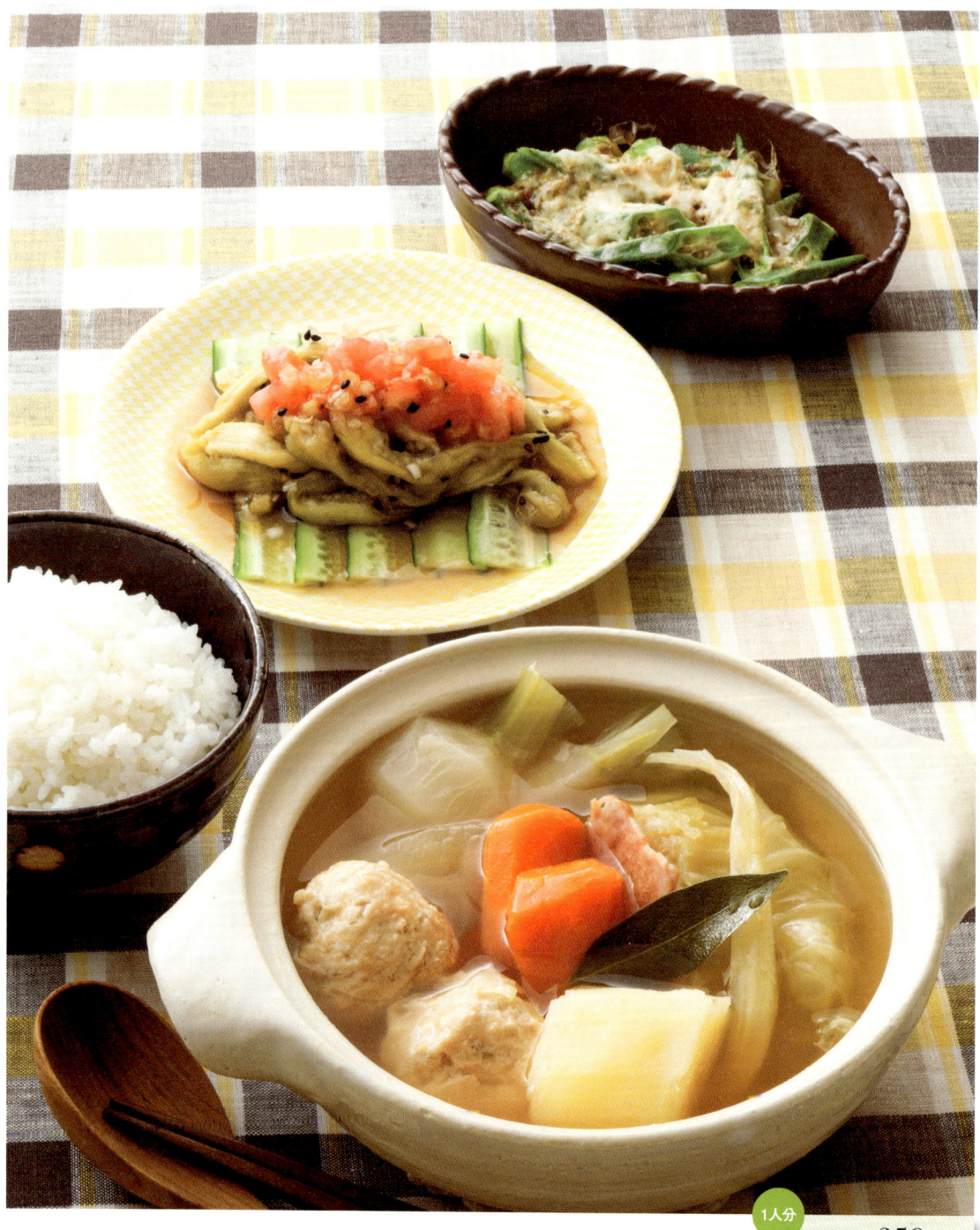

みんなでとり分けて食べるのも楽しい、団らんの味
鶏だんごのポトフ風の献立

1人分
エネルギー 359 kcal
脂質 6.4 g
塩分 4.3 g

※ごはんは含まれていません。

第2章 脂質1日30g以下のための 夕食

鶏だんごのポトフ風

1人分 エネルギー：275kcal 脂質：4.6g 塩分：2.6g

材料(2人分)

A
- 鶏ひき肉……………150g
- ねぎ(みじん切り)…½本(60g)
- しょうがの搾り汁……少量
- しょうゆ……大さじ½(9g)
- 酒……………大さじ½(7.5g)
- かたくり粉……大さじ1(9g)
- 卵……………………½個分

キャベツ………………¼個(200g)
玉ねぎ…………………½個(100g)
じゃが芋………………1個(150g)
かぶ……………………1個(70g)
にんじん………………½本(50g)
ショルダーベーコン……1枚(25g)
白ワイン………………大さじ2(30g)
チキンコンソメ…………3g
塩………………………小さじ½(3g)
水………………………2½カップ
しょうゆ………………大さじ½(9g)

※残ったスープに牛乳を加えたり、トマト水煮缶を加えたりしてもおいしい。

作り方

1 Aを混ぜ合わせて、よく練る。なべに分量の水を入れて沸かし、スプーンなどで丸めて落とし入れ、鶏だんごに軽く火を通して一度とり出す。ゆで汁もとっておく。

2 野菜はすべて大きめに切る。

3 別のなべにキャベツ、玉ねぎ、にんじん、食べやすい長さに切ったベーコンを入れ、白ワインと1のゆで汁、コンソメを加え、ふたをして煮る。

4 野菜がやわらかくなったら、じゃが芋を加えて煮る。

5 じゃが芋が八分どおりやわらかくなったら1の鶏だんごを戻し入れ、かぶを加えて温め、塩で味をととのえる。最後にしょうゆで香りをつける。

6 とり分けてマスタードや、ゆずこしょう(ともに分量外)をつけていただく。

ワンポイントアドバイス
野菜がたくさんとれて、体も温まるおなべメニュー。鶏だんごは余ったら火を通して冷凍保存できます。

蒸しなすのサラダ

1人分 エネルギー：54kcal 脂質：0.9g 塩分：1.3g

材料(2人分)

なす……………………2本(150g)
トマト…………………½個(100g)
きゅうり………………½本(50g)

A
- しょうゆ……大さじ1(18g)
- 酢……………大さじ1(15g)
- 砂糖…………小さじ1(3g)
- ねぎ(みじん切り)
  ………………2cm分(15g)
- にんにく、しょうが(すりおろし)
  ………………各少量(各3g)
- ごま油………小さじ⅓(1.5g)

いり黒ごま……………少量

作り方

1 なすは皮をむいて、縦8等分に切る。ラップで包み、電子レンジで3分加熱する。

2 トマトは皮と種をとってあらく刻む。きゅうりは縦に薄切りにする。

3 Aを混ぜ合わせ、1を漬け込む。

4 器にきゅうりを敷いて3を盛り、トマトをのせる。ごまを散らす。

「食べたい」をかなえるコツ
中華だれをアレンジして、さっぱりした中華風サラダを作りました。なすの皮は体の調子がいい場合は、むかずに残してもよいでしょう。

オクラのレンジチーズ蒸し

1人分 エネルギー：30kcal 脂質：0.9g 塩分：0.4g

材料(2人分)

オクラ…………………10本(90g)
削りガツオ……………ひとつまみ(0.5g)
低脂肪チーズ(P.30)……10g
しょうゆ………………小さじ⅔(4g)

作り方

1 オクラは洗ってガクのかたいところを薄くむき、半分の長さに切り耐熱皿に並べる。

2 削りガツオとチーズを上にのせ、しょうゆをまわしかける。ラップをして電子レンジで2分加熱する。

ワンポイントアドバイス
食卓にもう一品ほしいとき、すぐにできる簡単なおかず。アスパラやいんげんなどでも応用可能です。

47

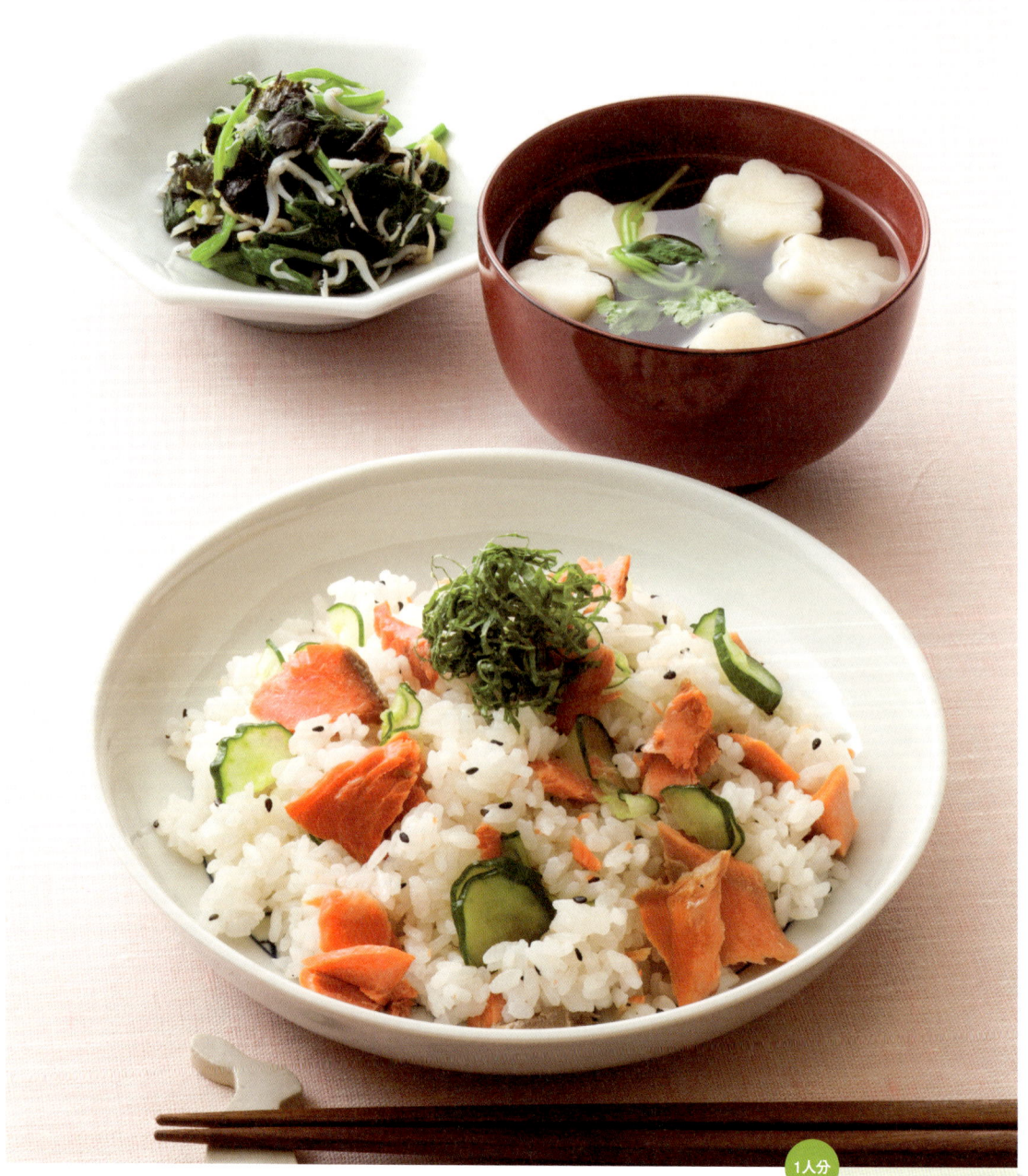

お花見や集まりにもぴったり、華やかな和の献立
サケの混ぜずしの和食献立

1人分	
エネルギー	461 kcal
脂質	6.9 g
塩分	4.7 g

サケの簡単混ぜずし

1人分 エネルギー：400kcal　脂質：6.1g　塩分：2.2g

材料(2人分)

- 塩ザケ･････････1切れ(80g)
- きゅうり･････････½本(50g)
- 青じそ･････････5枚(5g)
- 米･････････1合(160g)
- A
  - こんぶ･････････5cm角(10g)
  - 酒･････････大さじ1(15g)
- B
  - 酢･････････大さじ1½(20g)
  - 砂糖･････････小さじ2(6g)
  - 塩･････････小さじ⅓(2g)
- いり黒ごま･････････小さじ1(3g)

作り方

1. 塩ザケは焼いて骨をとり、大きめにほぐす。
2. きゅうりは薄い小口切りにし、塩（分量外）でもみ、水洗いして水けを絞る。
3. 青じそはせん切りにし、水洗いして水けを絞る。
4. 米は洗って、Aとともに炊飯器に入れ、目盛りまで水（分量外）を加えて普通に炊く。
5. Bを混ぜ合わせ、4が炊き上がったら熱いうちにまわしかけて酢飯にする。1と2、ごまを加えてさっくりと混ぜる。
6. 器に盛り、3をのせる。

ワンポイントアドバイス

簡単にできて満足感も高いので、混ぜずしは便利なメニューです。サケのほかに、アジの干物や塩サバでもおいしくできます。臭みのある魚のときには、みじん切りにしたしょうがやガリを加えるのがコツ。

はんぺんと三つ葉のおすまし

1人分 エネルギー：46kcal　脂質：0.5g　塩分：2.1g

材料(2人分)

- はんぺん･････････½枚(50g)
- しいたけ･････････1枚(15g)
- 三つ葉･････････4本(7g)
- だし･････････3カップ
- 塩･････････小さじ⅓(2g)
- しょうゆ･････････小さじ1(6g)

作り方

1. はんぺんは好みの型で抜くかさいの目切りにする。しいたけは薄切りにする。三つ葉は適当な長さに切って結ぶ。
2. なべにだしを入れて温め、はんぺんとしいたけを加えて煮て、塩、しょうゆで調味する。
3. 器に盛り、三つ葉を飾る。

ほうれん草ののりあえ

1人分 エネルギー：15kcal　脂質：0.3g　塩分：0.4g

材料(2人分)

- ほうれん草･････････½束(100g)
- シラス干し･････････大さじ1(5g)
- のり･････････½枚
- しょうゆ･････････小さじ½(3g)

作り方

1. ほうれん草は塩（分量外）を加えた湯でゆで、水にとる。ざるに上げ、軽く絞り、食べやすい長さに切る。
2. ボウルに1を入れ、シラス、ちぎったのりを加え、しょうゆをまわしかけてよく混ぜる。

体調がすぐれないときは…

ほうれん草のお浸しを少しアレンジしたメニュー。体調が悪いときは、ほうれん草は葉先のやわらかいところだけを使うとよいでしょう。

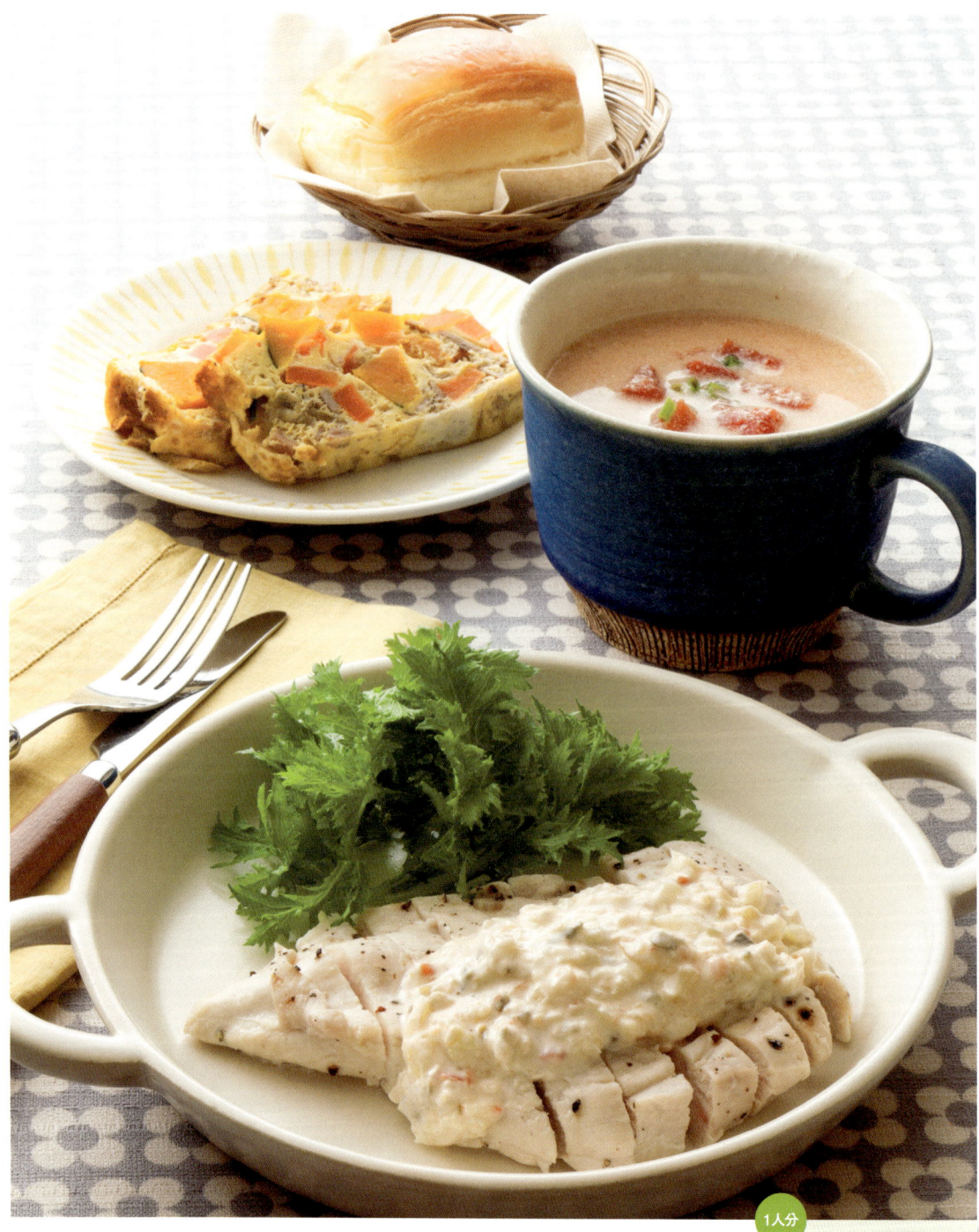

野菜料理で彩りアップ、しっとり鶏肉は食べごたえあり
鶏肉とたっぷり野菜の洋風献立

1人分
エネルギー	350 kcal
脂質	12.5 g
塩分	3.5 g

※パンは含まれていません。

50

鶏肉のヨーグルトハーブソース

1人分 エネルギー：143kcal　脂質：3.5g　塩分：1.7g

材料（2人分）
- 鶏胸肉 …………… 1枚（200g）
- 塩 ………………… 小さじ1/3（2g）
- 白ワイン ………… 大さじ2（30g）
- A
  - 無脂肪ヨーグルト …… 大さじ3（48g）
  - 低脂肪マヨネーズ …… 大さじ1（12g）
  - ピクルス（みじん切り） …… 大さじ1（10g）
  - 玉ねぎ（みじん切り） …… 大さじ1（10g）
  - 塩 …… ひとつまみ
  - にんにく（すりおろし） …… 小さじ1/2（2g）
  - オレガノ（乾燥） …… 小さじ1/3
- レタス …………… 適量

作り方
1. 鶏肉は皮をとり除き、厚みのある部分は包丁で開いて厚さを均一にし、フォークなどで穴をあける。耐熱皿に入れて塩と白ワインをふり、10分ほどおく。ラップをして、電子レンジで3分加熱する。返して赤い部分があれば、さらに30秒ほど加熱し、余熱で火を通す。
2. Aに1の蒸し汁も加え、混ぜてヨーグルトハーブソースを作る。
3. 1の鶏肉を食べやすく切って器に盛り、2のソースをかけ、レタスを添える。

「食べたい」をかなえるコツ
鶏胸肉がしっとり仕上がる酒蒸しを、洋風に作りました。ヨーグルトソースはにんにくとハーブを加え、香りよくして満足感を出します。

にんじんとかぼちゃの皿焼き卵

1人分 エネルギー：159kcal　脂質：7.7g　塩分：1.3g

材料（2人分）
- 玉ねぎ …………… 1/4個（50g）
- ショルダーベーコン …… 15g
- 塩 ………………… 少量（0.3g）
- こしょう ………… 少量（0.3g）
- かぼちゃ ………… 1/2個（50g）
- にんじん ………… 1/5本（30g）
- A
  - 卵 …… 2個
  - 豆乳 …… 1/2カップ（100ml）
  - 塩 …… 小さじ1/4（1.5g）
  - こしょう …… 少量（0.3g）

作り方
1. 玉ねぎとベーコンは7mm角に切り、耐熱ボウルに入れ、軽く塩、こしょうをふる。ラップをして電子レンジで1分加熱し、そのまま冷ます。
2. かぼちゃとにんじんは1cm角に切る。にんじんは塩ひとつまみ（分量外）を加えた湯でゆでる。やわらかくなったらかぼちゃも加えて、2分ほどゆでる。かぼちゃに竹串がすっと通るようになったらざるにあげる。
3. 耐熱皿に1と2を入れ、混ぜ合わせたAを流し込む。オーブントースターで10分ほど焼く。

※焼き時間は器の大きさで調節する。

ワンポイントアドバイス
一見面倒そうな卵料理も、オーブントースターで一気に焼けます。具に使ったにんじんとかぼちゃはレンジで加熱してから焼いてもOK。いろんな野菜で応用可能です。

簡単トマトスープ

1人分 エネルギー：48kcal　脂質：1.3g　塩分：0.5g

材料（2人分）
- トマト …………… 1個（200g）
- 水 ………………… 1カップ
- チキンコンソメ …… 小さじ1（3g）
- にんにく（すりおろし） …… 少量（1g）
- 豆乳 ……………… 1/2カップ（100ml）

作り方
1. トマトは皮と種をとってみじん切りにする。
2. なべに分量の水、コンソメ、1、にんにくを入れて火にかける。沸騰したら中火で2分ほど煮る。
3. 豆乳を加えて温める。

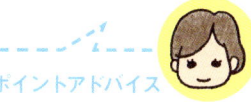

ワンポイントアドバイス
とても簡単にできる一品。少しにんにくを入れるのと、ポタージュより少し食感が残る仕上がりにするのがコツです。かぼちゃやじゃが芋などほかの野菜でも作れます。

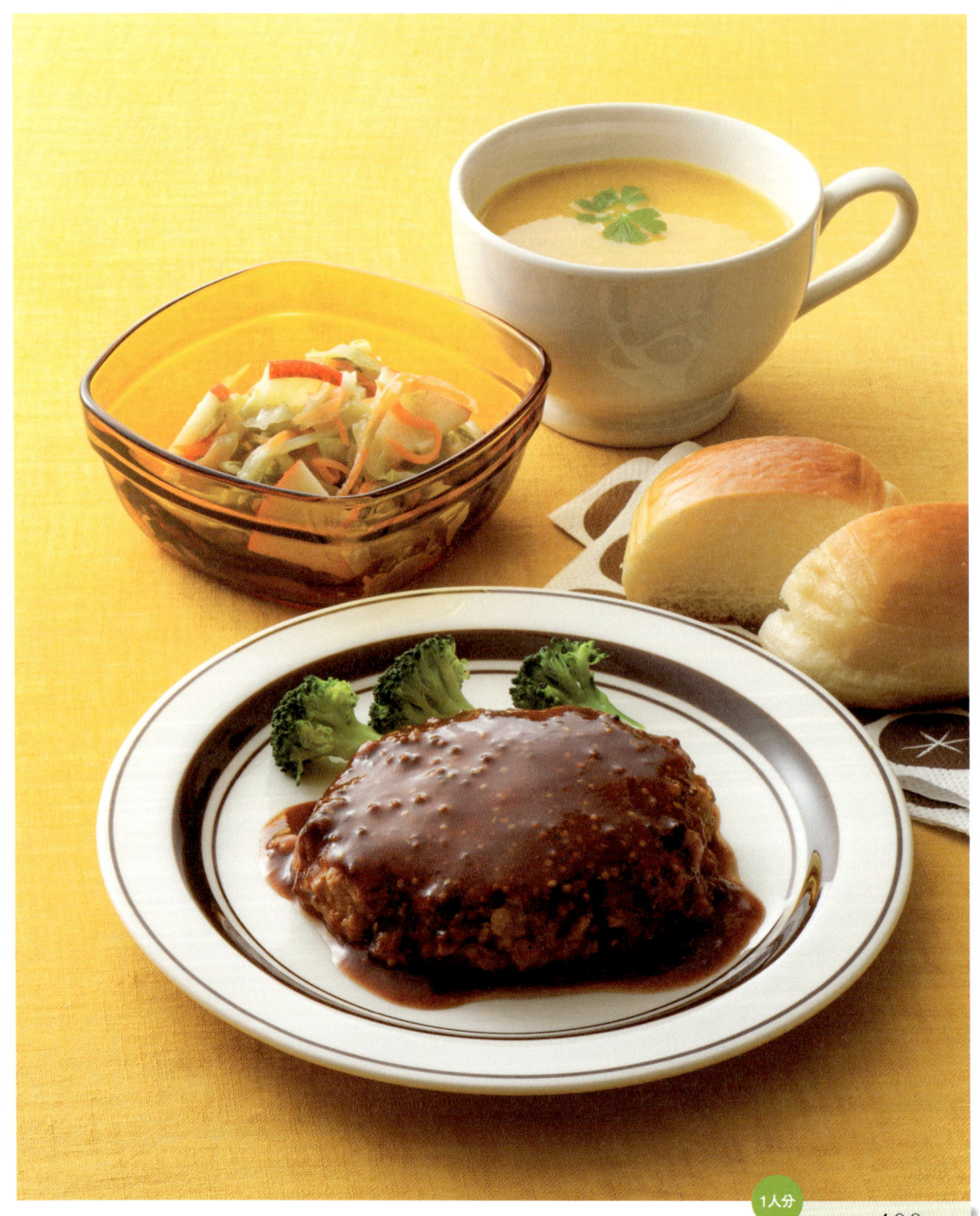

ふわふわのハンバーグに、ドミグラス風ソースの本格派
豆腐のハンバーグの満足献立

1人分
エネルギー 400 kcal
脂質 12.9 g
塩分 4.3 g

※パンは含まれていません。

豆腐のハンバーグ

1人分 エネルギー：226kcal　脂質：10.1g　塩分：2.1g

材料(2人分)
- もめん豆腐 ½丁(200g)
- 玉ねぎ ¼個(50g)
- 鶏ひき肉 100g
- A
  - 卵 ½個分
  - しょうが(すりおろし) 少量
  - かたくり粉 小さじ2(6g)
  - 酒 小さじ2(10g)
  - 塩 小さじ⅓(2g)
  - こしょう 少量(0.3g)
- 酒 少量
- ソース
  - 赤ワイン 大さじ1(15g)
  - トマトケチャップ 大さじ2(30g)
  - 中濃ソース 小さじ2(12g)
  - 粒マスタード 小さじ½(3g)
- ゆでたブロッコリーなど 適量

作り方
1. 豆腐は耐熱皿にのせてあらくくずし、ラップをかけずに電子レンジで3分加熱する。ざるにあげて水けをきる。
2. 玉ねぎはみじん切りにして耐熱皿に広げ入れ、ラップをかけて電子レンジで1分30秒加熱し、そのまま冷ます。
3. ボウルにひき肉を入れ、1、2、Aを加えてよく練り混ぜる。2等分にし、小判形にととのえる。
4. フッ素樹脂加工のフライパンを熱し、3の両面を色よく焼いて酒をふり、ふたをして中まで火を通し、とり出す。
5. 4のフライパンに赤ワインを入れて煮立て、他のソースの材料を加え混ぜ、4を戻し入れて3分ほど煮る。ブロッコリーとともに器に盛る。

ゆでキャベツのコールスロー

1人分 エネルギー：51kcal　脂質：0.4g　塩分：0.9g

材料(2人分)
- キャベツ ⅛個(100g)
- にんじん ⅕本(30g)
- りんご ⅕個(50g)
- レモン汁 少量
- A
  - ワインビネガー(または酢) 大さじ1(15g)
  - 塩 小さじ¼(1.5g)
  - こしょう 適量
  - マヨ風ソース(P.112) 大さじ1(15g)
  - はちみつ 小さじ1(7g)

作り方
1. キャベツとにんじんは細いせん切りにする。塩少量(分量外)を加えた湯でにんじんをゆで、1分たったらキャベツを加え、30秒ほどゆでる。ざるにあげて冷まし、水けを軽く絞る。
2. りんごは薄いいちょう切りにし、レモン汁をかけて色止めする。
3. Aを混ぜ合わせ、1と2を加えてあえる。

「食べたい」をかなえるコツ
コールスローは生キャベツで作るのが普通ですが、少し火を通すことで、おなかにやさしいサラダになりました。りんごを加えて、しゃきしゃき感を補うと満足感が増します。

「食べたい」をかなえるコツ
さっぱりしたものが続いて、がっつり系が食べたいときに。豆腐と鶏肉で作るので、脂質も少なくふんわり。ドミグラス風ソースが、満足度UPのポイント。大根おろしとポン酢で食べるのもおすすめです。

かぼちゃのポタージュ

1人分 エネルギー：123kcal　脂質：2.4g　塩分：1.3g

材料(2人分)
- かぼちゃ ⅙個(100g)
- 玉ねぎ ¼個(50g)
- A
  - コンソメ 2g
  - 水 2カップ
- ごはん 大さじ1(20g)
- 豆乳 1カップ(200mℓ)
- 塩 小さじ⅓(2g)
- こしょう 少量(0.3g)
- イタリアンパセリ(あれば) 適量

作り方
1. かぼちゃは皮をむいて一口大に切る。玉ねぎは小さめのざく切りにする。
2. なべにAと1、ごはんを入れ、弱めの中火でじっくりと煮込む。
3. かぼちゃがくずれるくらいになったら、フードプロセッサーに移してなめらかになるまで撹拌する。
4. 3をなべに戻し、豆乳を加えて温め、塩、こしょうで味をととのえる。器に盛り、イタリアンパセリを飾る。

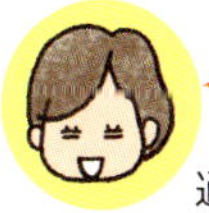

「食べたい」をかなえるコツ
通常ならバターでいためて野菜の甘味を出すところを、ゆっくり、ひたひたのスープで煮込むことで、脂質をおさえつつ甘味を引き出します。火加減は中火以下がおいしくするコツ。さらにごはんでとろみと甘味をプラスしています。

家族がクローン病と診断されて

不安ばかりの診断直後 今は家族で食卓を囲めるように

田中可奈子

緊急外来へ駆け込み即入院 クローン病と診断される

夕食後に高熱と腹痛に襲われた息子を連れて近所の緊急外来へ駆け込んだところ、即入院。2009年7月、息子が大学2年生のときでした。

実はその少し前から、おなかに手をあてて痛がっていたり、食欲がなかったり、やせていく感じもしていたので、病院へ行くよう、すすめてはいました。けれども、病院嫌いの息子のこと。なかなか行こうとしませんでした。

入院後、すぐに検査をしたところ、小腸から大腸にかけて潰瘍だらけの状態と判明。内視鏡検査などからクローン病と診断されました。私も夫も初めて聞く病名にびっくり。とまどいながら、病気や薬についてとにかく調べ、専門家の知人を訪ねたりもしました。

急患でかかった病院に、運よく大学病院のクローン病専門チームの先生方がいらっしゃったこともあり、すぐに免疫調整剤「レミケード」での治療がスタート。その治療効果は顕著で、わずか数日で息子は快方に向かいました。

しかし、その治療費は2日で30万円。「いつまでこの薬を使わなくてはならないのか」「腸を切除することになるのか」「大学は……」と不安でいっぱいでした。

母親として、どうして息子がそんな病気になってしまったのか、私の作った食事が悪かったのか、料理を仕事にしていながらと、自分を責めたり悩んだりもしました。

けれど、「今はいい薬もありますし、命を落とすような病気ではないので大丈夫ですよ」と医師から言われ、「薬での治療にかけてみよう」と家族で決めたとき、私自身も息子の病気とつき合っていくために頑張ってみようと前向きになれたのです。

治療の効果が出る一方 不安や自責の念も

それからは、病院の管理栄養士さんに療養食について話を聞きながら勉強しました。最初はスーパーで買い物をするのにも今までの倍以上の時間がかかり、献立を考えるのにも苦労しました。でも息子や家族に「おいしい！」と言われたら、どんどん自信が出てきて、アイディアも浮かぶようになりました。油を使わない低脂肪の料理を目指しているので、今ではキッチンにサラダ油はありませんし、家族全員同じ料理を食べています。

寛解期に入って5年 再燃もなく順調な経過

現在は発症してから15年たちます。一度再燃しましたが、再び薬が効いて、それからは安定しています。就職もし、最近では少しがっちりしたくらい。それでも再燃しないとはいいきれません。これから先のことを考えると、体調に合わせて自分でも作れる料理を増やしていくこともたいせつだと思っています。「息子が自分ひとりでも作れる料理」が、これからの私のテーマのひとつですね。

第3章

コツがいろいろ
一品レシピ

家族みんなが大好きな人気メニューから
ボリュームたっぷりの丼ものや体が温まるスープ、
脂質控えめのスイーツなど、制限食でもアイディアたっぷり。
「あれもこれも食べられなくてつらい」
なんて気分と、さよならできそうなレシピの数々です。

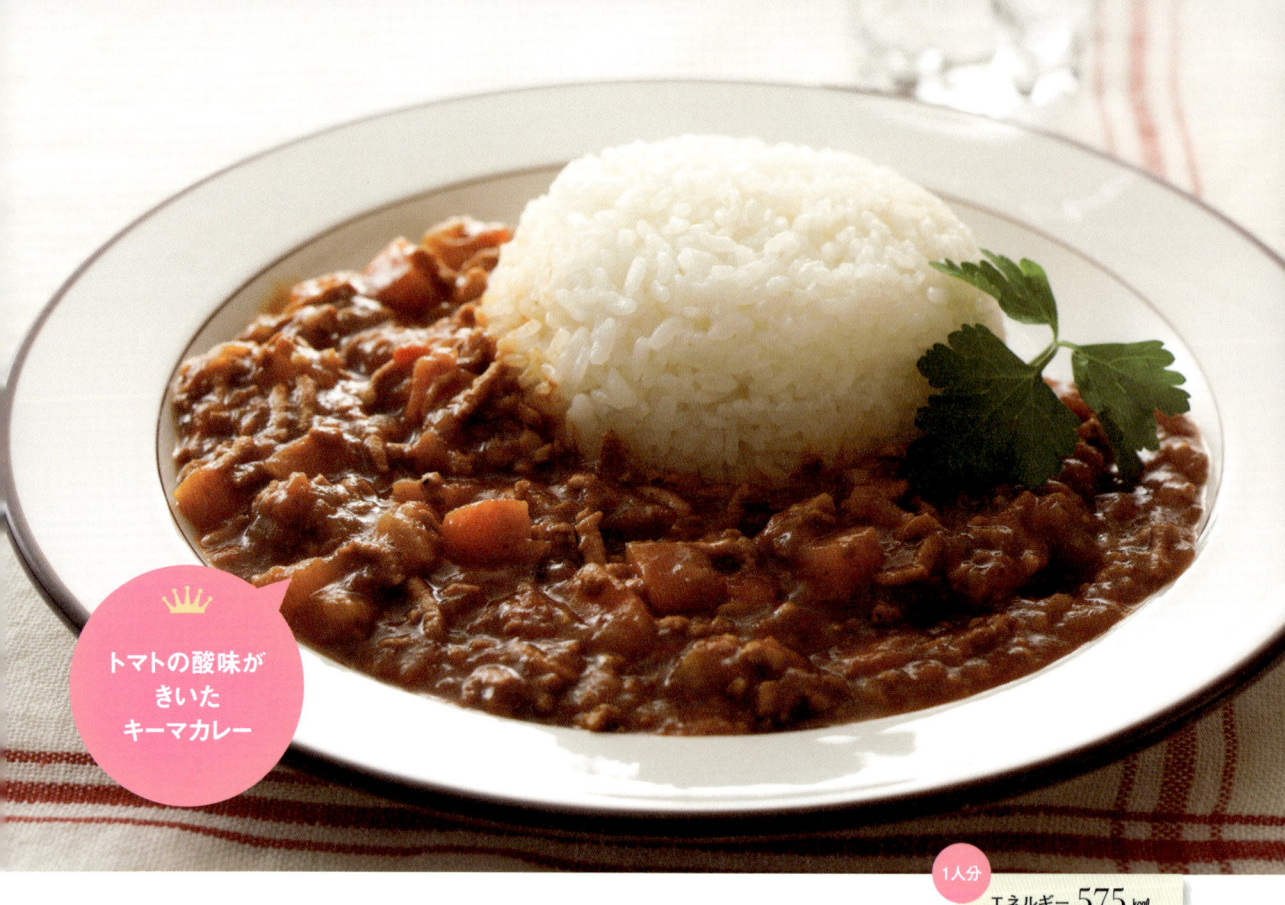

トマトの酸味が
きいた
キーマカレー

👑人気メニュー 鶏ひき肉とトマトのさっぱりカレー

1人分
エネルギー 575 kcal
脂質 7.6 g
塩分 2.7 g

材料(2人分)

鶏ひき肉	150g
トマト水煮缶	½缶(200g)
玉ねぎ	½個(100g)
にんじん	¼本(50g)
大根	⅙本(150g)
にんにく	1かけ(7g)
しょうが	1かけ(7g)
砂糖	ひとつまみ(3g)
カレー粉	小さじ2(4g)

A ┌ チキンコンソメ … 小さじ1(3g)
　├ 水 … 1カップ
　└ チャツネ(市販) … 大さじ1(15g)

B ┌ トマトケチャップ … 大さじ1(15g)
　├ 塩 … 小さじ½(3g)
　└ こしょう … 少量(0.3g)

ごはん … 茶わん2杯分(400g)
イタリアンパセリ(飾り用) … 適量

作り方

1 玉ねぎはみじん切りにし、耐熱容器に入れてラップをかけ、電子レンジで2分加熱する。

2 にんじんと大根は1cmの角切りにする。にんにくとしょうがはみじん切りにする。

3 厚手のなべにひき肉、にんにく、しょうがを入れ、弱めの中火でポロポロになるまでいためる。

4 1と砂糖を加えて少し色づくまでいため、にんじんと大根も加えてさらにいためる。

5 カレー粉を加えて香りが出るまでいため、トマト缶とAを加えてしばらく煮込む。にんじんがやわらかくなり、全体がとろりとしてきたらBで味をととのえる。

6 ごはんを器に盛り、5をかけ、イタリアンパセリを飾る。

● とろみが足りないときは、Bで味をととのえたあと、薄力粉大さじ1を水大さじ1 ½でといたものを加える。

● 仕上げにココナツミルクパウダーまたは粉チーズを5g程度加えると味がよりマイルドになる。

「食べたい」をかなえるコツ

カレールーを手作りすることで脂質を落としマイルドに。玉ねぎを電子レンジで加熱してからひき肉から出た脂でいため、砂糖を加えると、こくが増し、いいあめ色になります。

体調がすぐれないときは…

鶏ひき肉を塩を加えた湯でさっと湯通しすれば、さらに脂質を落とせます。

人気メニュー レンジでカルボナーラ

1人分
エネルギー 470 kcal
脂質 11.9 g
塩分 1.6 g

材料(2人分)
- ショートパスタ……………160g
- ベーコン(もも)………3枚(50g)
- 低脂肪牛乳………½カップ(100mℓ)
- 薄力粉…………………大さじ1(9g)
- 低脂肪チーズ(P.30)…………10g
- 卵黄……………………………2個分
- あらびき黒こしょう……………適量

作り方

1. パスタは、塩(分量外)を加えたたっぷりの湯で袋の表示時間より1分短くゆでる。
2. ベーコンは1cm幅に切る。牛乳に薄力粉とベーコンを入れて混ぜる。
3. 2にラップをかけずに、電子レンジで1分加熱し、とり出してよくかき混ぜ(とろみがつきにくい場合は再度30秒ほど加熱する)、熱いうちにチーズ、卵黄の順に加えてよく混ぜる。
4. ゆで上がった1の湯をきり、3に加えてあえる。器に盛り、あらびき黒こしょうをふる。

「食べたい」をかなえるコツ
低脂肪牛乳と油の少ないもも肉のベーコンを使ってカロリーと脂質を控えめに。薄力粉を加えた牛乳をレンジで加熱してとろみをつけ、卵黄を加えて作るカルボナーラソースは、カスタードクリームの応用です。

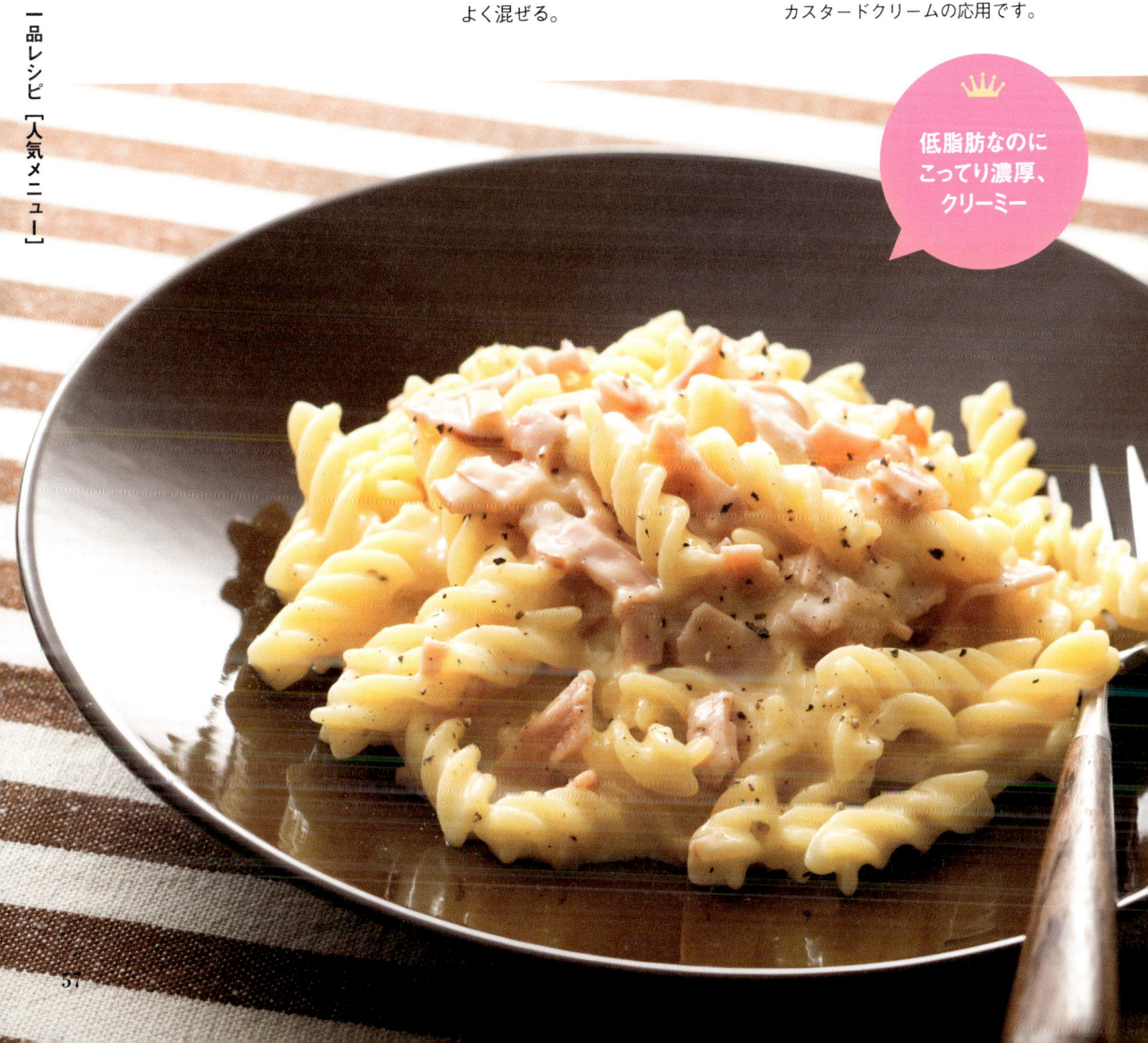

低脂肪なのにこってり濃厚、クリーミー

コンソメと
ケチャップで豊かな
味わいを実現

人気メニュー バターいらずのオムライス

1人分
エネルギー 523 kcal
脂質 7.2 g
塩分 2.8 g

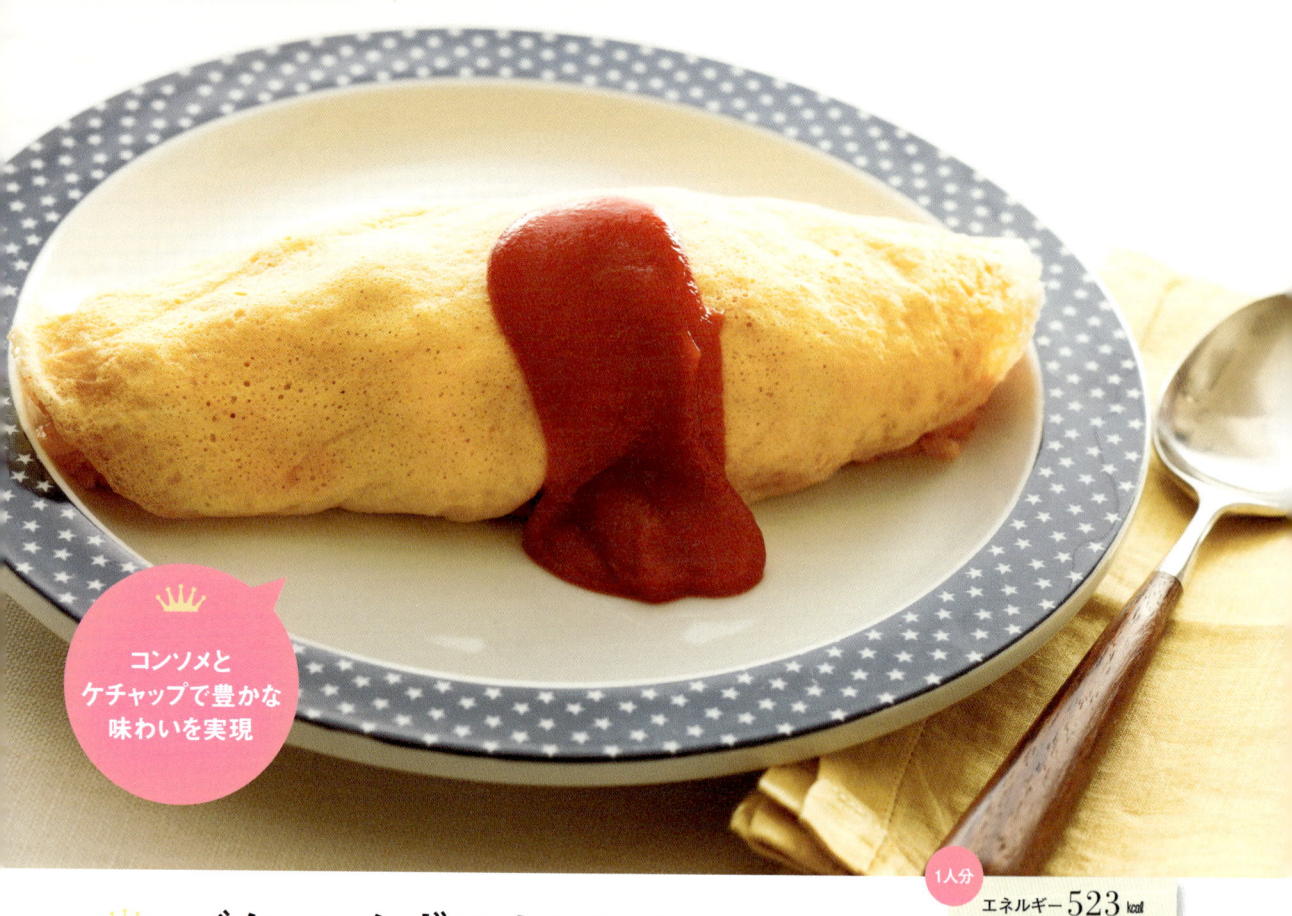

材料（2人分）

- 鶏胸肉（皮なし）……………70g
- 塩……………………少量(0.8g)
- 玉ねぎ………………1/3個(67g)
- A
  - トマトケチャップ
    ……………………大さじ3(45g)
  - チキンコンソメ……………1g
- ごはん（温かいもの）
  ……………茶わん2杯分(400g)
- 塩……………………少量(0.8g)
- こしょう……………少量(0.3g)
- 卵……………………………2個
- 豆乳……………大さじ2(30mℓ)
- 塩……………………少量(0.8g)
- トマトケチャップ…大さじ2(30g)

作り方

1 鶏肉と玉ねぎは1cm角に切る。鶏肉に塩をもみ込み、3分ほどおく。

2 フッ素樹脂加工のフライパンを温め、1を入れる。鶏肉に火が通るまで、弱めの中火で鶏肉の脂を引き出しながらいためる。Aを加えて軽く煮つめる。

3 2にごはんを加えていため合わせ、塩、こしょうで味をととのえ、一度とり出す。

4 卵に豆乳と塩を加えて混ぜる。

5 フライパンを充分に温めて4を流し入れ、薄焼き卵を作る。3を片方に寄せて入れ、フライパンをくるりと立てて、皿に返す。

6 キッチンペーパーをかぶせた上から形を整え、ケチャップをかける。

「食べたい」をかなえるコツ

バターのこくがない分は、コンソメとケチャップを少し煮つめてからごはんに混ぜることでカバー。卵には、牛乳の代わりに豆乳を加えてふんわりと仕上げます。フッ素樹脂加工のフライパンを中火にかけ、卵液を手早く広げたら、ゆっくりまわりから乾かすイメージで焼くと成功しますよ。

人気メニュー ノンオイル・発酵なしの クリスピーピザ

1枚分
エネルギー 601 kcal
脂質 14 g
塩分 4.1 g

材料（直径22cm×2枚分）

ピザ生地
- 薄力粉 ……………… 200g
- 砂糖 ………… 小さじ1(3g)
- 塩 ………… 小さじ2/3(4g)
- ベーキングパウダー
　　　　　　　小さじ1(4g)
- オレガノ（乾燥、あれば）
　　　　　　　　　小さじ1
- 水 ……………… 1/2カップ

A
- ピザソース（市販）
　　　　　　　大さじ3(54g)
- ウィンナソーセージ（斜め切り）
　　　　　　　　　3本(45g)
- コーン …… 大さじ1(15g)
- 低脂肪チーズ（P.30）
　　　　　　　ひとつかみ(30g)
- ピーマン（輪切り） … 1/2個(15g)

B
- むきエビ ……………… 80g
- ジェノバソース（市販）
　　　　　　　大さじ1(10g)
- 低脂肪マヨネーズ
　　　　　　　大さじ1(12g)
- 低脂肪チーズ（P.30）
　　　　　　　ひとつかみ(30g)

作り方

1. 大きなボウルに水以外のピザ生地の材料を入れて軽く混ぜる。水を加え、最初はへらなどで練らないようにサクリクと混ぜ、まとまってきたら手でなめらかになるまでこねる。時間があれば、ラップをして15分ほど冷蔵庫で寝かせる。

2. 1の生地を2つに分けて、それぞれめん棒で丸くのばす。クッキングシートにそれぞれのせる。

3. Aのピザを作る。2の生地1枚にピザソース、ソーセージ、コーン、チーズ、ピーマンの順にのせる。

4. Bのピザを作る。残りの生地にジェノバソースとマヨネーズを混ぜてのせ、さらにエビとチーズをのせる。

5. 3と4を220度に予熱したオーブンで約10分（オーブントースターなら強火で10分）焼く。

「食べたい」をかなえるコツ

すぐに作れるノンオイルの生地を考案。生地は色がつかないくらいに軽く焼いておくと、冷凍保存もできます。ピザ生地は、フードプロセッサーを使ってこねると簡単です。

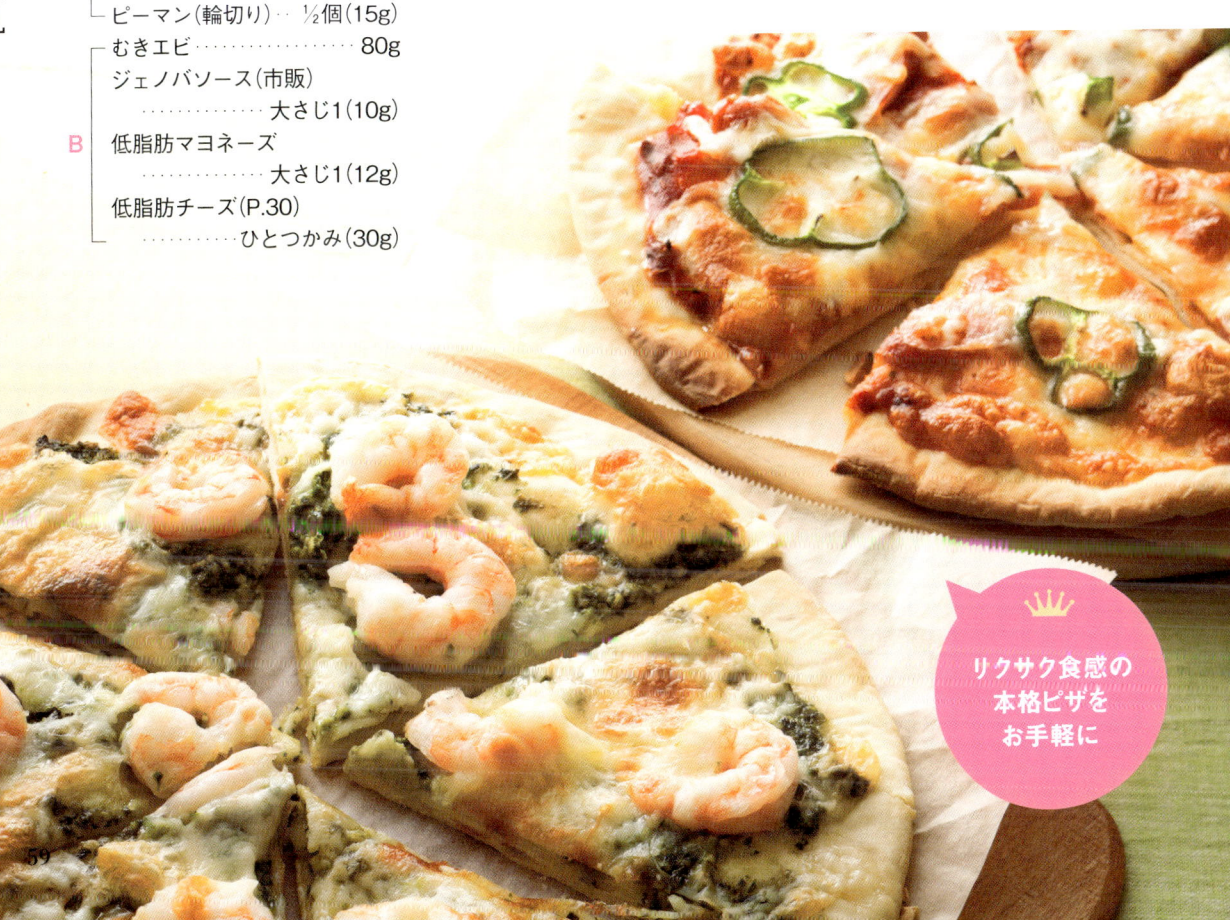

第3章 一品レシピ［人気メニュー］

リクサク食感の本格ピザをお手軽に

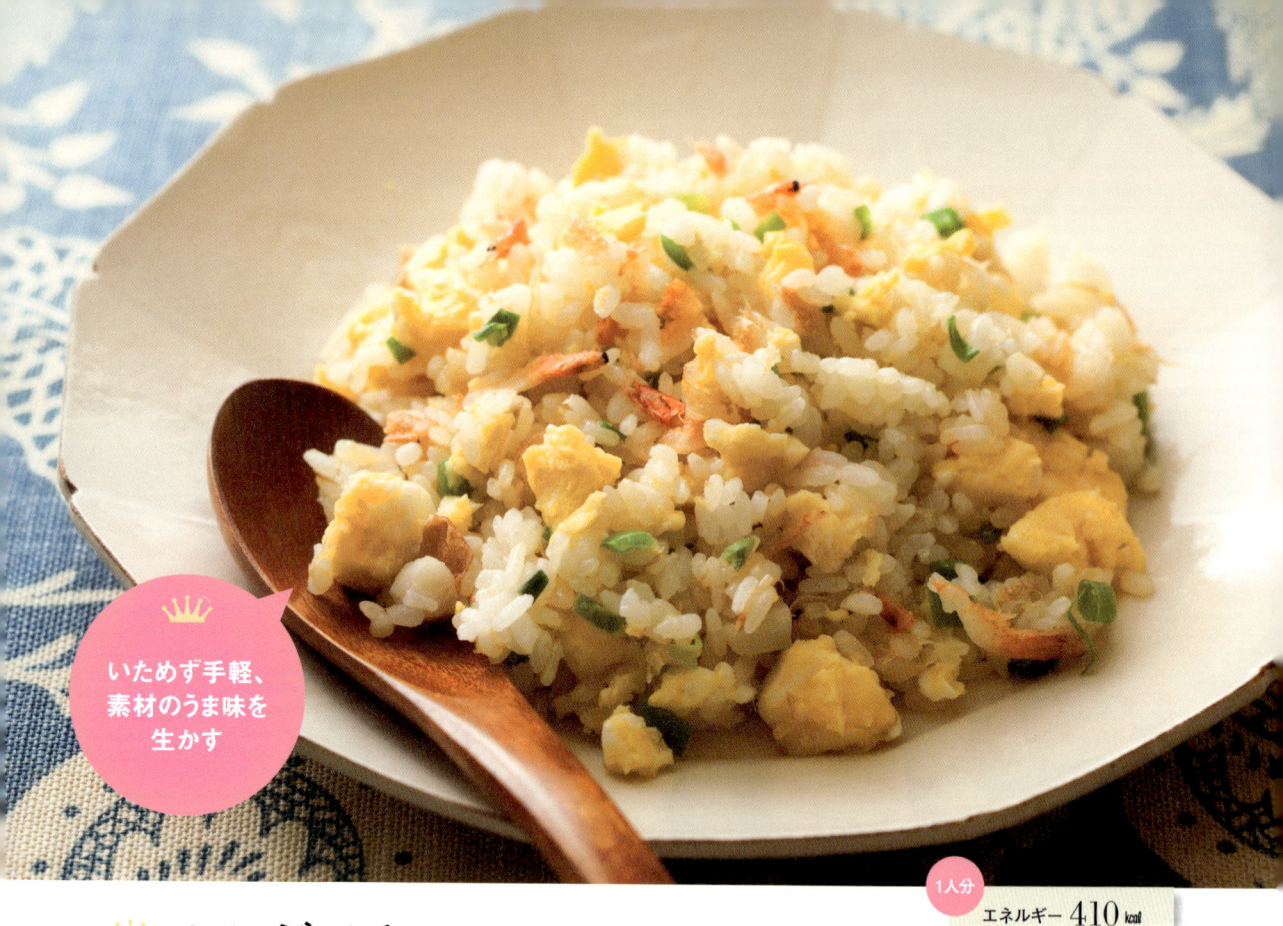

いためず手軽、素材のうま味を生かす

人気メニュー レンジでチャーハン

1人分
エネルギー 410 kcal
脂質 3.9 g
塩分 1.6 g

材料(2人分)

- ごはん……茶わん2杯分(400g)
- 卵……1個
- ちくわ……½本(25g)
- 小ねぎ……2本(8g)
- ピーマン……½個(15g)
- A
  - 塩……少量(0.5g)
  - 酒……大さじ1(15g)
- B
  - さくらエビ……5g
  - 削りガツオ……2g
  - 中華だし……小さじ½
  - 塩……少量(0.8g)
  - しょうゆ……小さじ½(3g)

作り方

1. 耐熱ボウルに卵とAを入れて混ぜる。ラップをかけずに電子レンジで30秒加熱し、とり出してよく混ぜる。
2. ちくわ、小ねぎ、ピーマンはあらみじん切りにする。
3. 別の耐熱ボウルにごはんと2、Bを入れ、ラップをして電子レンジで3分加熱する。とり出してよく混ぜる。
4. 3に1を加えてラップをし、さらに電子レンジで30秒加熱する。とり出して混ぜる。

「食べたい」をかなえるコツ

パラッとしたチャーハンをノンオイルでできないか、工夫して生まれたメニュー。具も脂質が少なく、うま味があるものを選びました。レンジですぐにできて卵もふんわり、味もなかなか本格的です。

60

人気メニュー ビビンバ

1人分
エネルギー 517 kcal
脂質 7.8 g
塩分 3.5 g

材料(2人分)

ごはん	茶わん2杯分(400g)
牛もも肉	100g
A にんにく(すりおろし)	小さじ½(2g)
しょうゆ	小さじ1(6g)
酒	小さじ1(5g)
B しょうゆ	大さじ1(18g)
コチュジャン	大さじ½(10g)
砂糖	大さじ½(4.5g)
にんじん	⅓本(60g)
塩	ひとつまみ
酒	小さじ1(5g)
にんにく(すりおろし)	少量(1g)
すり白ごま	小さじ½(1g)
ほうれん草	½束(100g)
しょうゆ	小さじ1(6g)
砂糖	小さじ1(3g)
すり白ごま	小さじ½
コチュジャン	少量
もやし	½袋(100g)
ごま油	小さじ½(2g)
すり白ごま	小さじ½
塩	ひとつまみ
白菜キムチ	40g

作り方

1 牛肉は細切りにしてAをもみ込み、5分ほどおく。フッ素樹脂加工のフライパンを温めて牛肉の色が変わるまでいため、Bを加えて汁けがなくなるまでさらにいためる。

2 にんじんはせん切りにし、塩と酒、にんにくを混ぜ、ラップをして電子レンジで1分半加熱する。とり出して、すりごまを混ぜる。

3 ほうれん草はゆでて水けを絞り、食べやすい大きさに切ってほかの材料とあえる。

4 小なべに、もやしと酢(分量外)、ひたひたの水を入れ、ふたをして蒸しゆでにする。軽く水けを絞ってほかの材料とあえる。

5 どんぶりにごはんを盛り、2、3、4、キムチをのせ、真ん中に1をのせる。よく混ぜていただく。

「食べたい」をかなえるコツ

ごま油控えめのビビンバ。赤身の肉に下味をよくもみ込み、油を使わずにいためます。にんじんももやしも下ごしらえを工夫して、素材のうま味を引き出しました。

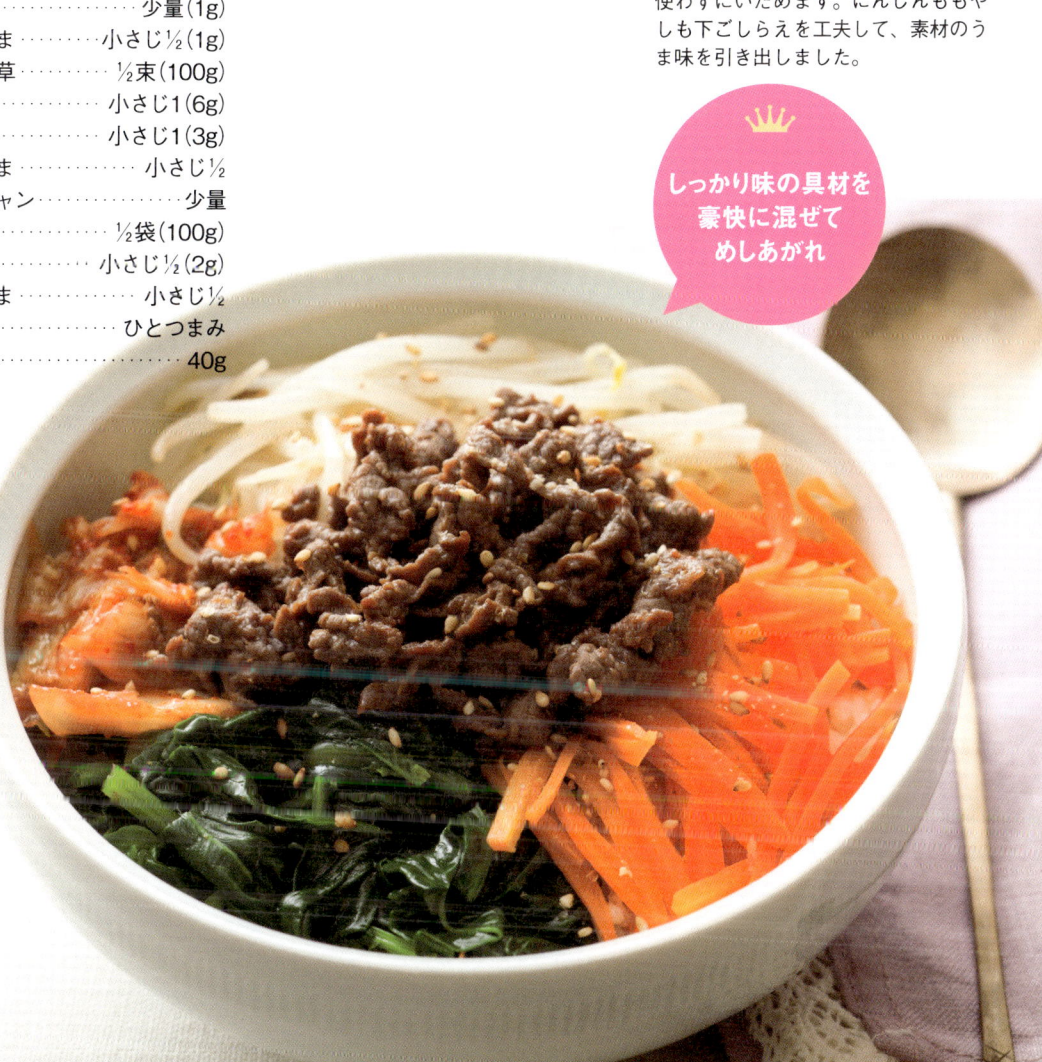

しっかり味の具材を豪快に混ぜてめしあがれ

第3章 一品レシピ [人気メニュー]

牛肉のうま味を
野菜やくずきりに
含ませる

人気メニュー 牛丼

1人分	
エネルギー	646 kcal
脂質	11.1 g
塩分	2.7 g

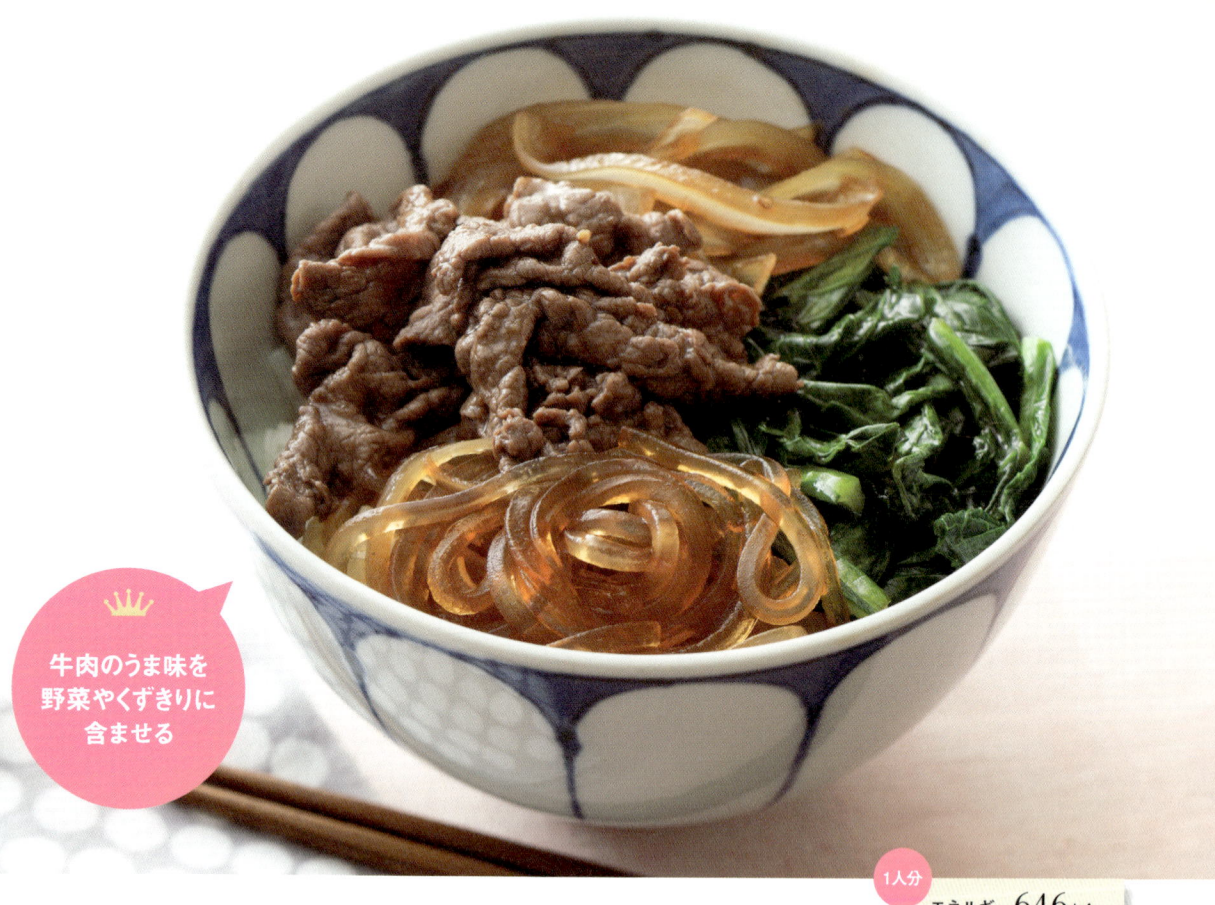

材料（2人分）

ごはん ……… 茶わん2杯分(400g)
牛もも薄切り肉 ……………… 150g
くずきり（またはしらたき）…… 100g
玉ねぎ ……………… ½個(100g)

A
- しょうゆ …… 大さじ2弱(32g)
- 赤ワイン …… 大さじ2(30g)
- 砂糖 ………… 大さじ2(18g)
- みりん ……… 小さじ2(12g)
- 水 …………………… ¼カップ
- にんにく …………… ½かけ(3g)
- いり白ごま …… 小さじ⅓(1g)

小松菜 ………………… 2株(50g)

作り方

1. 牛肉は食べやすい大きさに切る。玉ねぎは5mm幅に切る。くずきりは食べやすく切る。
2. なべにAを入れて火にかけ、煮立ったらにんにくをとり除く。牛肉を加えて、中火でさっと火を通し、とり出す。
3. 玉ねぎを加えて煮る。
4. 2の牛肉を戻し入れ、くずきりも加えて味をなじませる。
5. 小松菜はゆでて水けをきり、食べやすく切る。
6. どんぶりにごはんを盛り、4と5をのせる。

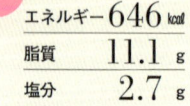

「食べたい」をかなえるコツ

お弁当にも人気の牛丼。牛肉のうま味がとけ出した濃いめの味つけの汁で、たっぷりの具材を煮てかさを増し、お肉少なめでも満足感を出しました。

体調がすぐれないときは…

くずきりはしらたきよりも残渣が少ないので、体調が気になるときにもおすすめです。春雨で代用しても。

人気メニュー フライパン焼きとり

1人分	
エネルギー	167 kcal
脂質	4.0 g
塩分	1.5 g

材料(2人分)
- 鶏もも肉(皮なし) ……1枚(200g)
- ねぎ ………………… 1本(120g)
- A
  - しょうゆ ……… 大さじ1(18g)
  - 砂糖 …………… 大さじ1(9g)
  - みりん ………… 大さじ1(18g)

作り方
1. 鶏肉は一口大に切る。ねぎは3cm長さのぶつ切りにする。
2. フッ素樹脂加工のフライパンを温め、鶏肉を入れてふたをし、3分ほど蒸し焼きにする。
3. 鶏肉を返し、ねぎとAを加え、再びふたをしてやや強めの中火で蒸し焼きにする。
4. ふたをとり、フライパンを揺すって汁けを煮つめながらからめる。鶏肉とねぎを交互に串に刺す。

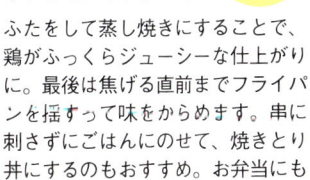

ワンポイントアドバイス
ふたをして蒸し焼きにすることで、鶏がふっくらジューシーな仕上がりに。最後は焦げる直前までフライパンを揺すって味をからめます。串に刺さずにごはんにのせて、焼きとり丼にするのもおすすめ。お弁当にも便利です。

蒸し焼きしたふっくら鶏にたれがからむ

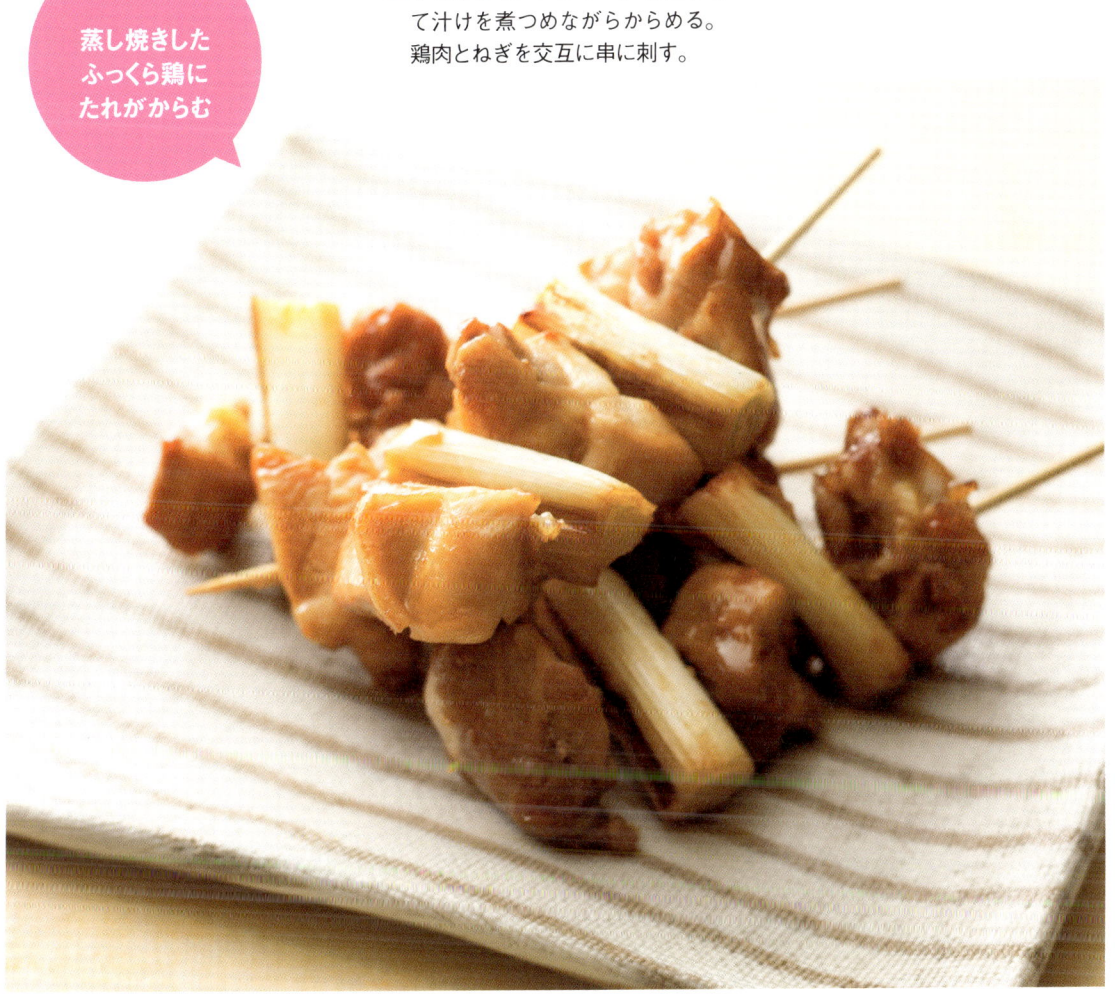

第3章 一品レシピ [人気メニュー]

> にんにくとチーズの効果で揚げなくても香ばしい

人気メニュー ノンフライのエビフライ

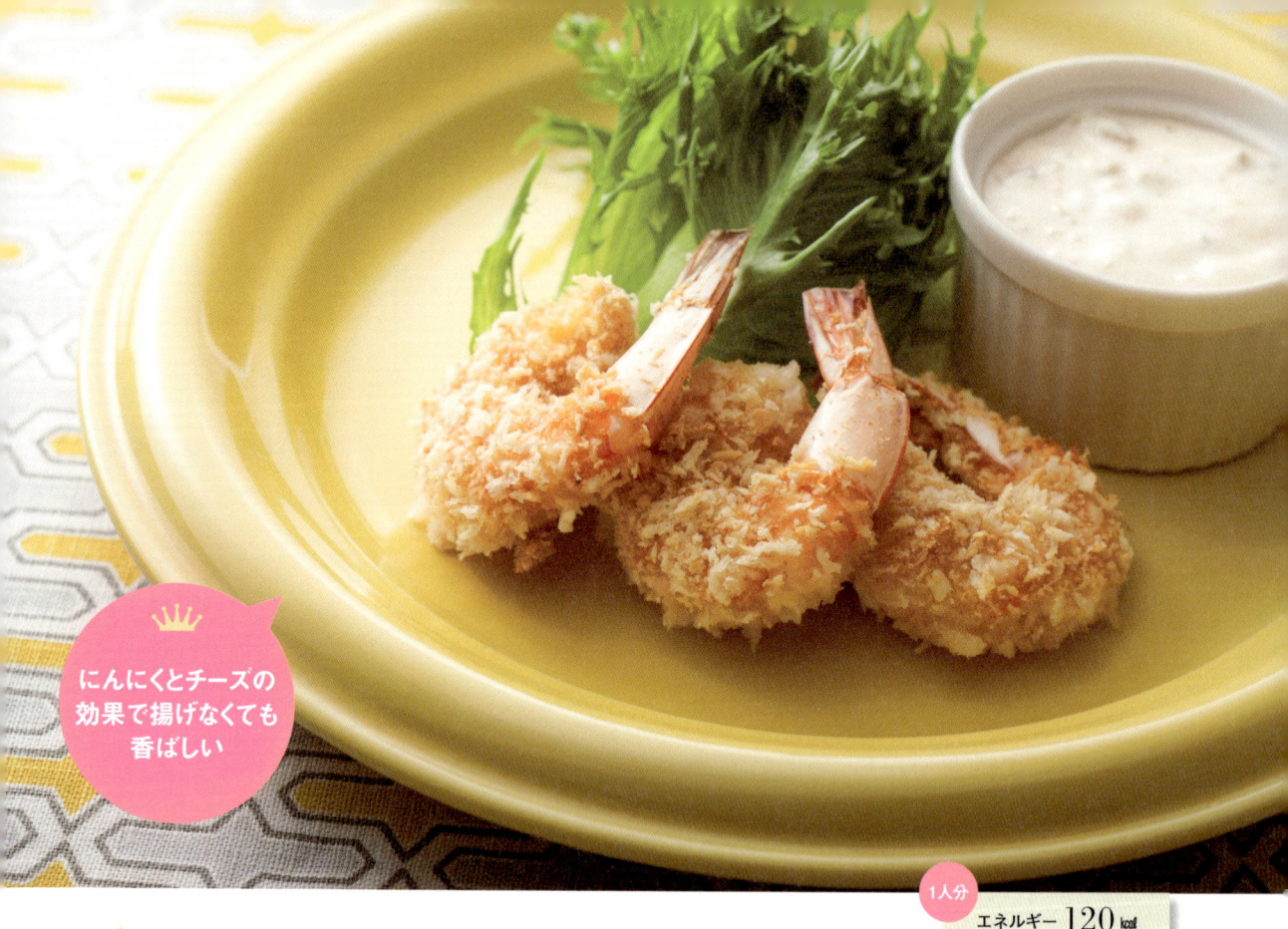

1人分
エネルギー 120 kcal
脂質 2.7 g
塩分 1.4 g

材料(2人分)

- エビ ……………………… 6尾
- 塩 ………………… 少量(0.8g)
- 白ワイン ………………… 少量
- パン粉 ………… 大さじ4(12g)
- にんにく(みじん切り) …… 1/8かけ
- 粉チーズ ………… 小さじ1(2g)
- とき卵 …………………… 少量

ヨーグルトのタルタルソース風
- 無脂肪ヨーグルト ……… 大さじ3
- 低脂肪マヨネーズ … 小さじ2(8g)
- にんにく(すりおろし)
  ………………… 小さじ1/2(2g)
- 塩 ………………… 少量(0.8g)
- ピクルス(みじん切り)
  ………………… 小さじ2(6.7g)
- レタス …………………… 適量

作り方

1. エビは殻と背わたをとり、塩をふって白ワインをふりかける。
2. パン粉はフライパンでからいりしてカリカリにする。にんにくと粉チーズを加えて混ぜる。
3. エビをとき卵にくぐらせ、2のパン粉をまぶし、天板に並べる。
4. オーブントースターで3分焼き、返してさらに3分ほど焼く。指で押してみてプリッとしたらとり出し、レタスとともに器に盛る。
5. ヨーグルトのタルタルソース風の材料を混ぜ合わせ、4に添える。

> **「食べたい」をかなえるコツ**
> 揚げ物のおいしさはなんだろうと考えたときに、サクッとした食感と香ばしさだと気づきました。それならと、パン粉をカリカリにいって食感をよくし、衣ににんにくや粉チーズで香りをつけて香ばしさやもの足りなさをカバーしました。

人気メニュー 皿焼きコロッケ

1人分
エネルギー 231 kcal
脂質 3.5 g
塩分 1.2 g

材料（4人分）

- 豚赤身ひき肉 ………………… 150g
- 玉ねぎ（みじん切り）……½個(100g)
- A
  - 塩 ……………… 小さじ⅓(2g)
  - こしょう ……………… 少量(0.3g)
- じゃが芋 ……………………… 4個(600g)
- 豆乳 ………………………… 大さじ2(30mℓ)
- B
  - とき卵 ………………… ½個分
  - 薄力粉 ……………… 大さじ2(18g)
- パン粉（乾燥タイプ、からいりする）
  ……………………… 大さじ4(12g)
- 中濃ソース …………………… 適量

作り方

1. ひき肉は塩（分量外）を加えた湯に入れてほぐし、肉の色が変わったらざるにあげて湯をきる。
2. フッ素樹脂加工のフライパンに1を入れて火にかけ、玉ねぎを加えてゆっくりといため、Aをふる。
3. じゃが芋は皮つきのままよく洗い、ラップに包んで電子レンジで約8分加熱する。竹串を刺してすっと通るぐらいになったら熱いうちに皮をむく。
4. 3をボウルに入れてフォークなどでざっとつぶし、豆乳と2を加えてよく混ぜ合わせる。
5. 耐熱皿に広げ入れ、混ぜ合わせたBを表面に塗ってパン粉をふる。
6. オーブントースターで焼き色がつくまでカリッと焼く。ソースを添える。

ワンポイントアドバイス

からいりしたパン粉のさっくりした食感と、甘辛いソースで、口の中ではまさにコロッケ。丸める必要がないので、手間もかかりません。

体調がすぐれないときは…

ひき肉をさっと湯通しすることで脂を抜きますが、調子がよくないときには鶏ひき肉を使うとより安心です。

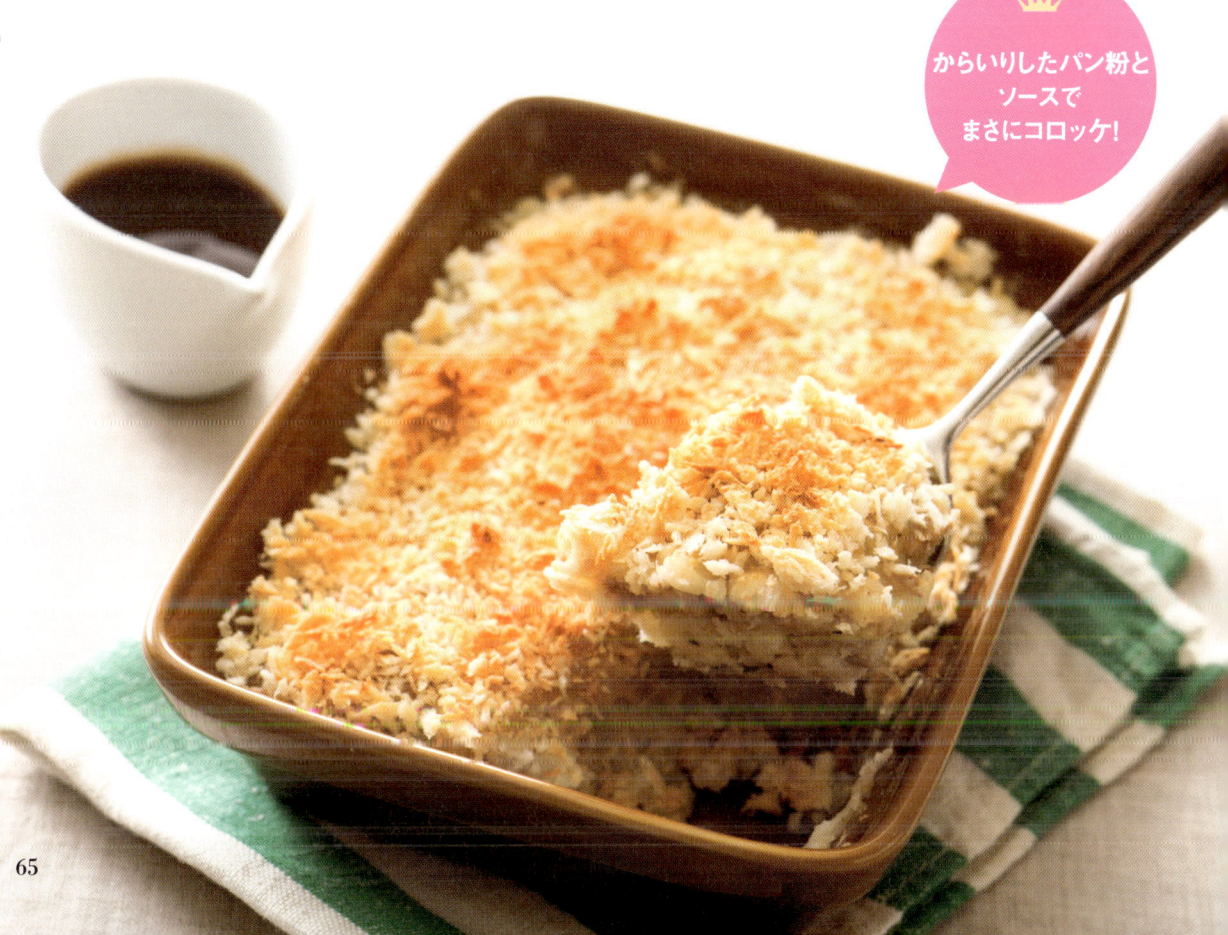

からいりしたパン粉とソースでまさにコロッケ！

第3章 一品レシピ［人気メニュー］

主　食

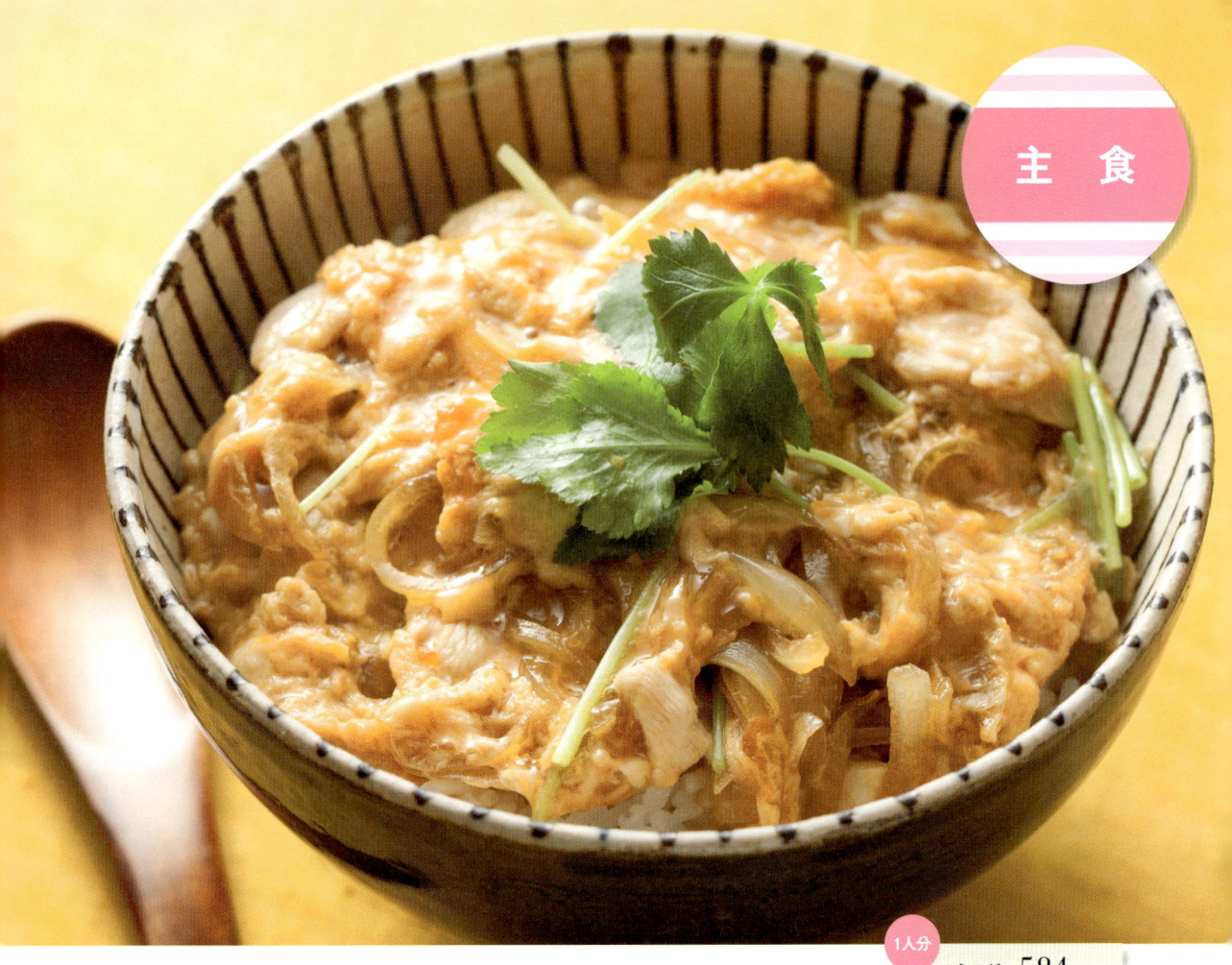

1人分	
エネルギー	584 kcal
脂質	9.6 g
塩分	3.0 g

味のしみた玉ねぎと、とろとろ卵で幸せの味
親子丼

材料(2人分)
鶏ささ身……………2本(100g)
玉ねぎ………………½個(100g)
A ┌ しょうゆ……大さじ2(36g)
　├ 砂糖………大さじ1½(13.5g)
　├ みりん………大さじ1(18g)
　└ だし……………………1カップ
とき卵………………………3個分
ごはん………茶わん2杯分(400g)
三つ葉…………………3本(7g)

作り方
1 ささ身は薄くそぎ切りに、玉ねぎは薄切りにする。

2 なべにAを煮立て、玉ねぎを加えてふたをし、中火以下で煮る。透き通ってきたらささ身も加えて火を通す。

3 火を強めて中火にし、卵の半量を2に流し込み、ふたをして1分ほど煮る。ふたをあけて残りの卵をまわし入れ、再びふたをして1分ほど煮る(半熟くらいがおいしい)。

4 どんぶりにごはんを盛り、3をのせて、ざく切りにした三つ葉を飾る。

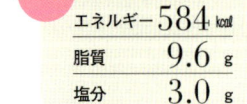

「食べたい」をかなえるコツ
親子丼のとろとろ卵は幸せな気持ちになります。ささ身で作ればお肉もやわらかで、しかも安心。卵を2回に分けて流し入れると、半熟のとろとろも失敗なくできます。

第3章 一品レシピ [主食]

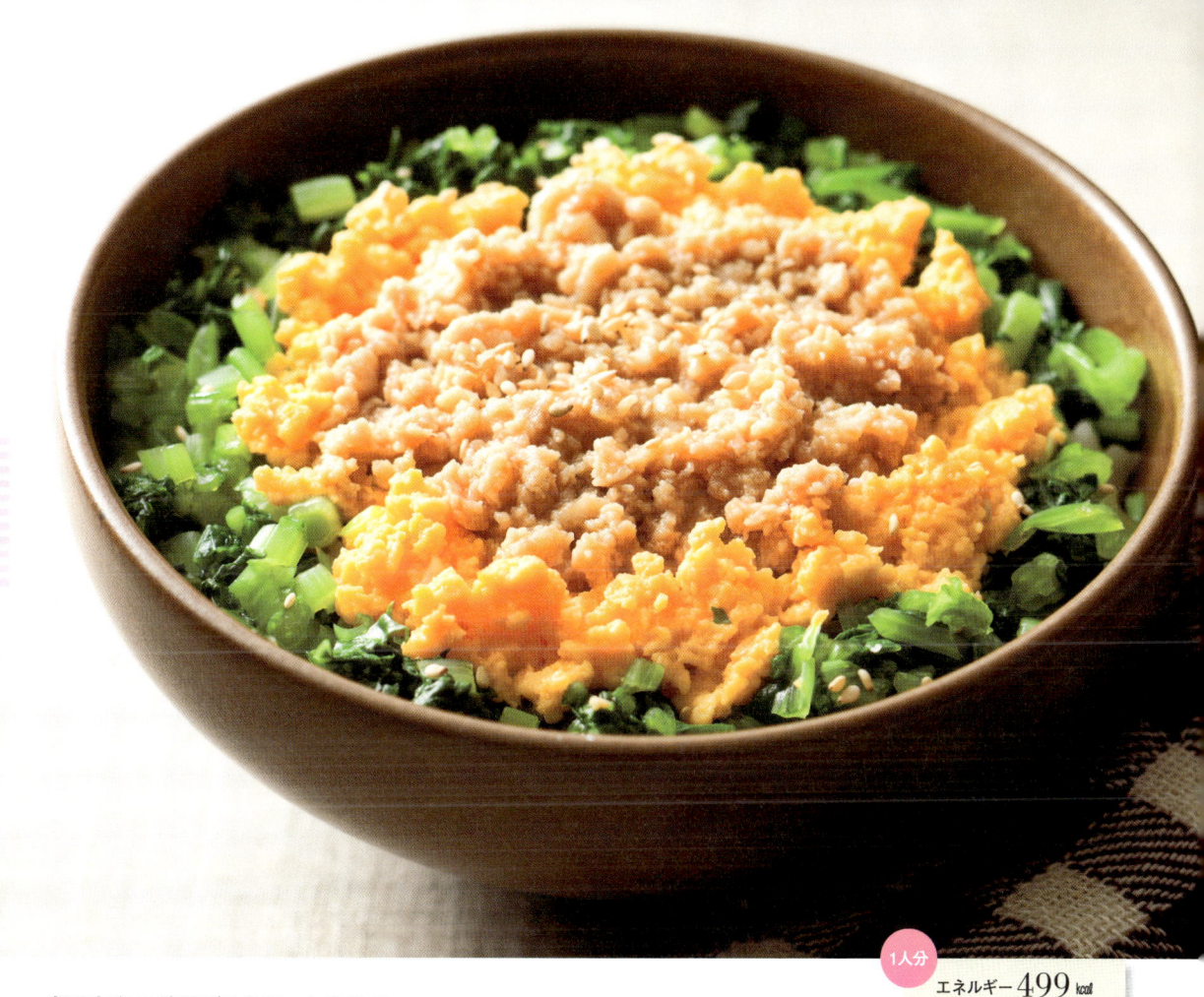

応用自在の鶏そぼろを使った三色丼
鶏そぼろ丼

1人分
エネルギー 499 kcal
脂質 6.8 g
塩分 1.6 g

材料(2人分)
※そぼろの量は2人分×2回分

鶏胸ひき肉	125g
A しょうゆ	大さじ1½(27g)
砂糖	大さじ1½(13.5g)
酒	大さじ1½(22.5g)
しょうがの搾り汁	15g
水	¼カップ
かたくり粉	小さじ2(6g)
小松菜	2株(50g)
とき卵	2個分
B 砂糖	大さじ1(9g)
酒	大さじ1(15g)
塩	少量(0.8g)
ごはん	茶わん2杯分(400g)
いり白ごま	少量

作り方

1. なべにひき肉とAを入れ、菜箸でよく混ぜてから火にかける。絶えずかき混ぜながら火を通し、白くポロポロになったら、分量の水でといたかたくり粉を混ぜる。しっかりと煮立たせて、とろみがついたら火を止める。

2. 小松菜はゆでて、1cm長さに刻む。

3. 卵はBを混ぜ、フッ素樹脂加工のフライパンでいためていり卵を作る。

4. どんぶりにごはんを盛り、2の小松菜、3のいり卵、1のそぼろをのせ、白ごまを散らす。

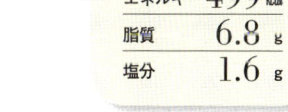

「食べたい」をかなえるコツ

いつも脂質のことを考えているのは大変。でもこの鶏そぼろがあれば、どんぶりにしたり、調味料の一部と考えてかぼちゃや大根、里芋を煮たり、豆腐にかけたりと、さまざまに応用できます。冷蔵庫で3日ほどもつほか、冷凍なら10日ほど保存できます。

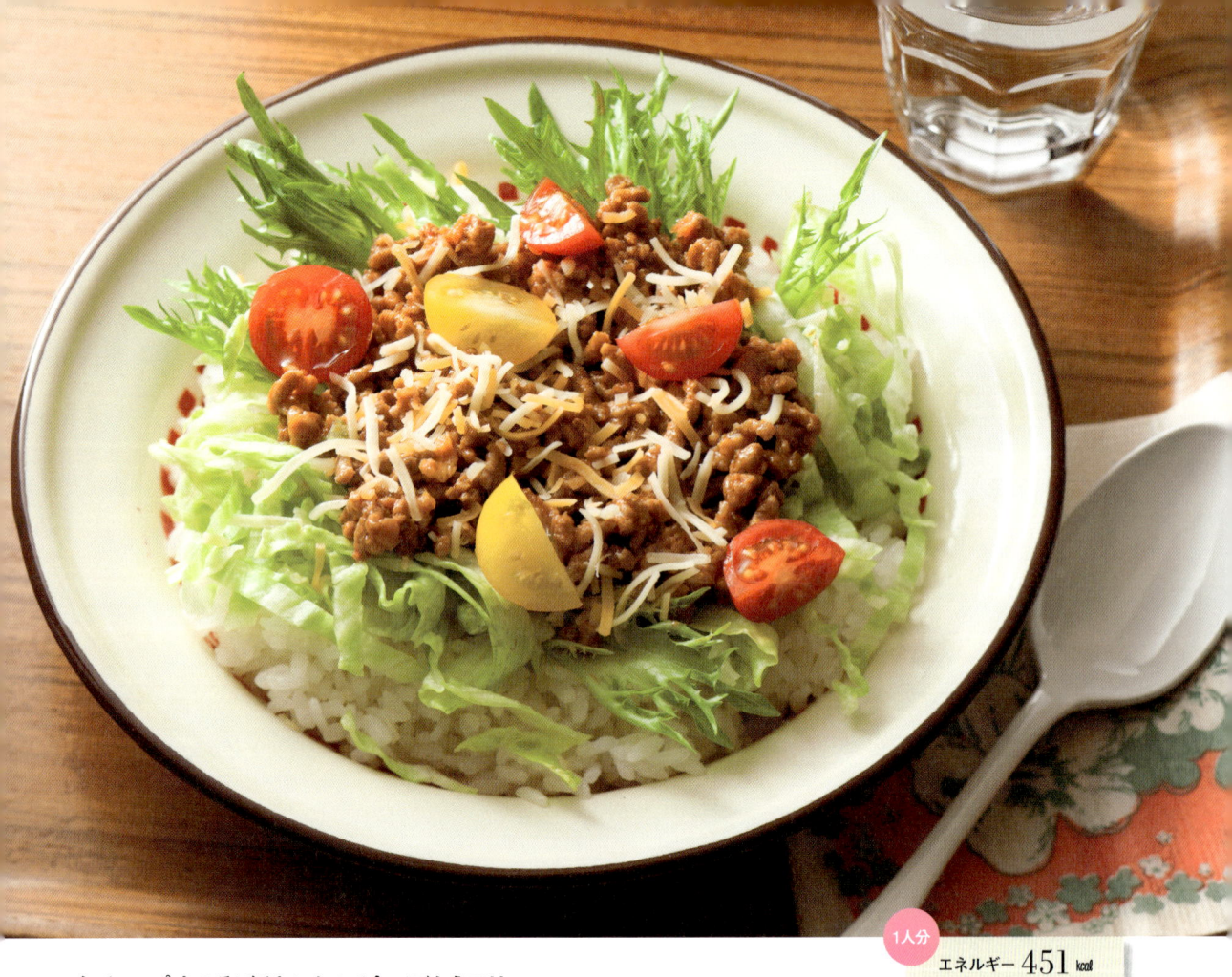

ケチャップ味のそぼろとレタスで食べごたえアリ
タコライス

1人分
エネルギー 451 kcal
脂質 11.3 g
塩分 0.4 g

材料(1人分)
- 牛豚ひき肉 ················ 60g
- にんにく(すりおろし) ···· 少量(3g)
- A
  - チリペッパー ······ 少量(0.3g)
  - トマトケチャップ ········ 小さじ½(3g)
  - しょうゆ ················ 少量
- ごはん ···················· 160g
- レタス ···················· 1枚(40g)
- 低脂肪チーズ(P.30) ······· 10g
- プチトマト(赤) ············ 1個(8g)
- プチトマト(黄) ············ 1個(8g)
- フリルレタス(飾り用) ······ 適量

作り方
1 ひき肉は、塩(分量外)を加えた熱湯にくぐらせて、ざるにあげる。

2 フッ素樹脂加工のフライパンに1とにんにくを入れ、ひき肉がポロポロになるまでいためる。Aを加えてよく混ぜる。

3 レタスはせん切りに、プチトマトは半分〜4等分に切る。

4 器にごはんを盛り、レタスを広げてフリルレタスを飾り、2をのせる。チーズ、プチトマトを散らす。

「食べたい」をかなえるコツ
野菜をたっぷりのせると見た目も楽しく、またよくかむので満足感もアップ。ゆでて脂質を落としたひき肉でも、甘酸っぱいケチャップ味なので食が進みます。ひき肉のケチャップいためはたくさん作って冷凍も可能。じゃが芋にのせてグラタンにしたり、パスタソース代わりにもなります。

体調がすぐれないときは…
そぼろのひき肉を鶏肉にしたり、レタスをゆでたキャベツにかえてもよいでしょう。

彩り豊かで心も華やぐ定番メニュー
ちらしずし

1人分	
エネルギー	538 kcal
脂質	5.0 g
塩分	2.7 g

材料(3人分)

- 米 ……………… 2カップ(340g)
- A
  - こんぶ ……………… 10cm角
  - 酒 ……………… 大さじ2(30g)
- 合わせ酢
  - 酢 ……………… 大さじ2(30g)
  - 砂糖 ……………… 大さじ1.5(13.5g)
  - 塩 ……………… 小さじ2/3(4g)
- とき卵 ……………… 2個分
- B
  - 酒 ……………… 大さじ1/2(7.5g)
  - 塩 ……………… ひとつまみ
  - だし ……………… 大さじ1
- 絹さや ……………… 3枚(6g)
- 小エビ ……………… 50g
- かんぴょう(乾燥) ……………… 5g
- 干ししいたけ ……………… 2枚(10g)
- C
  - 砂糖 ……………… 大さじ1(9g)
  - しょうゆ ……………… 大さじ1弱(18g)
- にんじん ……………… 1/3本(50g)
- れんこん ……………… 1/4節(50g)

作り方

1 米は洗って30分くらい浸水させ、Aを加えた水でかために炊く。合わせ酢の材料を合わせ、小さじ1ほどとり分けておく。

2 1が炊き上がったら、すぐに合わせ酢をまわしかけ、すし飯にする。

3 卵にBを加え、フッ素樹脂加工のフライパンでいり卵にする。

4 絹さやは塩(分量外)を入れた湯でゆで、せん切りにする。同じ湯でエビもゆで、1でとり分けた合わせ酢につける。

5 かんぴょうは塩(分量外)でよくもみ、洗い流して水でもどす。しいたけは水でゆっくりもどす。なべにしいたけをもどし汁ごと入れ、かんぴょうも加え、中火以下でアクをとりながら煮る。Cの砂糖を3回ぐらいに分けて加え、煮汁が半分になったら、しょうゆを2回ぐらいに分けて加える。

6 別のなべに細切りにしたにんじんとれんこんを入れ、5の煮汁を少量とり分けて加え、さっと煮る。

7 2に5と6を混ぜる。

8 器に7を盛り、3と4を散らす。

ワンポイントアドバイス

かんぴょうとしいたけは、時間があるときにまとまった量を一緒に煮て、1回分ずつ小分けにして冷凍保存。よし作るぞ、と思ったらレンジで解凍してすし飯に混ぜるだけ。あっという間にできる、忙しい日のお助けメニューです。

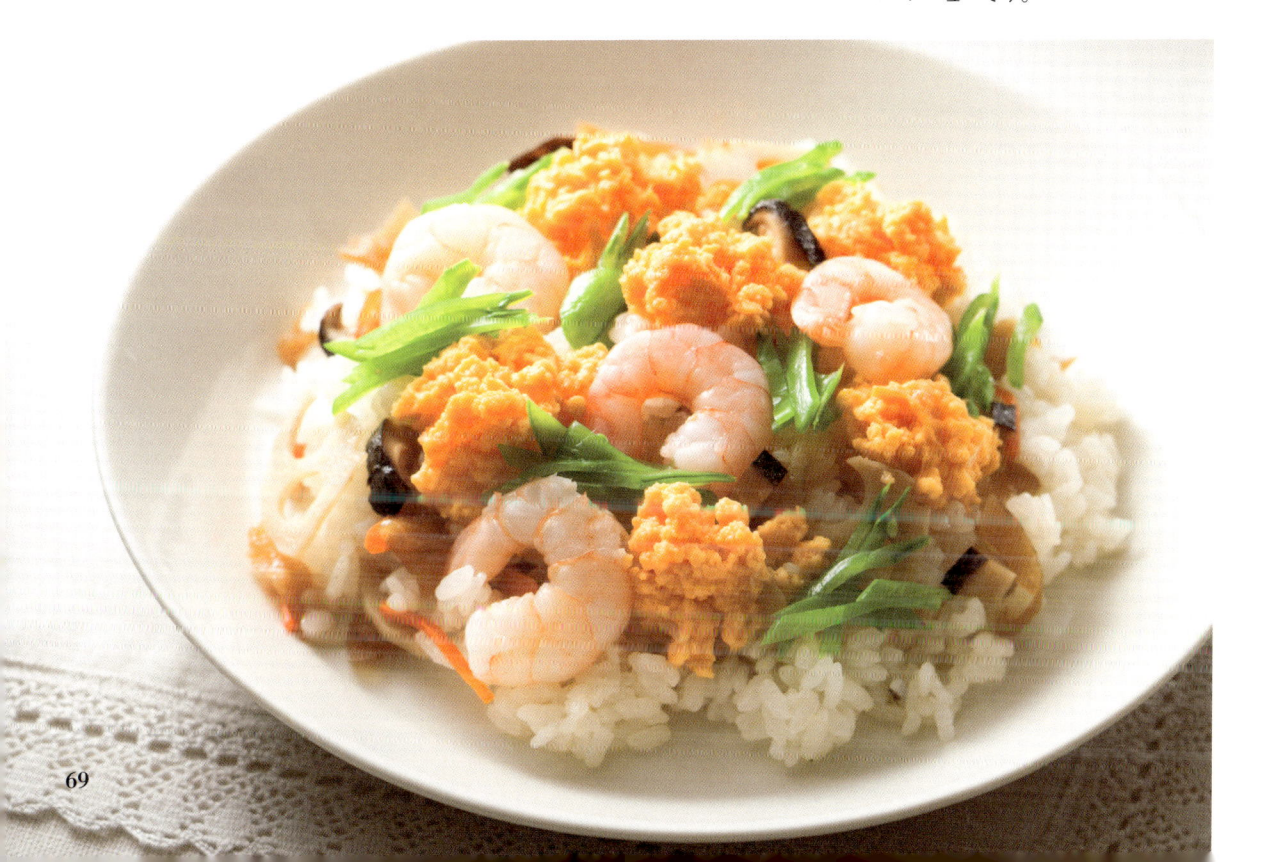

第3章 一品レシピ [主食]

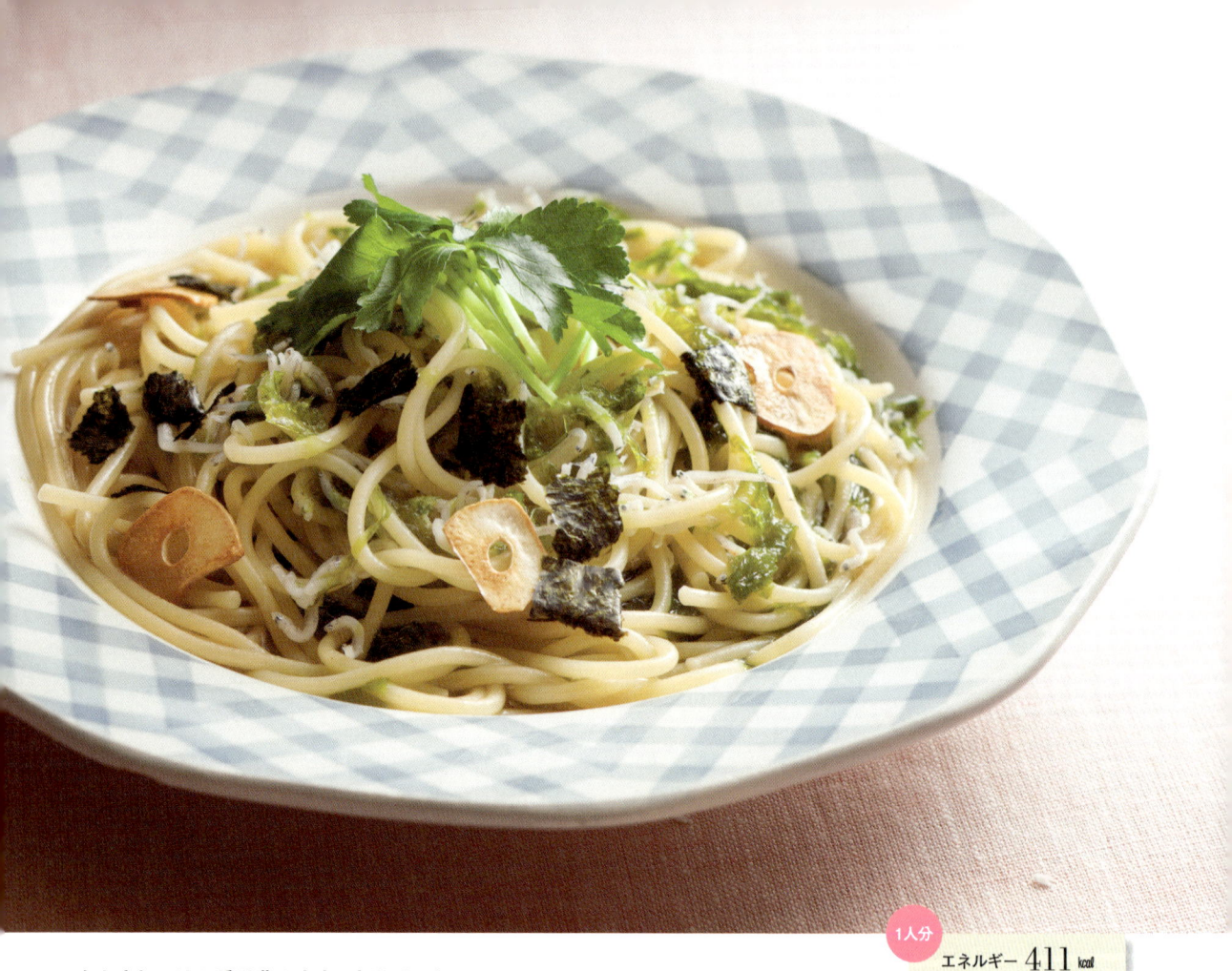

あおさとのりの香り豊かなあっさりパスタ
お茶漬けパスタ

1人分	
エネルギー	411 kcal
脂質	6.2 g
塩分	2.8 g

材料(1人分)
- スパゲッティ……………90g
- ちりめんじゃこ……大さじ1(3g)
- 生のり(あおさ)……………7g
- オリーブオイル……小さじ1(4g)
- にんにく(スライス)…½かけ(3g)
- 赤とうがらし……………少量
- めんつゆ(ストレート)
  　　　　　　　……大さじ3(48g)
- のり(ちぎる)……½枚(1.5g)
- 三つ葉(飾り用)…………2本(7g)

作り方
1. スパゲッティは、塩(分量外)を加えたたっぷりの湯で袋の表示時間より1分短くゆでる。
2. フライパンにオリーブオイルとにんにく、赤とうがらしを入れて、弱火で香りが出るまで温める。
3. 香りが出たら、じゃこ、生のり、めんつゆを加えていためる。
4. ゆで上がった1の湯をきり、3に加えてあえる。器に盛り、のりを散らし、ざく切りにした三つ葉を飾る。

ワンポイントアドバイス
コツはほんの少しのオリーブオイルに、にんにくと赤とうがらしの香りとうま味をゆっくりと移すこと。あとはあっさりしょうゆ味で仕上げます。三つ葉とあおさの香りがさわやかで、お茶漬けのようにするするといける味です。あおさがない場合は焼きのりでも。

第3章 一品レシピ [主食]

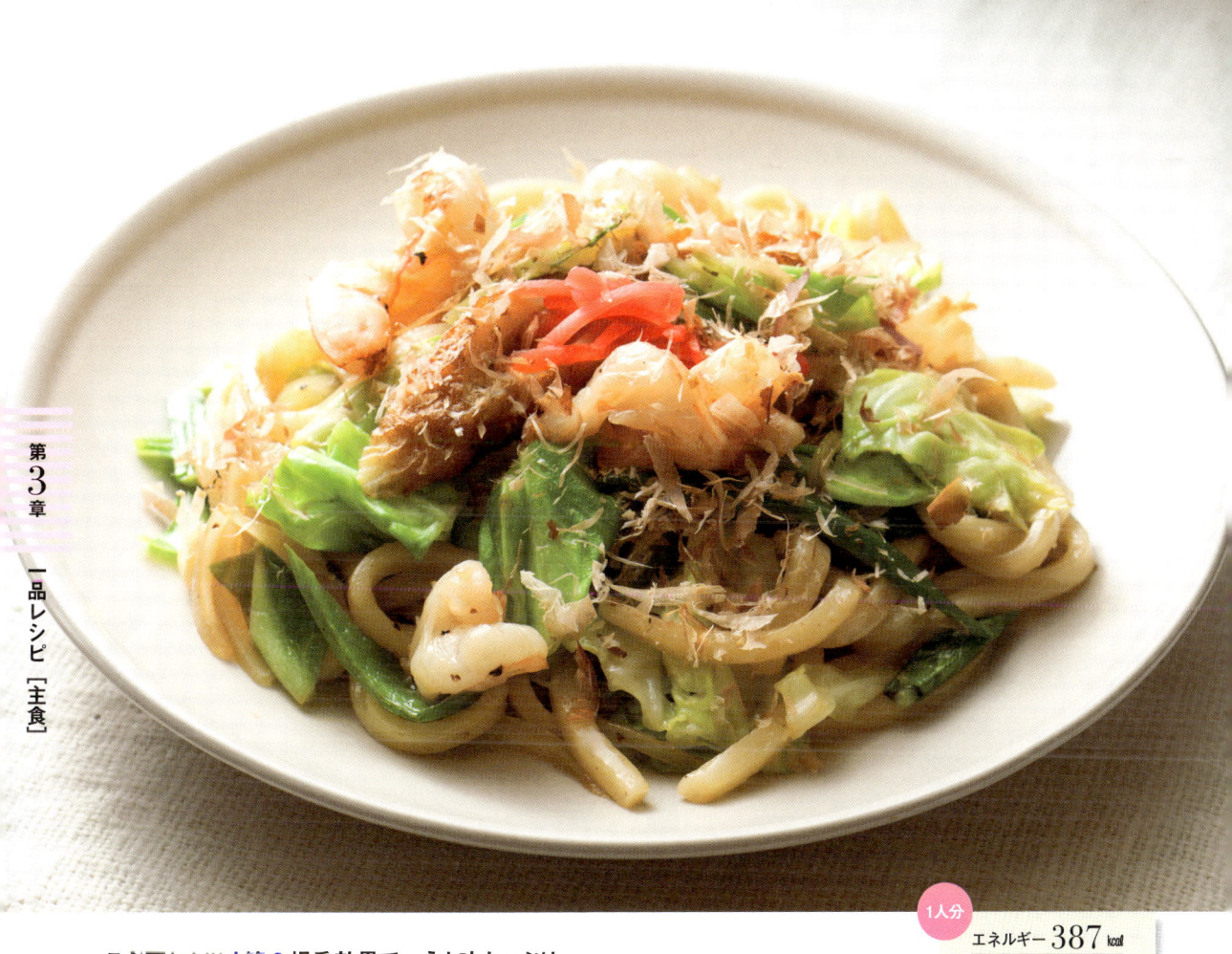

こぶ茶とカツオ節の相乗効果で、うま味たっぷり
焼きうどん

1人分	
エネルギー	387 kcal
脂質	3.9 g
塩分	5.4 g

材料(1人分)

- うどん……………1玉(200g)
- キャベツ…………2枚(100g)
- 玉ねぎ……………1/4個(50g)
- ピーマン…………1個(30g)
- むきエビ…………5尾(75g)
- ちくわ……………1本(20g)
- ごま油……………小さじ1/2(2g)
- 塩…………………ひとつまみ(0.3g)
- A
  - しょうゆ………大さじ1(18g)
  - こぶ茶…………小さじ1/4(1.5g)
  - 塩………………少量(0.8g)
  - こしょう………少量(0.3g)
- 削りガツオ………………少量
- 紅しょうが………………少量

作り方

1. キャベツはざく切りに、玉ねぎは5mm幅の薄切りに、ピーマンは5mm幅の細切りにする。
2. エビは酒少量と塩ひとつまみ(ともに分量外)をふって下味をつける。ちくわは斜め薄切りにする。
3. フライパンにごま油を熱し、2を中火でいため、1も加えてしんなりするまでいためる。塩を加えて調味する。
4. うどんを加えていため、Aで味をととのえる。
5. 器に盛り、削りガツオと紅しょうがをのせる。

「食べたい」をかなえるコツ

中華めんはかん水や油脂分を含むので、焼きそばではなく焼きうどんをよく作ります。ごま油は、ほんの少しでOK。具は脂質が少なく安心食材のエビとちくわを選びました。こぶ茶のグルタミン酸と削りガツオのイノシン酸で、ダブルのうま味。ジューシーなおいしさがあります。

肉のおかず

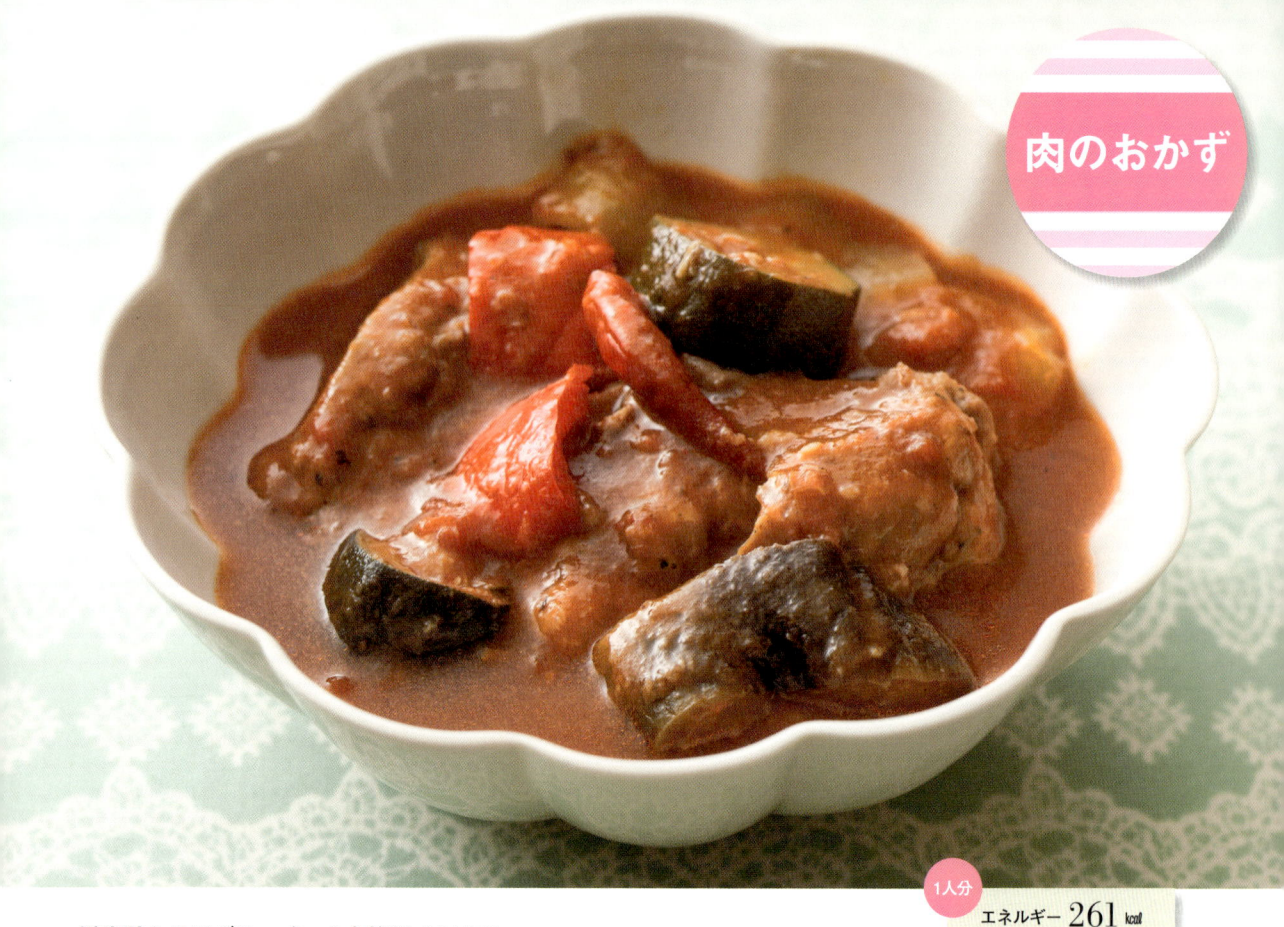

低脂肪なのにボリューミーな本格派イタリアン
鶏肉のトマト煮込み

1人分
エネルギー 261 kcal
脂質 5.8 g
塩分 3.2 g

材料(2人分)

- 鶏もも肉 ………… 1枚(250g)
- 塩 ………… 小さじ⅓(2g)
- こしょう ………… 少量(0.3g)
- 薄力粉 ………… 適量
- 玉ねぎ ………… ½個(100g)
- なす ………… 2本(150g)
- ズッキーニ ………… 1本(150g)
- パプリカ(赤) ………… 1個(100g)
- A
  - トマト水煮缶 ………… ½缶(200g)
  - にんにく(つぶす) … 1かけ(7g)
  - 赤とうがらし ………… 1本(2g)
  - 赤ワイン ………… 大さじ2(30g)
  - チキンコンソメ ………… 3g
  - ローリエ ………… 1枚
  - 砂糖 ………… 小さじ½(1.5g)
  - 塩 ………… 小さじ1(6g)
  - こしょう ………… 少量(0.3g)

作り方

1. 鶏肉は皮をとり除いて食べやすい大きさに切り、塩、こしょうをふってしばらくおく。両面に薄力粉を薄くまぶし、余分な粉ははたいて落とす。

2. 玉ねぎは4等分のくし形切りに、なすとズッキーニは2cm厚さの輪切りにする。パプリカはへたと種を除いて8等分に切る。

3. フッ素樹脂加工のフライパンに1を入れ、弱めの中火で両面をこんがりと焼く。

4. Aと2を加え、弱火でじっくりと煮込む。

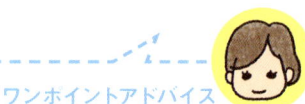

ワンポイントアドバイス

最初に香ばしく焼き目をつけたら、火を中火以下に弱め、鶏肉の脂を引き出すように焼くのがコツ。弱火でことことゆっくり煮込むことで、野菜の甘味も引き出します。鶏肉は皮をとると、煮込んでいる間にほろほろとくずれてしまうので、あまりかき混ぜないこと。なべに残った汁にごはんを入れて、リゾット風にしてもおいしいです。

第3章 一品レシピ［肉のおかず］

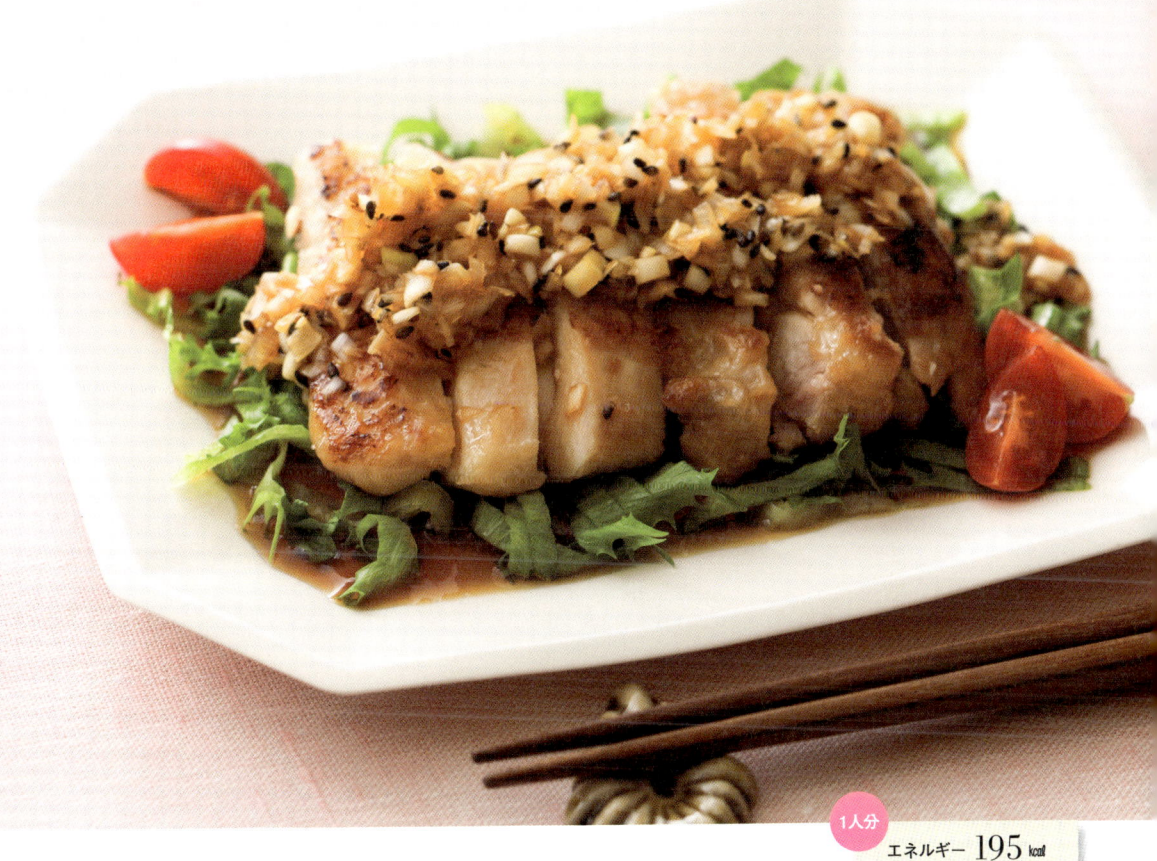

揚げないユウリンチイは、たっぷりのねぎソースで
鶏肉のユウリンチイ風

1人分	
エネルギー	195 kcal
脂質	2.8 g
塩分	1.9 g

材料(2人分)
- 鶏胸肉 …………… 1枚(250g)
- しょうゆ ………… 大さじ½(9g)
- 酒 ………………… 大さじ½(7.5g)
- かたくり粉 ……… 大さじ1(9g)
- A
  - ねぎ(みじん切り) …½本(60g)
  - しょうが(みじん切り) ………………… ½かけ(3g)
  - にんにく(みじん切り) ………………… ½かけ(3g)
  - しょうゆ ……… 大さじ1(18g)
  - 酢 …………… 大さじ1(15g)
  - 水 …………… 大さじ1
  - 砂糖 ………… 大さじ⅔(6g)
  - いり黒ごま …… 小さじ1(3g)
- レタス(せん切り) …… 1枚(30g)
- プチトマト(くし形に切る) ………………………… 1個(8g)

作り方
1. 鶏肉は皮をとり除き、フォークなどを刺して穴をあける。しょうゆと酒をまぶし、15分ほどおく。水けをきり、かたくり粉をまぶす。
2. フッ素樹脂加工のフライパンに1を入れ、中火にかける。ジュウジュウと肉が焼ける音がしてきたら、フライパンに押しつけるようにして、脂を出しながら焼く。返して同じように押しつけながら5〜6分焼く。
3. Aの材料を混ぜ合わせる。
4. 器にレタスを敷き、食べやすく切った2を盛り、3をかける。プチトマトを飾る。

ワンポイントアドバイス
肉の下味をしっかりつけておくことと、へらなどでフライパンに押しつけるようにしながら、中火以下で時間をかけて焼くことがコツ。中はしっとり外はカリッと仕上がります。

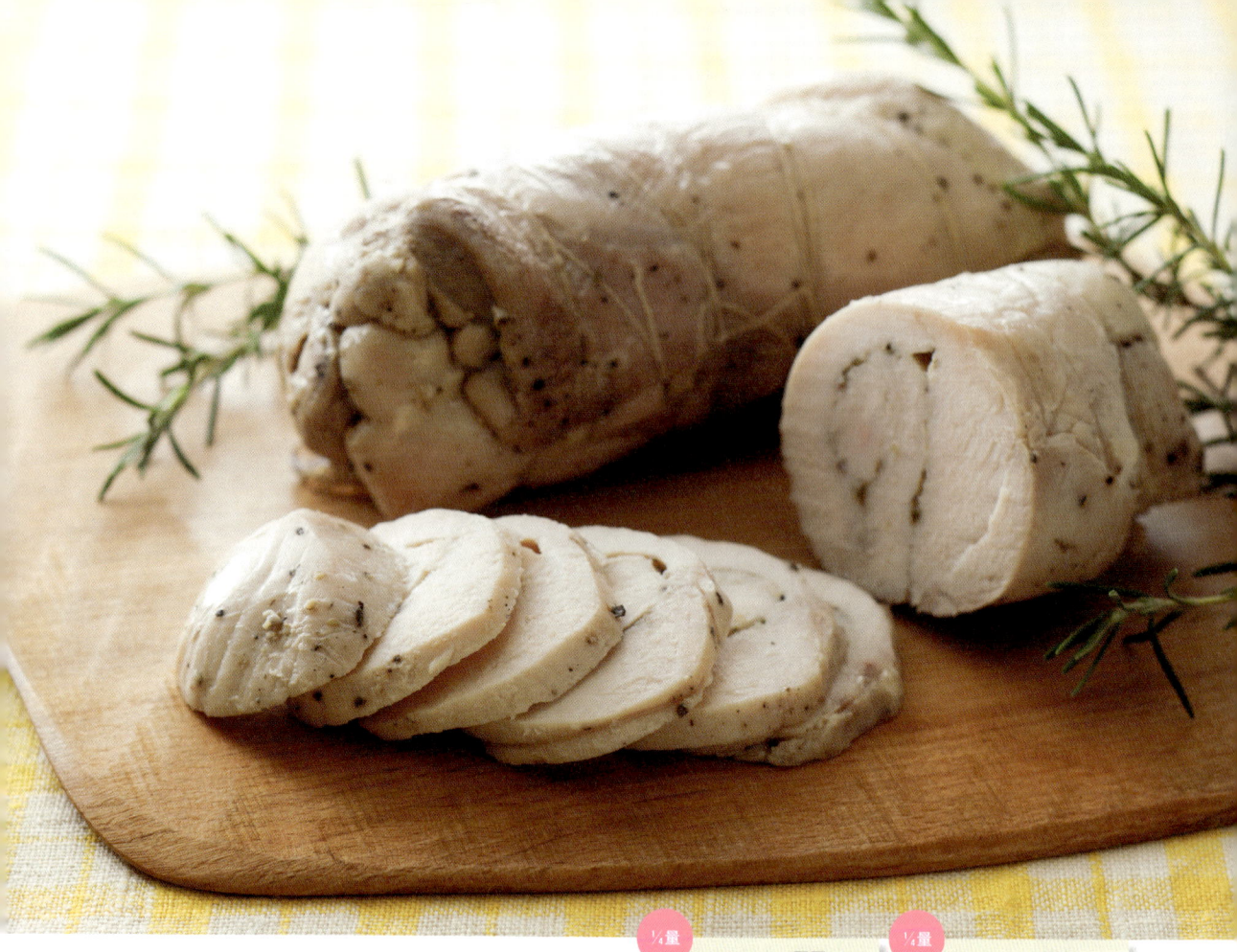

ハーブが香る鶏ハムを電子レンジで手軽に
レンジで鶏ハム

	1/4量		1/4量
エネルギー	77 kcal	エネルギー	72 kcal
脂質	2.5 g	脂質	1.0 g
塩分	0.6 g	塩分	0.6 g
※鶏もも肉		※鶏胸肉	

材料（作りやすい分量）
鶏もも肉 ………………1枚(250g)
鶏胸肉 …………………1枚(250g)
塩 …鶏肉1枚に対して小さじ1(6g)
砂糖
　　…鶏肉1枚に対して小さじ1(3g)
白ワイン …………小さじ1(5g)
好みのハーブ
　（オレガノやイタリアンミックス
　など、乾燥）………………3g
あらびき黒こしょう ………適量

作り方
1 鶏肉はそれぞれ皮をとり除く。肉を広げて両面に塩と砂糖をすり込み、白ワインをふる。2時間ほど冷蔵庫に入れておく（前の晩に下味をつけて冷蔵庫で一晩おいてもいい）。

2 1の鶏肉を広げてハーブと黒こしょうをふりかけ、端からくるくると巻く。たこ糸で1cm間隔で縛り、ラップで包む（たこ糸がない場合、ラップを2重にして包む）。

3 耐熱皿に2をのせ、電子レンジで5分加熱する。とり出して返し、さらに4分加熱する（鶏ハム1本なら最初に2分30秒、返して2分）。

4 とり出してラップをしたまま冷めるまでおき、余熱でしっとりさせる。

ワンポイントアドバイス
レンジで作る鶏ハムのコツは下味をつける時間を充分にとること。砂糖には水分を保つ働きがあるので、あまり減らさずに。お好みでハーブやスパイスを変え、香りでいろいろ楽しみましょう。

第3章 一品レシピ [肉のおかず]

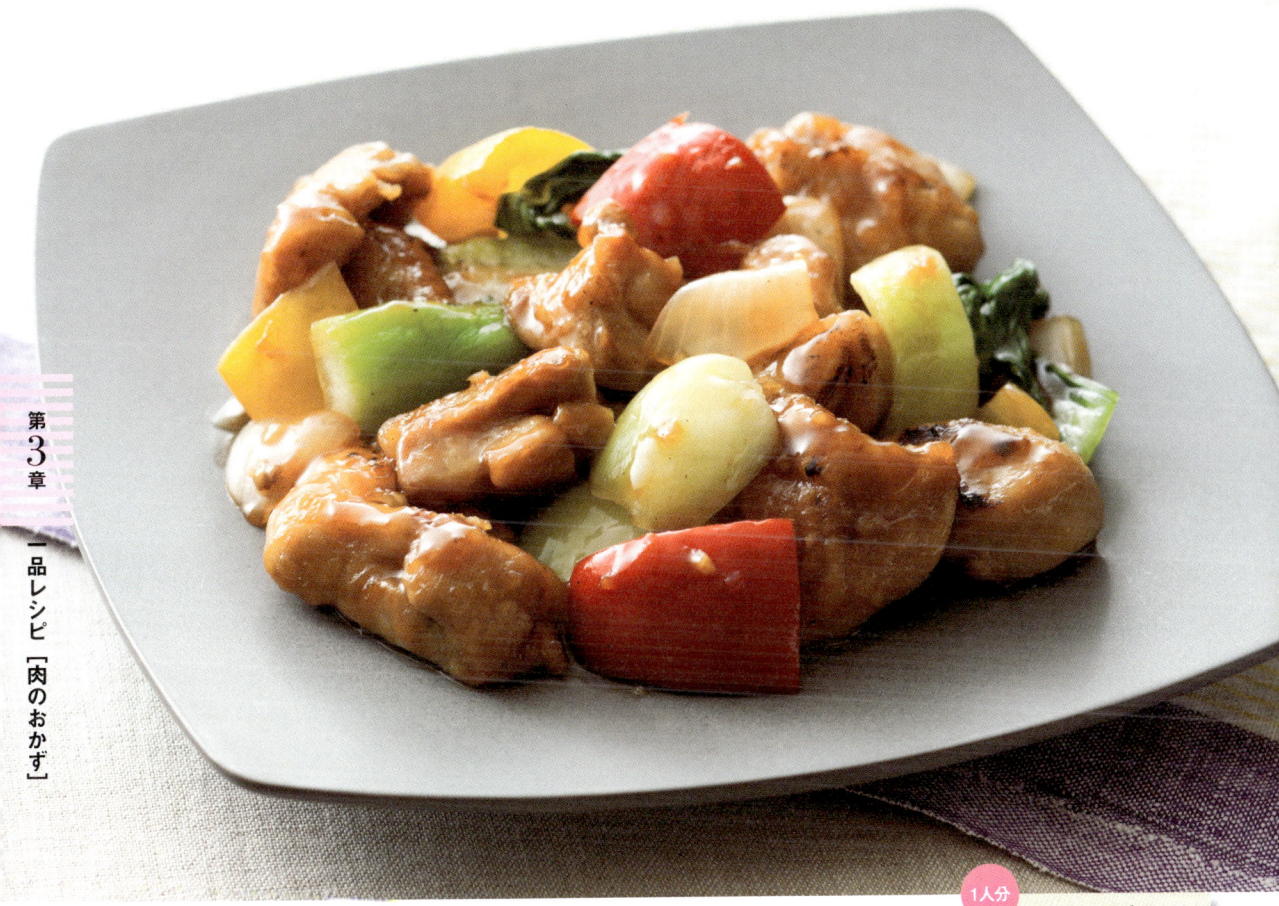

1人分	
エネルギー	160 kcal
脂質	2.1 g
塩分	1.8 g

ヘルシーな鶏肉に甘酸っぱい黒酢あんが好相性
鶏肉の黒酢あん

材料(2人分)
- 鶏胸肉(皮なし) ……… 100g
- しょうゆ ……… 小さじ1(6g)
- 酒 ……… 小さじ1(5g)
- 玉ねぎ ……… 1/3個(67g)
- パプリカ(赤・黄) …… 各1/4個(各50g)
- 青梗菜 ……… 1/2株(50g)
- にんにく(すりおろし) ……… 少量
- しょうが(すりおろし) ……… 少量
- 酒 ……… 大さじ1(15g)
- A
  - 黒酢 ……… 大さじ3(45g)
  - 砂糖 ……… 大さじ2(10g)
  - しょうゆ ……… 大さじ1 1/2(13.5g)
- かたくり粉 ……… 大さじ1(9g)

作り方
1. 鶏肉は、一口大に切り、しょうゆと酒をまぶして15分ほどおく。
2. 玉ねぎは一口大に切り、パプリカはへたと種を除き、ざく切りにする。
3. 青梗菜は5cm長さに切り、さっとゆでる。
4. フッ素樹脂加工のフライパンに、にんにくとしょうが、酒を入れて弱火にかける。香りが立ったら、2とAを加えて中火で煮立たせる。
5. 1の鶏肉にかたくり粉をまぶし、丸めて4に入れ、火を通す。3の青梗菜を加えてざっと混ぜる。

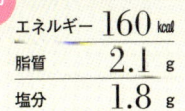

「食べたい」をかなえるコツ
中華の味つけでも、作り方は和食の「治部煮」の応用。肉にかたくり粉をまぶしてから煮る治部煮の作り方なら、さまざまな料理が低脂肪で作れます。野菜はすぐに火の通るものを選ぶと、調理時間を短縮できます。

牛肉をパプリカや玉ねぎと煮込んだハンガリーの家庭料理
ハンガリアングーラッシュ

1人分
エネルギー	333 kcal
脂質	13.6 g
塩分	2.1 g

材料(4人分)

- 牛すね肉 …………… 300g
- 塩 ……………… 少量(0.8g)
- こしょう ……………… 少量(0.3g)
- じゃが芋 ……………… 2個(300g)
- にんじん ……………… 1本(200g)
- 玉ねぎ ……………… 1個(200g)
- パプリカ ……………… 1個(100g)
- ショルダーベーコン …… 1枚(25g)
- にんにく(つぶす) …… 1かけ(7g)
- A
  - セロリの葉 ………… 適量
  - パプリカパウダー …… 小さじ1
  - クミン ……………… 小さじ1
- B
  - 赤ワイン …………… 100ml
  - トマト水煮缶 ……… 1缶(400g)
  - スープ ……………… 6カップ
- 塩 ……………… 少量(0.8g)
- タイム(飾り用) ……… 適量

作り方

1. 牛肉は5cm幅に切り、塩、こしょうをすり込む。
2. じゃが芋、にんじん、玉ねぎは1.5cm角に切る。パプリカは2cm角、ベーコンは1cm幅に切る。
3. 深なべに、にんにくとベーコン、玉ねぎ、パプリカを入れて、弱火でゆっくりといためる。
4. 玉ねぎが透き通ってきたら、1を加えて全面を焼きつける。Aを加えて香りを出す。
5. Bを加え、2時間ほど弱火で煮込む。セロリの葉はとり除く。
6. じゃが芋とにんじんを加え、15分ほど煮て、塩で味をととのえる。器に盛り、好みでタイムなどハーブを添える。

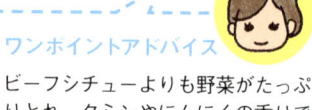

ワンポイントアドバイス

ビーフシチューよりも野菜がたっぷりとれ、クミンやにんにくの香りで食が進みます。なべが薄手で玉ねぎが焦げやすいときには、あらかじめ玉ねぎをレンジで透き通るまで加熱してもOK。温め直しがさらにおいしさを増す料理です。

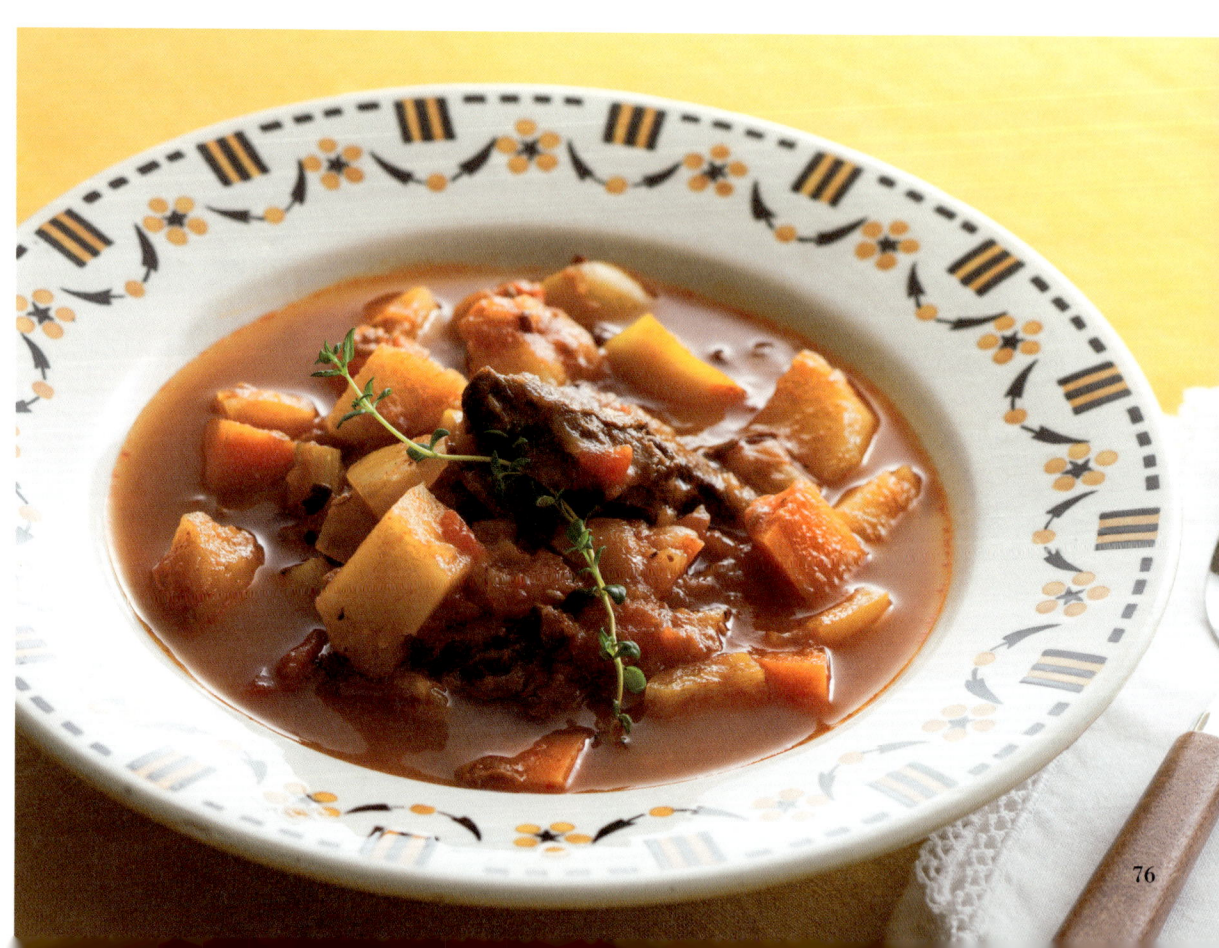

76

第3章 一品レシピ [肉のおかず]

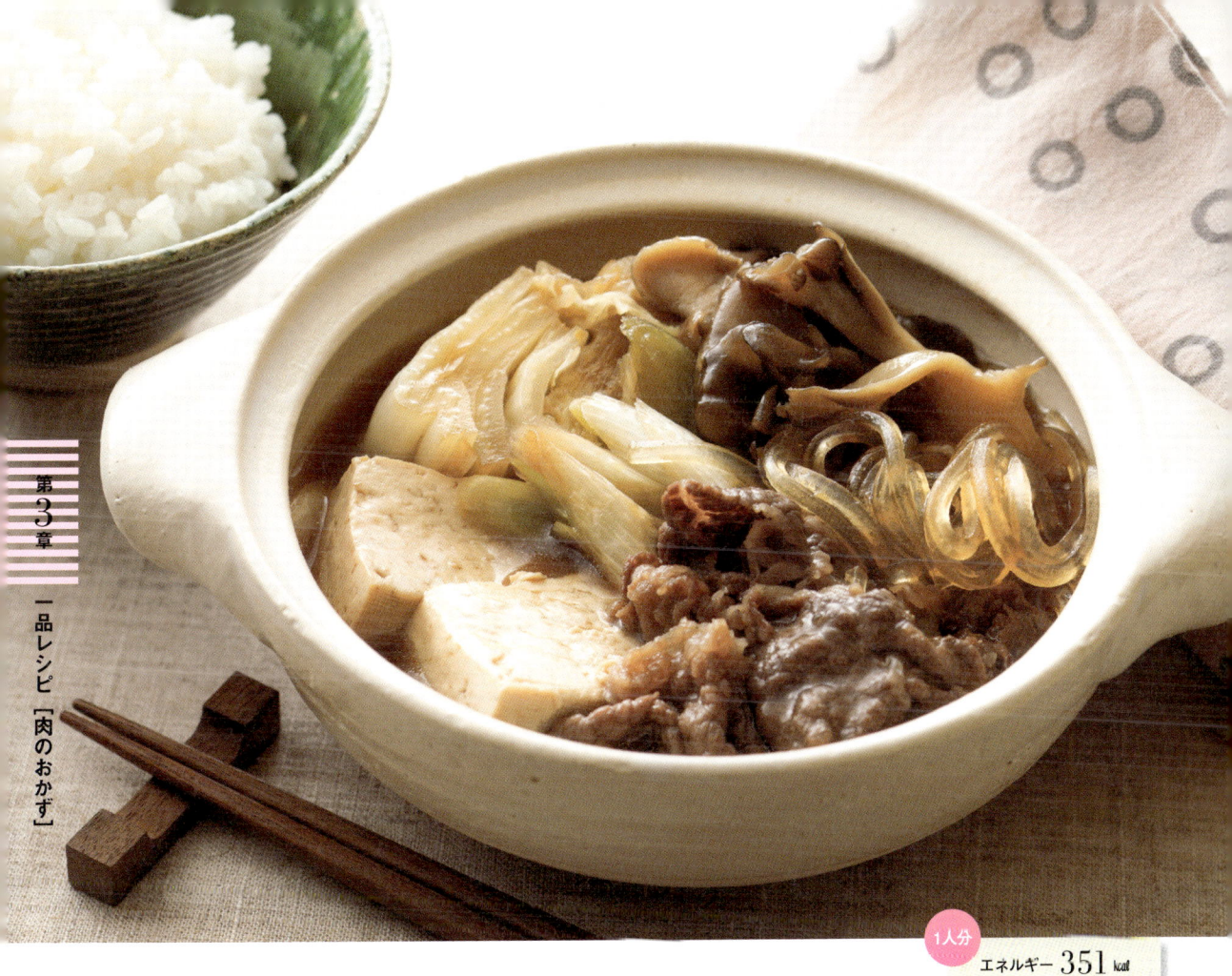

牛肉のだしが野菜にしみ込む、ごちそうの定番
すき焼き風煮物

1人分
エネルギー 351 kcal
脂質 15.9 g
塩分 2.3 g

材料(1人分)
- 牛もも薄切り肉 ………… 60g
- ねぎ ………… ½本(60g)
- 白菜 ………… 1枚(70g)
- まいたけ ………… ¼パック(30g)
- もめん豆腐 ………… ⅛丁(45g)
- くずきり ………… ⅓パック(30g)
- A ┌ 酒 ………… 大さじ5(75g)
  │ しょうゆ ………… 大さじ3(54g)
  └ 砂糖 ………… 大さじ3(27g)
- 卵 ………… 1個

作り方
1. 牛肉は食べやすい大きさに切る。
2. ねぎは斜め切りにする。白菜は縦半分に切ってから4cm長さに切る。まいたけは石づきを除き、ほぐす。豆腐は2等分する。
3. 厚手のなべにAを入れて煮立て、1の牛肉をさっと煮て、とり出す。
4. 3のなべに2を入れてひたひたの湯を注ぎ、やわらかくなるまで煮る。
5. 4にくずきりを加え、3の牛肉を戻し入れる。好みでといた卵につけていただく。

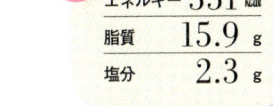

「食べたい」をかなえるコツ
牛もも肉など、脂質が少ない肉はすぐにかたくなりがちなので、強火は禁物。中火にかけた濃いめのたれでさっと火を通すのがポイントです。牛肉のだしがきいたたれで野菜を煮れば、簡単にごちそうのでき上がり。

甘酒を使って、パサつきがちな肉をしっとりジューシーに
煮豚

1人分
エネルギー **240** kcal
脂質 **10.5** g
塩分 **2.2** g

材料(4人分)

豚肩ロースかたまり肉
　（脂肪の少ないもの）……… 300g
水(直径18cmのなべの場合)
　………… 3カップ(600mℓ)
A ┌ 酒 ……………… ½カップ(100g)
　├ ねぎ(緑の部分) … 1本分(30g)
　└ しょうが(スライス)… 3枚(7g)
ごぼう ……………… ½本(100g)
小松菜 ……………… 3株(75g)
ねぎ ………………… 1本(120g)
ゆで卵 ……………………… 2個
B ┌ しょうゆ ……… 大さじ3(54g)
　└ 甘酒(P.30) ………… 大さじ6
水ときかたくり粉
　┌ かたくり粉 ……… 小さじ1(3g)
　└ 水 ………………… 大さじ1
練りがらし ……………… お好みで

作り方

1 なべに分量の水とAを入れて火にかけ、豚肉をかたまりのまま加える。20分ゆでて火を消し、そのまま冷ます(できれば一晩おく)。脂肪が浮いて白くかたまるので、とり除く。ねぎとしょうがもとり除く。

2 ごぼうは4cm長さに切り、やわらかくゆでる。小松菜はゆでて水にとり、水けを絞って4cm長さに切る。ねぎは4cm長さに切る。

3 1のなべに、ごぼうとゆで卵、Bを加えて弱火にかけ、1時間ほど静かに煮る。

4 豚肉がやわらかくなったらねぎを加えて、さらに煮る。水ときかたくり粉でとろみをつける。

5 4の豚肉が完全に冷めたら、食べやすく切る。

6 器に5と小松菜、ごぼう、ねぎ、ゆで卵を盛り、煮汁をかけ、少し水でゆるめたからしを添える。

「食べたい」をかなえるコツ

豚肉のうま味で、たっぷりの野菜を食べるメニュー。脂質の少ない肉は、多少パサつきますが、甘酒の力でしっとり感が出せます。

体調がすぐれないときは…

お肉は一度にたくさん食べないで、小分けにして冷凍を。具合がいいときに市販品よりも安心なチャーシューとして使うのがわが家流です。

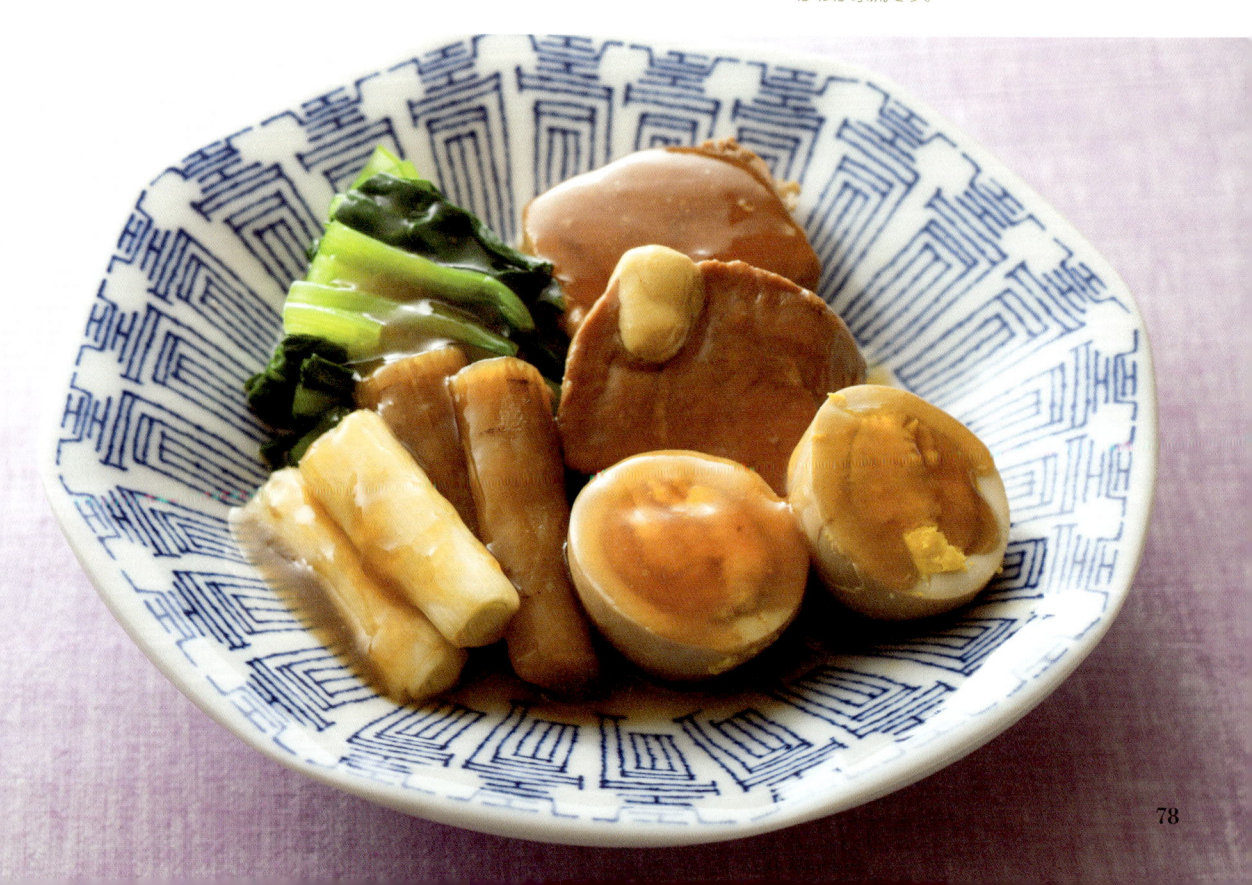

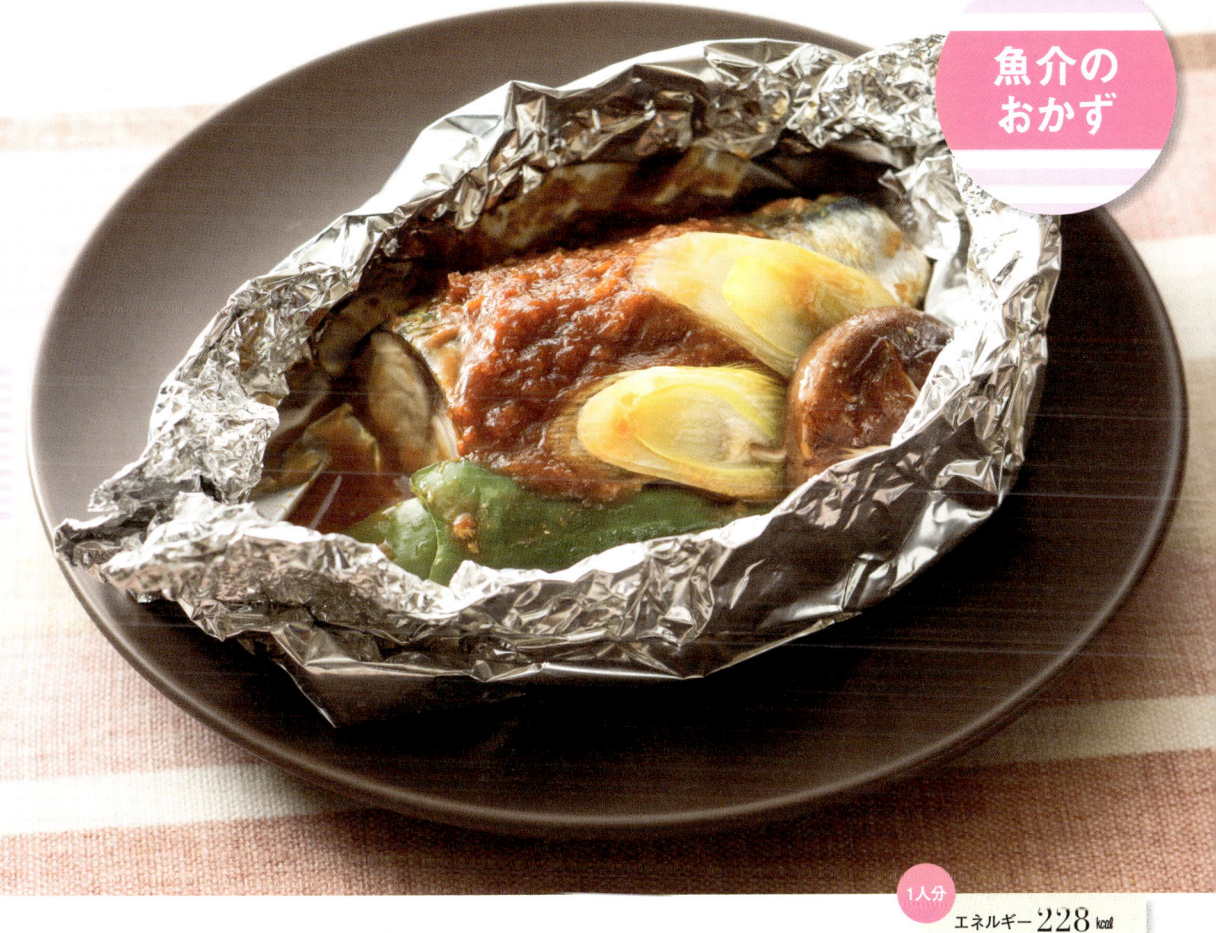

第3章　一品レシピ[肉のおかず][魚介のおかず]

魚介の
おかず

1人分	
エネルギー	228 kcal
脂質	10.9 g
塩分	3.3 g

フライパンひとつ&短時間で、片づけも簡単
サバのみそホイル蒸し

材料(1人分)

- サバ ················ 1切れ(80g)
  - 塩 ················· 少量(0.8g)
  - 酒 ····················· 少量
- ピーマン ············ ½個(15g)
- ねぎ ················ 5cm(15g)
- しいたけ ············ ½枚(5g)
- A
  - みそ ··········· 大さじ1(18g)
  - 砂糖 ········· 大さじ½(4.5g)
  - 酒 ············ 大さじ1(15g)
- こんぶ ················ 3cm角(3g)

作り方

1. サバに塩と酒をふってしばらくおき、水けをふきとる。
2. ピーマンとねぎは食べやすく切る。しいたけは石づきをとる。
3. Aを混ぜ合わせる。
4. 30cm角に切ったアルミ箔の中央にこんぶを置き、1と2をのせる。
5. 3を塗って、アルミ箔の端をしっかりとじて包む。
6. フライパンに水を高さ1cmほど入れて煮立たせ、5を加えてふたをし、中火で7〜10分、蒸し焼きにする。

ワンポイントアドバイス

サバのみそ煮は好きだけど、ひとり分は面倒。でもこの方法なら、フライパンにお湯を張ってふたをし、7〜10分で出来上がり。臭みの強い魚は、初めに塩と酒をふってしばらくおき、水分が浮いてきたらふきとって、ホイル蒸しにします。

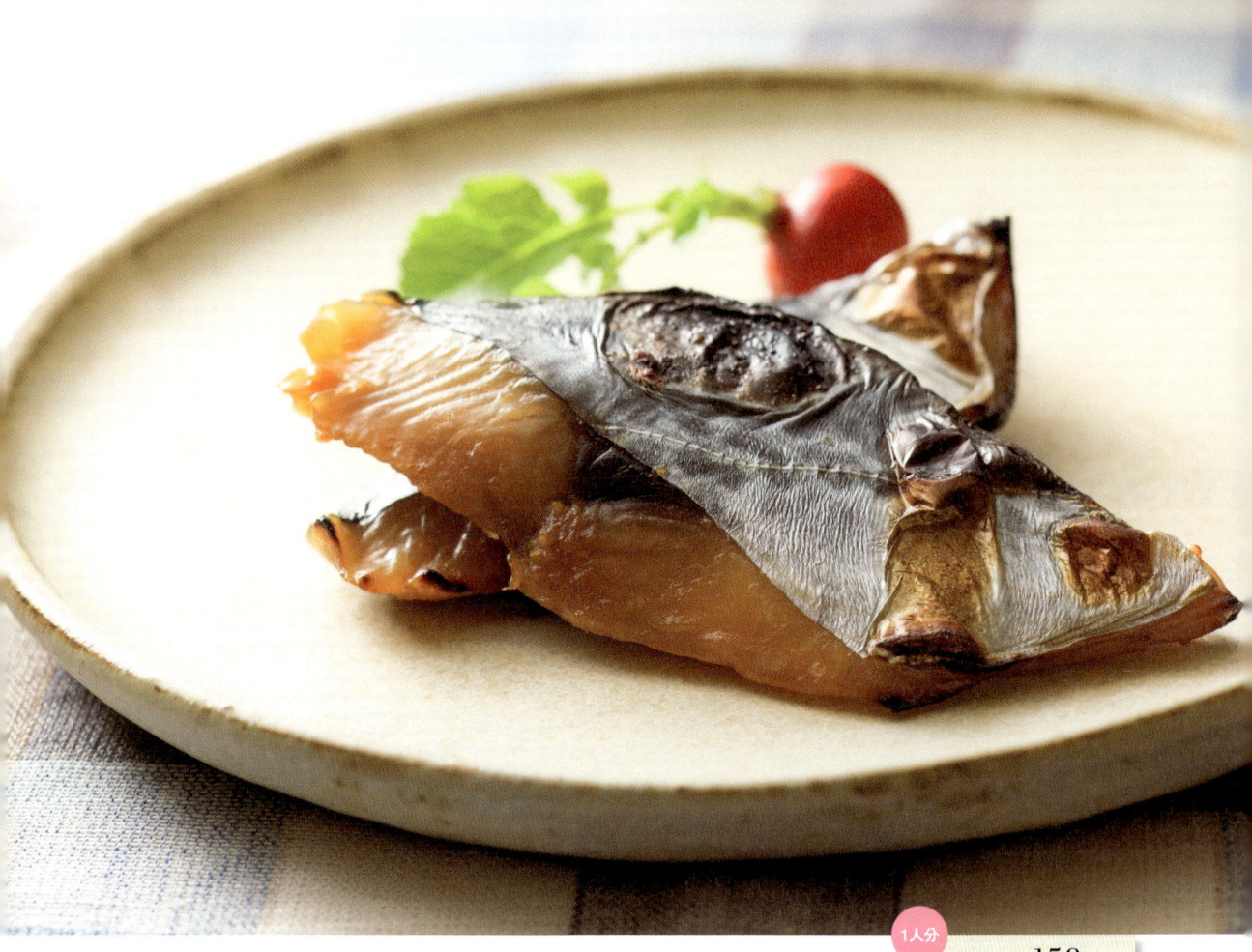

1人分	
エネルギー	158 kcal
脂質	8.0 g
塩分	1.2 g

万能合わせみそで、気軽にできる作りおきおかず
魚のみそ漬け

材料(1人分)
- サワラなど好みの魚 ················ 1切れ(80g)
- 塩 ················ 少量(0.8g)
- A
  - みそ(好みのもの) ················ 大さじ½(9g)
  - みりん ················ 大さじ¼(4.5g)
  - 酒 ················ 大さじ¼(3.8g)
- ラディッシュ ················ 適量

作り方
1. 魚は塩をふってしばらくおき、水けをふきとる。
2. Aを混ぜ合わせて1に塗り、ラップで包んで冷蔵庫に入れ、一晩おく。
3. 2の合わせみそを手でぬぐう。
4. フライパンにクッキングシートを敷いて3をのせ、弱めの中火で両面をこんがりと焼く。
5. 器に盛り、ラディッシュを添える。

※合わせみそに漬けた状態で冷蔵庫に入れれば1週間ほど保存できる。冷凍保存も可能。

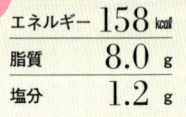

ワンポイントアドバイス
前もってみそに漬け込んでおけばあとは焼くだけなので、忙しいときに便利。日もちもするうえ、だんだん味がしみていくので、味の変化も楽しめます。魚ならサケやメカジキ、銀ダラ、マナガツオもおすすめ。魚だけでなく、鶏肉、牛肉など、同じみそで数回作ることも。みそによって塩味が違うので、みりんを加えたら味を確かめるのもポイントです。

第3章 一品レシピ［魚介のおかず］

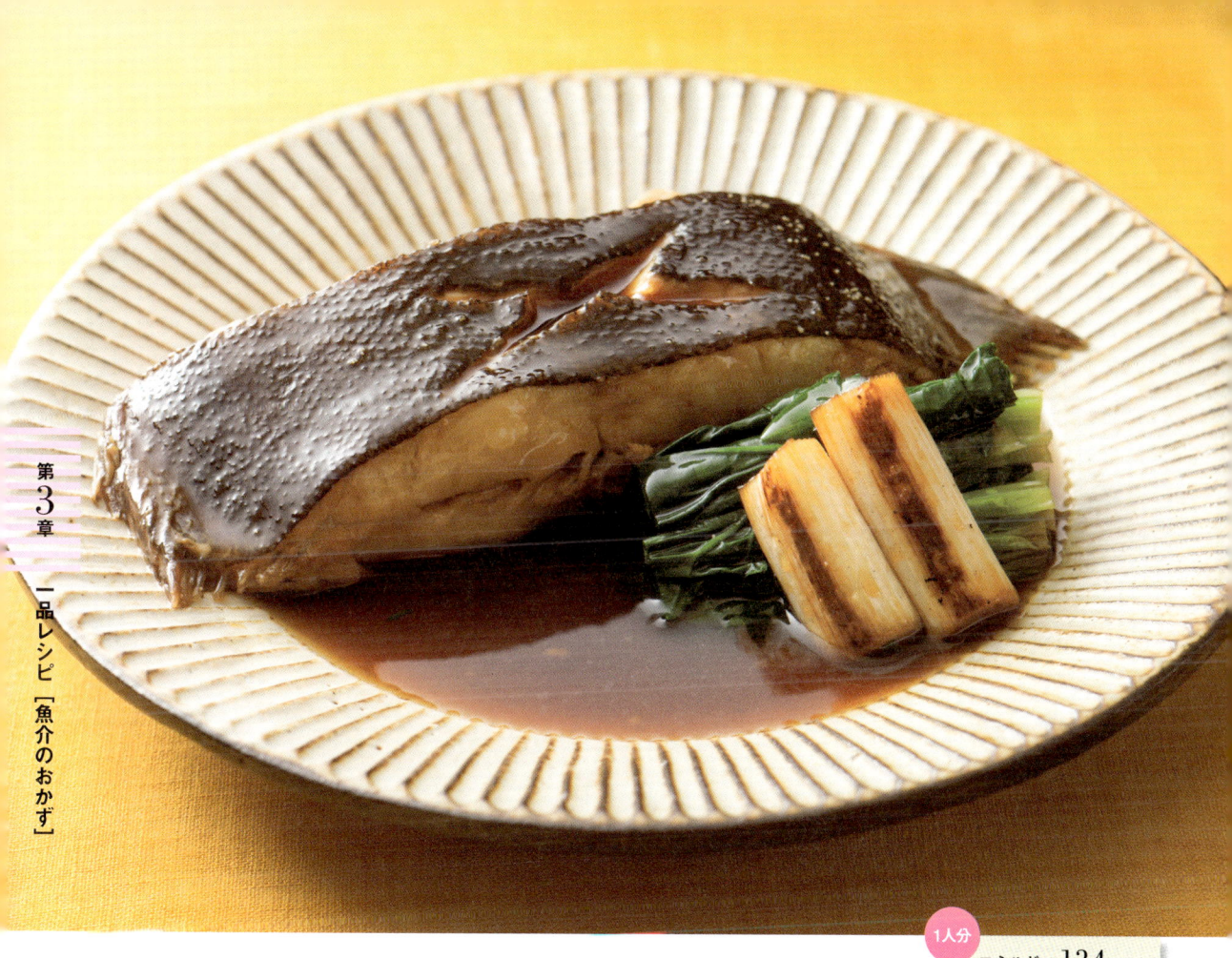

手早くパパッと作れてホッとする味わい

煮魚

エネルギー	134 kcal
脂質	1.2 g
塩分	1.6 g

1人分

材料(1人分)
カレイなど好みの魚……1切れ(80g)
A ┌ しょうが(スライス)…2枚(5g)
  │ 酒……………¼カップ(50g)
  │ しょうゆ………大さじ½(9g)
  │ みりん…………大さじ½(9g)
  │ 砂糖……………大さじ½(4.5g)
  └ 水………………¼カップ
ねぎ………………………¼本(30g)
ほうれん草………………2株(40g)

作り方
1 魚は皮目に十字の切り目を入れる。

2 なべにAを煮立たせ、1を加えて落としぶたをし、5分ほど煮る。

3 ねぎは5cm長さに切る。ほうれん草はゆでて水にとり、水けを絞って食べやすい長さに切る。

4 2のなべにねぎを加え、煮汁がとろりとするまで煮る。ほうれん草を加えてさっと煮、味をなじませる。

ワンポイントアドバイス
基本的な煮魚の作り方を知っておけば、タラやメダイ、キンメダイ、銀ムツ、メカジキなど、いろんな魚で応用できるので、メニュー選びに迷ったときに助かります。野菜を添えることでバランスのよい一皿に。

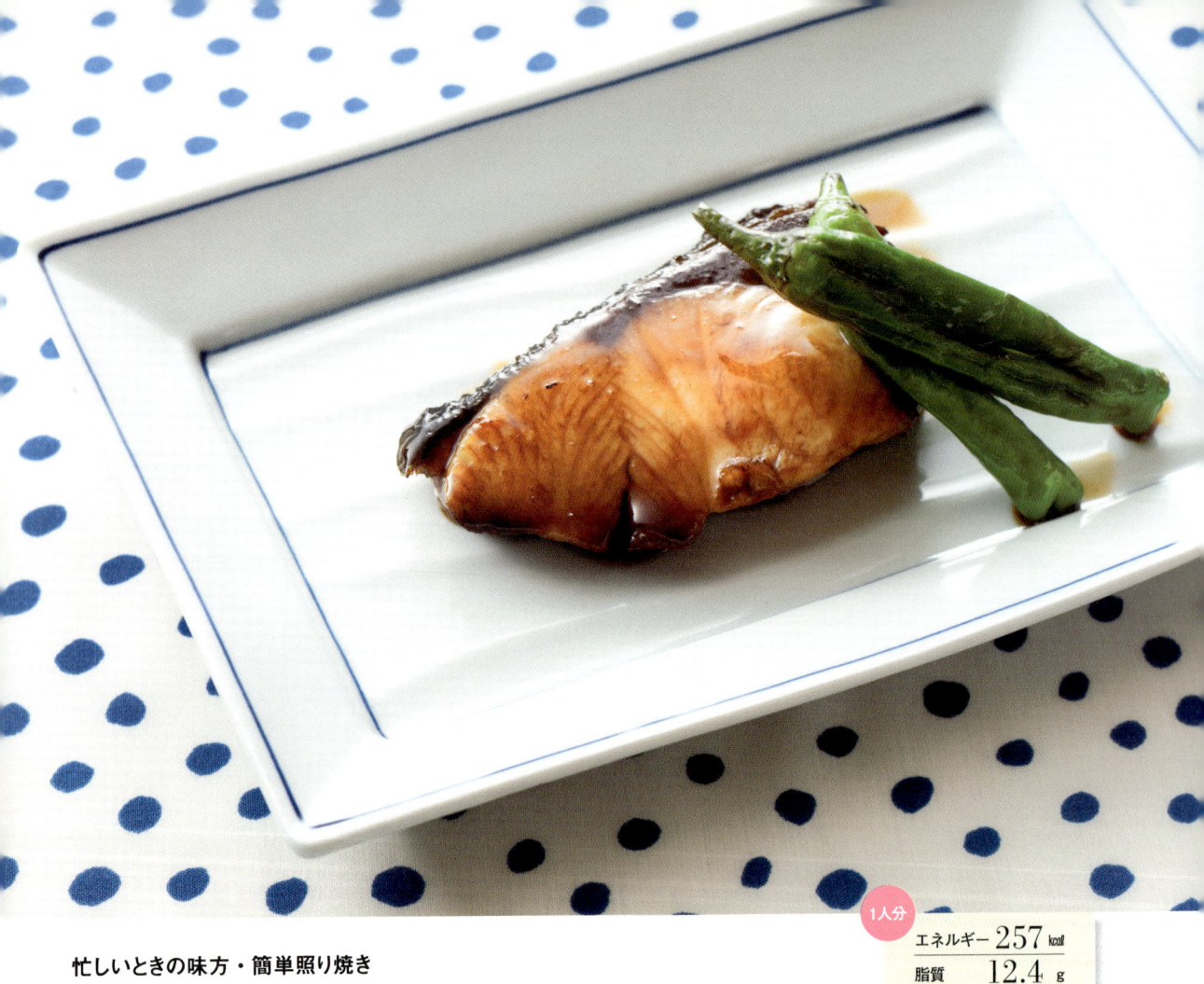

忙しいときの味方・簡単照り焼き
ブリのフライパン照り焼き

1人分
エネルギー 257 kcal
脂質 12.4 g
塩分 2.2 g

材料(1人分)

- ブリ‥‥‥‥‥‥1切れ(70g)
- ┌ 塩‥‥‥‥‥‥少量(0.8g)
- │ 酒‥‥‥‥‥‥小さじ1(5g)
- └ 薄力粉‥‥‥‥小さじ½(1.5g)
- ししとうがらし‥‥‥3本(15g)
- しょうが(スライス)‥2枚(3g)
- ┌ しょうゆ‥‥‥大さじ½(9g)
- │ みりん‥‥‥‥大さじ2(36g)
- A 砂糖‥‥‥‥‥小さじ1(3g)
- └ 酒‥‥‥‥‥‥大さじ3(45g)

作り方

1. ししとうはへたの先を切り落とし、包丁の先で穴をあける。
2. ブリは塩と酒をふってしばらくおき、水けをふきとって薄力粉をまぶす。
3. フッ素樹脂加工のフライパンを温め、2としょうがを入れ、ブリの両面に焼き目をつける。ブリを返すときに、ししとうも加えてさっと焼く。
4. Aを加え、とろりとするまでフライパンを揺すって味をからめる。

ワンポイントアドバイス

魚をフライパンで焼いて、たれをからめて煮つめれば、簡単に照り焼きが作れます。短時間でできるので、忙しい日にもおすすめ。

第3章 一品レシピ [魚介のおかず]

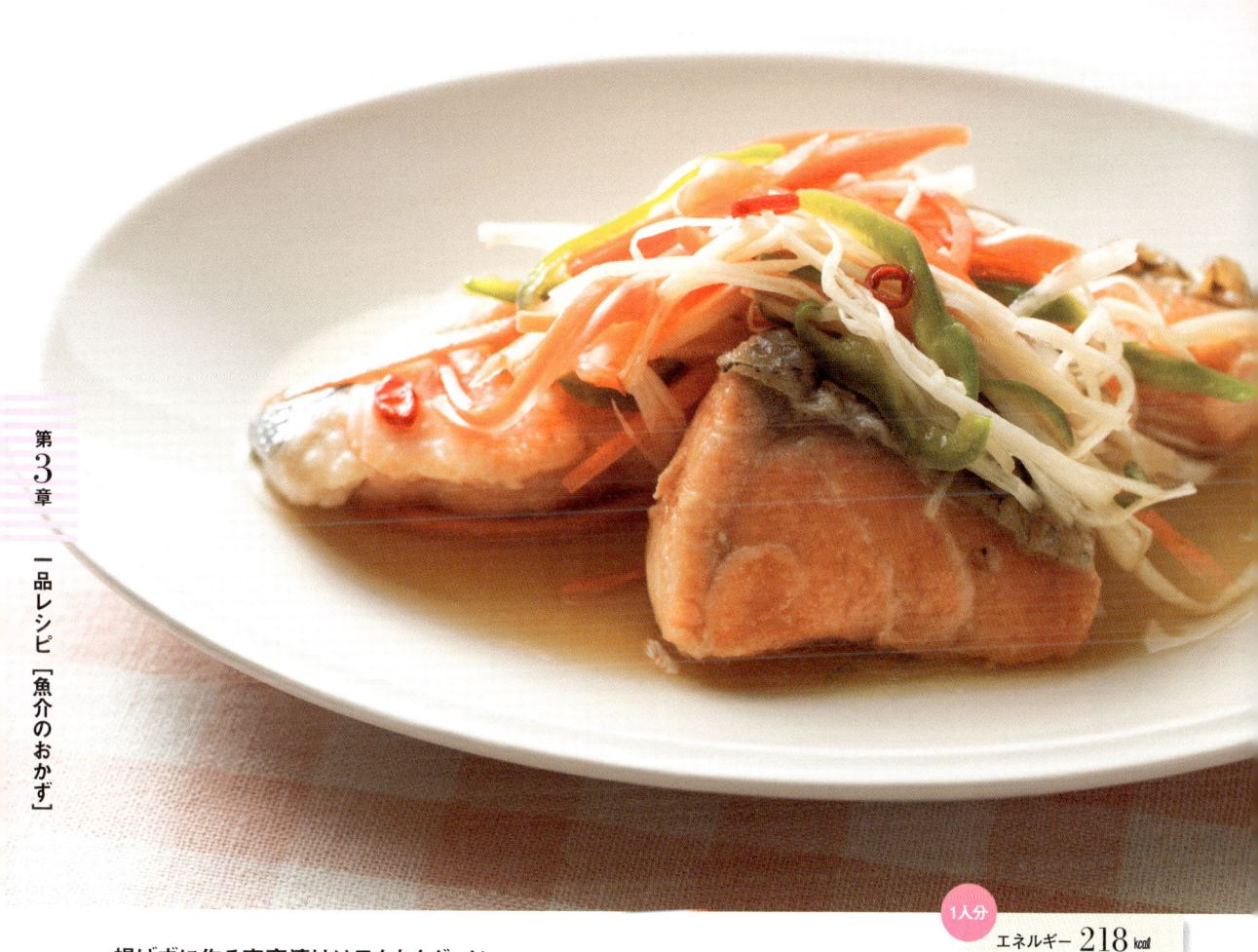

揚げずに作る南蛮漬けは日もちもグッド

サケの南蛮漬け

1人分	
エネルギー	218 kcal
脂質	4.2 g
塩分	1.8 g

材料(1人分)

- 生ザケ ……… 1切れ(100g)
- 塩 ……… 少量(0.8g)
- 酒 ……… 小さじ1(5g)
- かたくり粉 ……… 小さじ1(3g)
- ねぎ ……… 1/4本(30g)
- にんじん ……… 1/5本(40g)
- ピーマン ……… 1/2個(15g)
- A
  - 酢 ……… 大さじ2(30g)
  - だし ……… 大さじ2
  - 砂糖 ……… 大さじ2(18g)
  - 塩 ……… ひとつまみ
  - しょうゆ ……… 小さじ1(6g)
  - 赤とうがらし(輪切り) ……… 少量

作り方

1. ねぎ、にんじん、ピーマンはせん切りにする。
2. サケは3等分に切り、塩と酒をふる。かたくり粉を薄くまぶす。
3. フッ素樹脂加工のフライパンを温め、2を入れて中火で焼く。
4. 小なべにAを煮立ててバットに移し、熱いうちに1と3を加えて漬け込む。

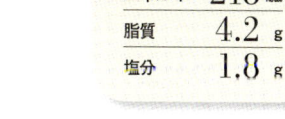

「食べたい」をかなえるコツ

南蛮漬けの魚は一度揚げるのが普通ですが、粉をはたいて焼いてもOK。熱いうちに漬け込むことで充分味がしみておいしく作れます。冷蔵庫で1週間ほどもち、時間がたつにつれてだんだん味がしみ、ジューシーになります。

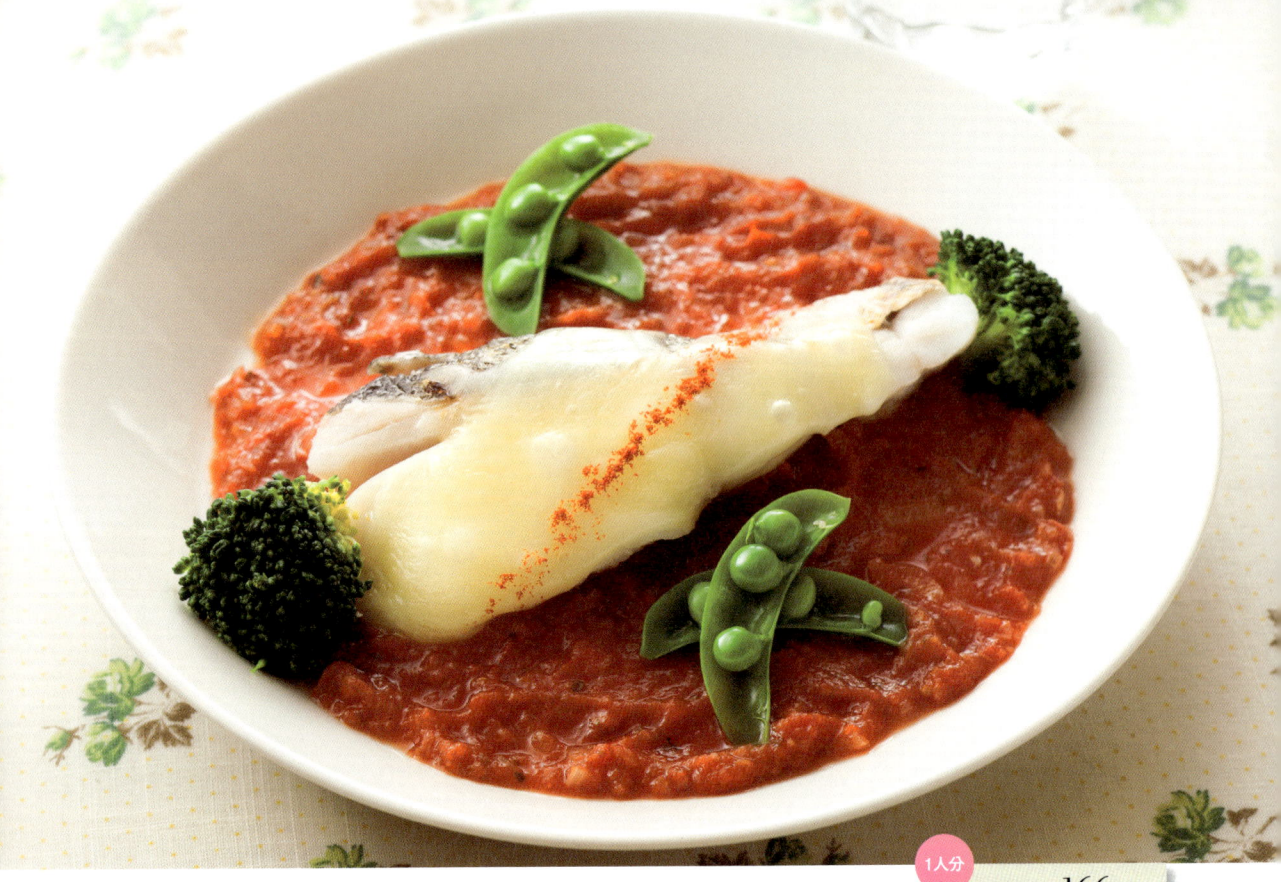

とろとろチーズとトマトの酸味で、あっさり白身魚をごちそうに
白身魚のチーズ焼き

1人分
エネルギー 166 kcal
脂質 3.4 g
塩分 1.7 g

※トマトソースは大さじ2

材料(1人分)
※トマトソースは作りやすい分量

- タラなど白身魚 ……1切れ(100g)
- 塩 …………………少量(0.8g)
- 薄力粉 ……………小さじ1(3g)
- 白ワイン …………………大さじ2(30g)
- 低脂肪スライスチーズ … 1枚(18g)
- トマトソース(下記参照)… 大さじ2
- ブロッコリー、スナップえんどう
   (飾り用、ゆでる) ……各適量
- パプリカパウダー ……………少量

トマトソース
- 玉ねぎ(みじん切り)
   ……………………½個(100g)
- にんにく(みじん切り) 1かけ(7g)
- 砂糖 ……………………ひとつまみ
- トマト水煮缶 ………1缶(400g)
- オレガノ(乾燥) ……小さじ1(2g)
- 塩 ……………………小さじ1(6g)

作り方

1. 魚に塩をふってしばらくおき、水けをふきとって薄力粉を薄くまぶす。
2. フッ素樹脂加工のフライパンを温め、1を入れて中火でこんがりと焼く。返して白ワインをふり、ふたをして火を通す。チーズをのせ、ふたをしてとろりとさせる。
3. トマトソースを作る。耐熱容器に玉ねぎを入れ、ラップをして電子レンジで3分加熱する。
4. フライパンに3とにんにく、砂糖を入れ、薄く色づくまでいためる。
5. トマト缶を加え、オレガノと塩も加えて軽く煮つめる。
6. 器に5を敷き、2を盛る。パプリカパウダーをふり、ブロッコリーとスナップえんどうを飾る。

※トマトソースは冷凍で1週間ほど保存可能。

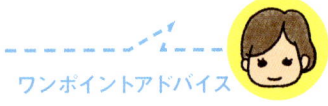

ワンポイントアドバイス
魚は肉に比べて心配せずに食べられる食材ですが、白身魚は淡泊でちょっともの足りないときも。そんなときはトマトソースとチーズで洋風にアレンジ。見た目も味も満足の一皿になりました。魚は油を使わずに焼きます。

第3章 一品レシピ ［魚介のおかず］

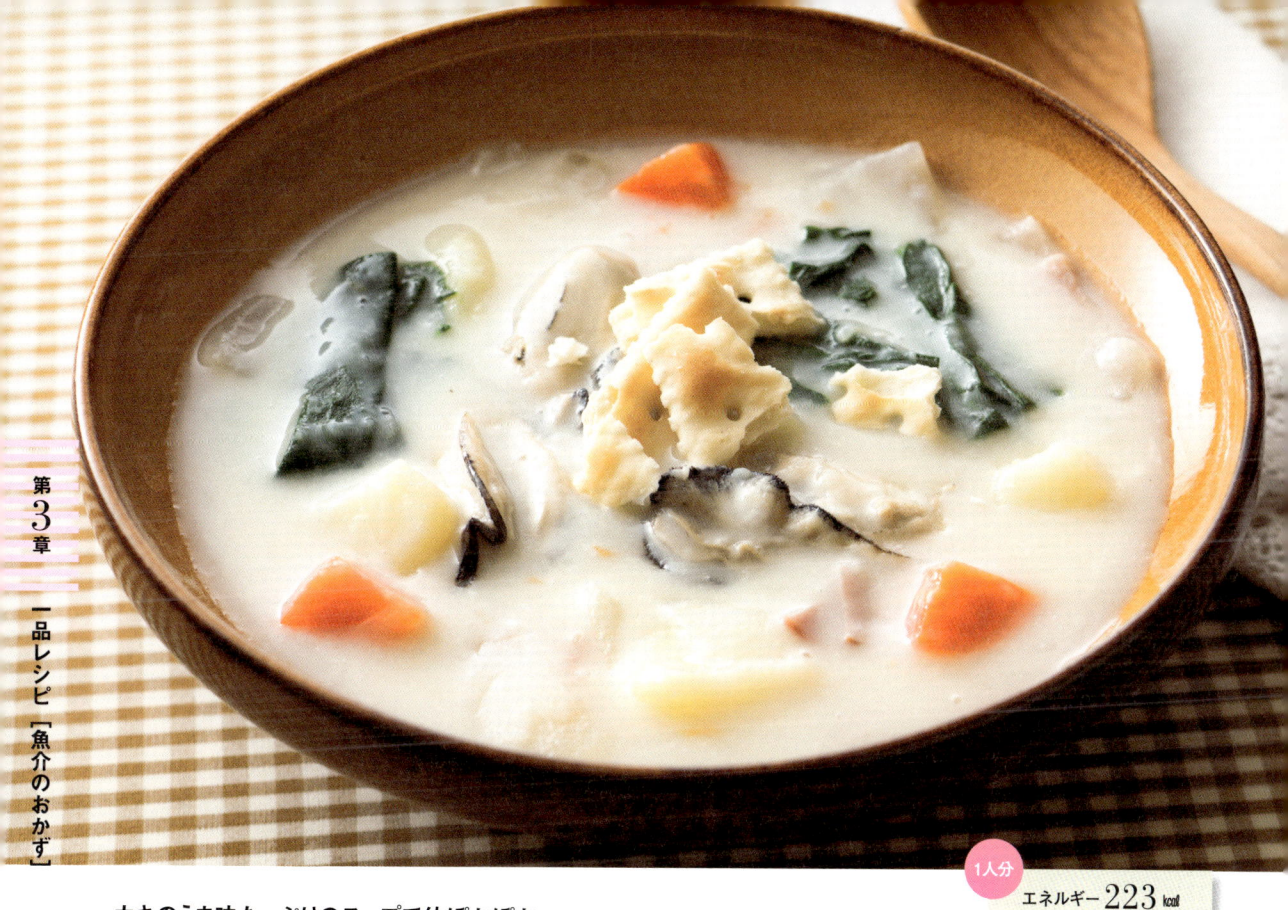

カキのうま味たっぷりのスープで体ぽかぽか
カキのクラムチャウダー

1人分
エネルギー 223 kcal
脂質 6.7 g
塩分 2.9 g

材料(4人分)

- カキ ··················· 150g
- ┌ 白ワイン ········ 大さじ3(45g)
- じゃが芋 ············ 2個(300g)
- 玉ねぎ ··············· 1個(200g)
- にんじん ············ ¼本(50g)
- ベーコン(もも) ······· 2枚(50g)
- 水 ····················· 2カップ
- 固形ブイヨン ········ 1個(4g)
- 牛乳 ············· 2カップ(420g)
- A ┌ 薄力粉 ····· 大さじ1½(13.5g)
-   └ 水 ················ 大さじ3
- 塩 ················· 小さじ1(6g)
- こしょう ············ 少量(0.3g)
- ほうれん草など青菜(ゆでる)、
- クラッカー(市販) ······· 各適量

作り方

1. カキは塩水（分量外）でふり洗いする。厚手のなべにカキと白ワインを入れてふたをし、弱火で5分ほど蒸し煮にする。具と蒸し汁は分けておく。

2. じゃが芋、玉ねぎ、にんじんは1cm角に切る。ベーコンは1cm幅に切る。

3. 別のなべを温め、ベーコンと玉ねぎ、にんじんをいためる。

4. 玉ねぎが透き通ってきたら分量の水と固形ブイヨンを入れて煮立たせ、1の蒸し汁も加える。

5. じゃが芋を加え、やわらかくなるまで煮る。途中で浮いてきたアクをとり除く。

6. カキを加え、煮立ったら牛乳とAを加える。塩、こしょうで味をととのえ、ほうれん草を加えてさっと火を通す。

7. 器に盛り、砕いたクラッカーをのせる。

「食べたい」をかなえるコツ

ハマグリやアサリの代わりにカキを使って、クラムチャウダーを作りました。貝のなかでもカキは安心して食べられるおいしい食材。最初にワインで蒸してぷっくりさせてから、その汁でスープを煮込むのがコツです。

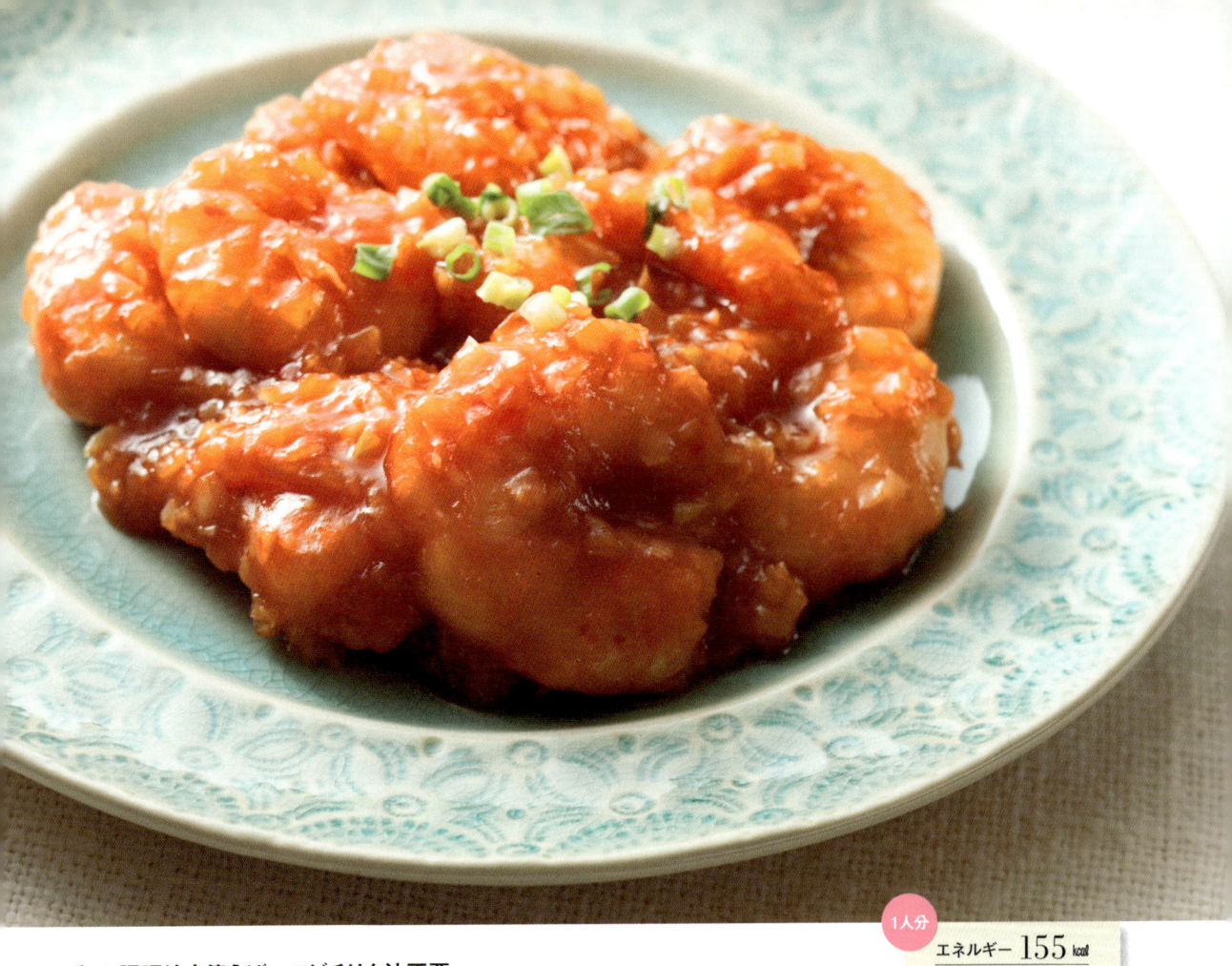

和の調理法を使えば、エビチリも油不要
ノンオイルエビチリ

1人分
- エネルギー 155 kcal
- 脂質 0.4 g
- 塩分 2.6 g

材料(2人分)

- エビ ……………… 10尾(200g)
- 塩 ………………… 少量(0.8g)
- 酒 ………………… 大さじ½(7.5g)
- かたくり粉 ……… 大さじ1(9g)
- にんにく ………………… ⅓かけ
- しょうが ………………… ⅓かけ
- ねぎ ……………… ½本(60g)
- 酒 ………………… 大さじ1(15g)
- A
  - トマトケチャップ ……… ¼カップ(57.5g)
  - 豆板醤 …………… 小さじ½(3g)
  - しょうゆ ………… 大さじ½(9g)
  - 砂糖 ……………… 大さじ½(4.5g)
  - 水 ………………… ¼カップ
- 小ねぎ(小口切り) ……………… 適量

作り方

1. エビは殻をむいて背に切り目を入れ、背わたをとる。塩と酒で下味をつける。
2. にんにく、しょうが、ねぎはみじん切りにする。
3. フッ素樹脂加工のフライパンに、にんにくとしょうが、酒を入れて火にかける。香りが出たらねぎを加えて、しんなりするまで蒸すようにしていためる。Aを加えて煮立てる。
4. 1のエビにかたくり粉をまぶしつけながら、重ならないように3に入れる。
5. エビを途中でそっと返し、火を通す。
6. 様子を見てとろみが強いときは水を足し、足りないときはかたくり粉を足す。
7. 器に盛り、小ねぎを散らす。

「食べたい」をかなえるコツ

大好きなエビチリも、油通しをしたり、いためたりと実は脂質の多い料理。和食の治部煮の要領で、エビにかたくり粉をまぶしてから煮ることで、ノンオイルでも本格的な味わいに仕上げました。

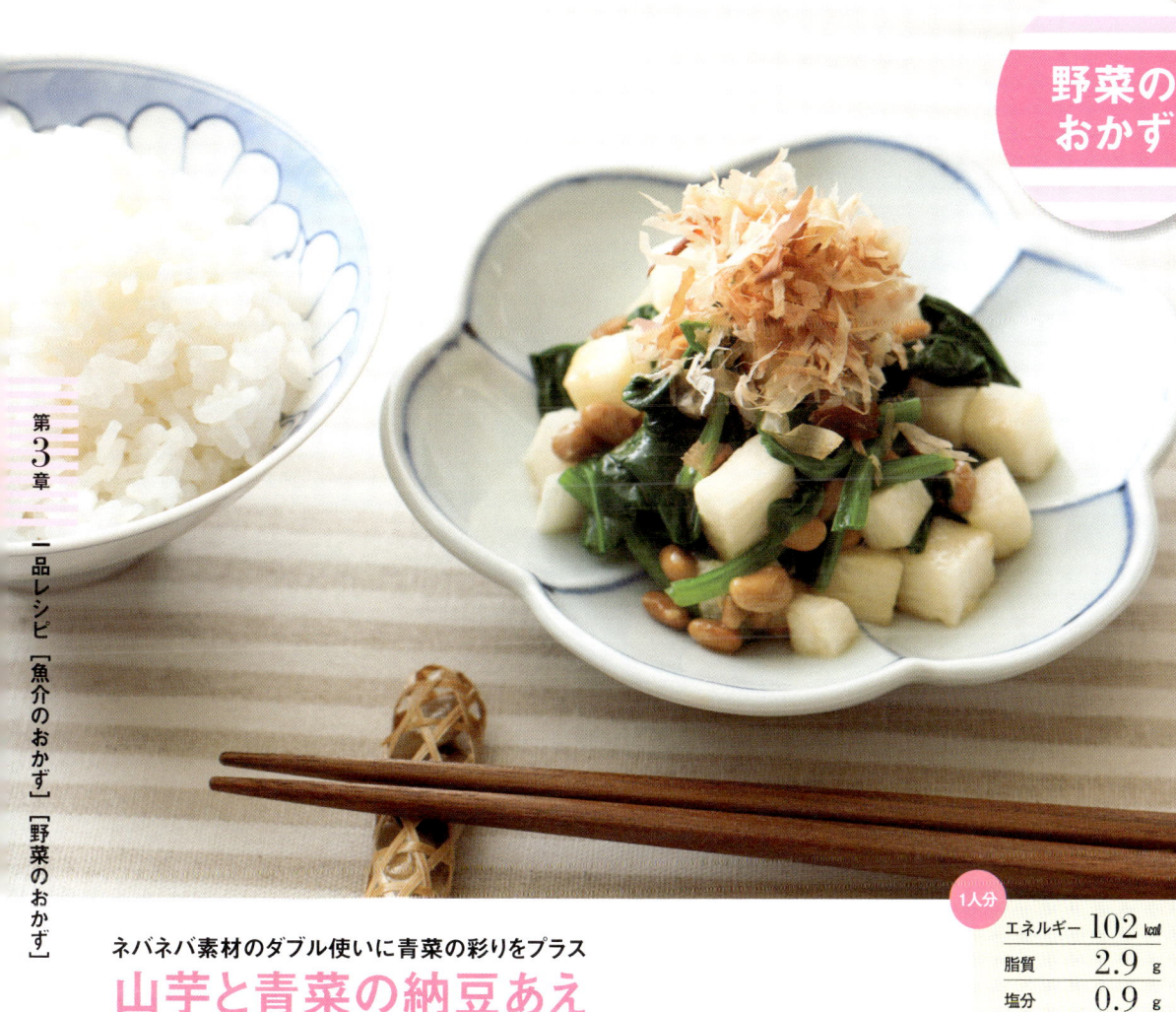

第3章 一品レシピ ［魚介のおかず］［野菜のおかず］

野菜のおかず

ネバネバ素材のダブル使いに青菜の彩りをプラス
山芋と青菜の納豆あえ

1人分
エネルギー 102 kcal
脂質 2.9 g
塩分 0.9 g

材料(1人分)

- 山芋················50g
- ほうれん草··········2株(50g)
- 納豆···············½パック(25g)
- しょうゆ············小さじ1(6g)
- 酢·················小さじ1(5g)
- 練りがらし··········少量
- 削りガツオ··········適量

作り方

1. 山芋は1cm角に切る。ほうれん草はゆでて食べやすい長さに切る。
2. 納豆にしょうゆ、酢、からしを入れて混ぜ、1も加えて混ぜる。器に盛り、削りガツオをのせる。

ワンポイントアドバイス

山芋のぬるぬると納豆のネバネバの効果で、ビタミンをこわさずに腸まで届けられるメニューです。

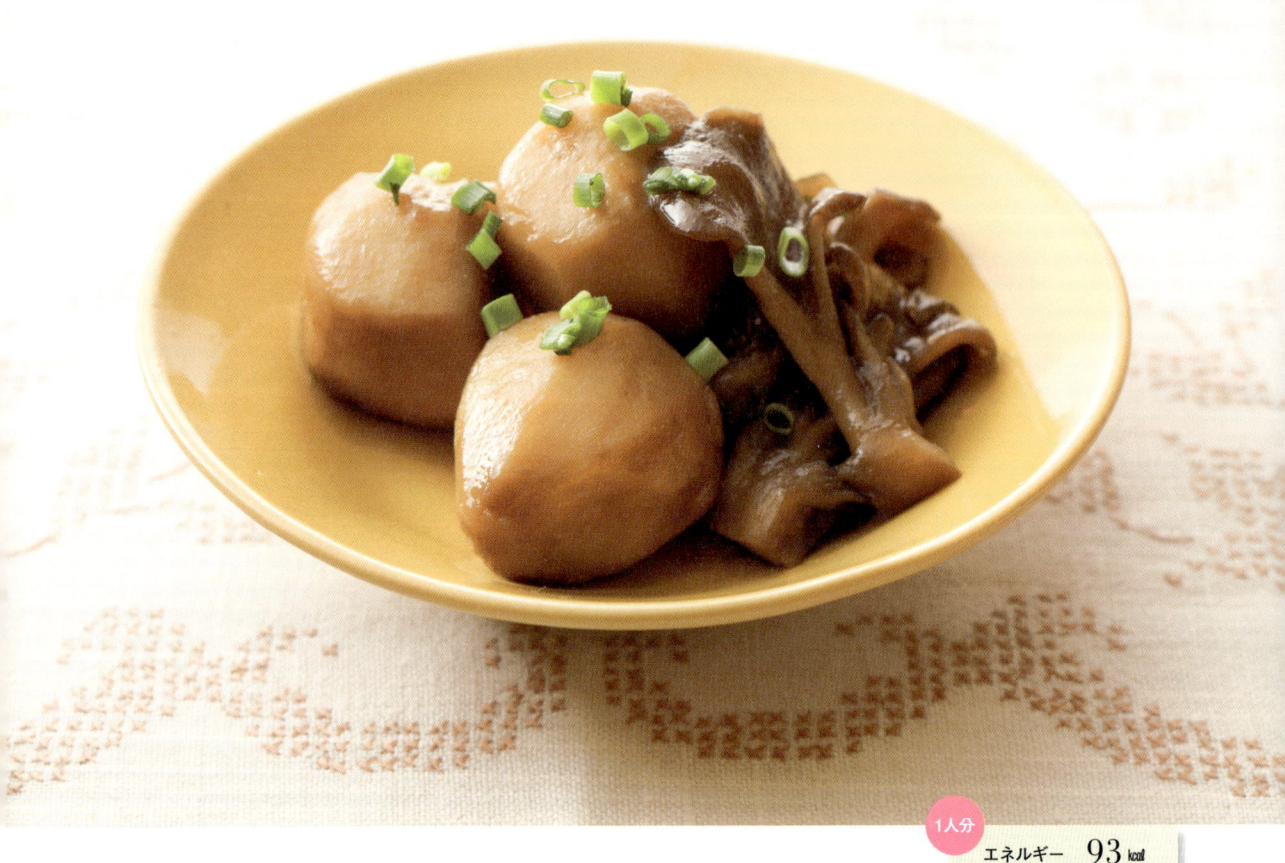

ねっとりやわらかな里芋にだしがしみ込む
里芋とまいたけの煮物

1人分	
エネルギー	93 kcal
脂質	0.5 g
塩分	1.9 g

材料(1人分)
里芋‥‥‥‥‥‥‥‥2個(100g)
まいたけ‥‥‥‥1/3パック(50g)
A ┌ だし‥‥‥‥‥‥‥‥1カップ
　├ しょうゆ‥‥‥‥小さじ2(12g)
　└ みりん‥‥‥‥‥小さじ2(12g)
小ねぎ(小口切り)‥‥‥‥‥少量

作り方
1 里芋は皮をむき、大きければ食べやすい大きさに切る。
2 まいたけは石づきを除き、ほぐす。
3 なべに1と2、Aを入れ、弱めの中火でじっくりと煮る。里芋がやわらかくなったら火を強め、汁けがほぼなくなるまで煮つめる。
4 器に盛り、小ねぎを散らす。

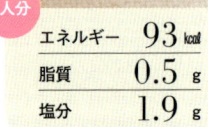

「食べたい」をかなえるコツ
ほっとする味わいの里芋の煮物。肉ではなくまいたけを入れて、香りとうま味を出しました。

88

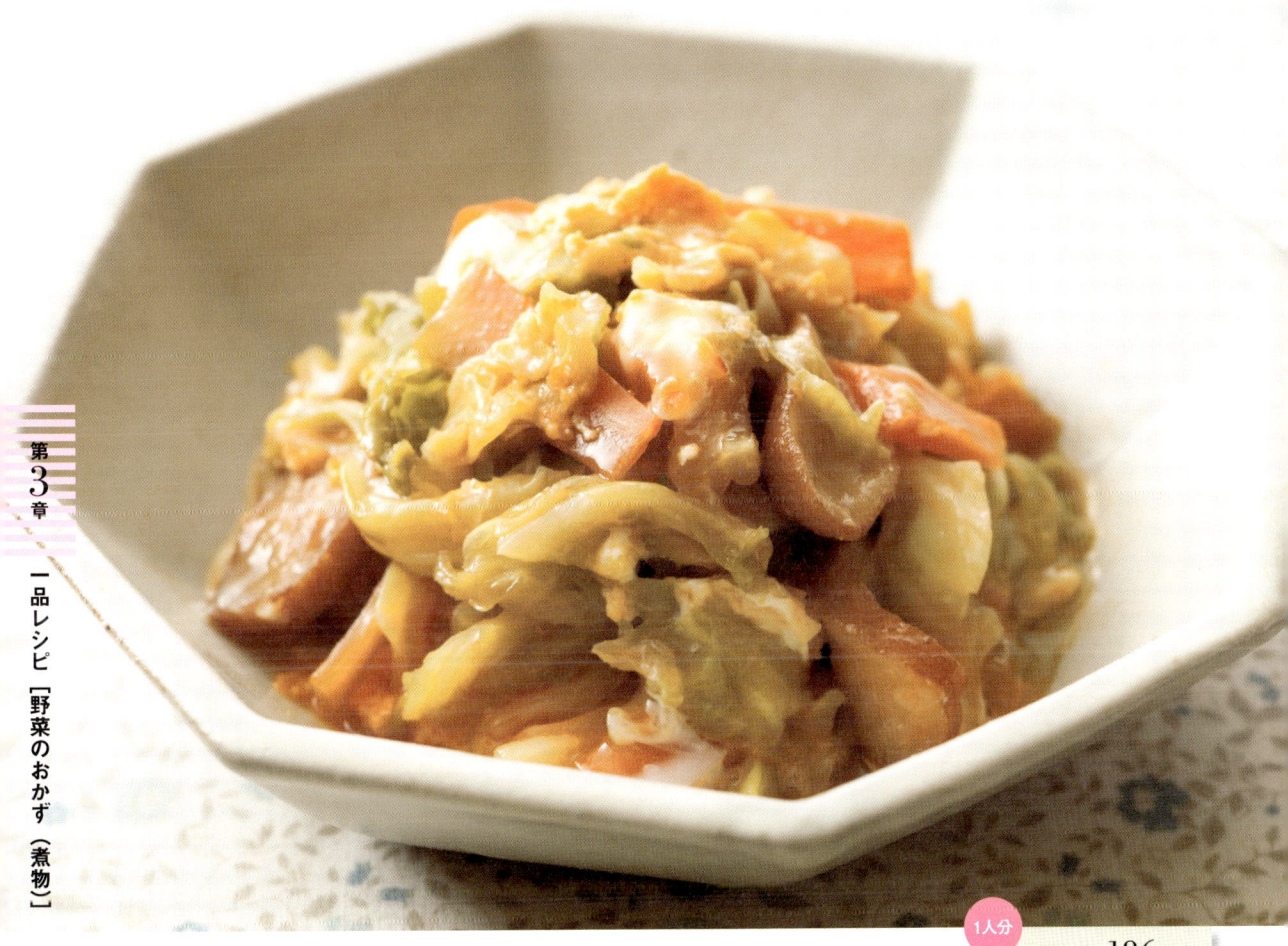

第3章 一品レシピ [野菜のおかず（煮物）]

さつま揚げの甘味が野菜になじむ、懐かしい味
キャベツとさつま揚げの煮物

1人分
エネルギー 186 kcal
脂質 7.3 g
塩分 2.4 g

材料（1人分）
- キャベツ ……………… ⅙個（70g）
- にんじん ……………… ⅕本（30g）
- さつま揚げ …………… 小1枚（40g）
- A
  - だし ………………… ½カップ
  - しょうゆ …………… 小さじ1½（9g）
  - みりん ……………… 小さじ1½（9g）
  - 酒 …………………… 小さじ2（10g）
- とき卵 ………………… 1個分

作り方
1. キャベツはざく切りに、にんじんは短冊切りにする。
2. さつま揚げは熱湯にさっとくぐらせて油抜きをし、にんじんと同じくらいの大きさに切る。
3. なべにAと1、2を入れ、キャベツがやわらかくなるまで中火で煮る。
4. 3に卵をまわし入れ、ふたをして弱火で30秒おき、半熟状にする。ふたをあけて汁ごと器に盛る。

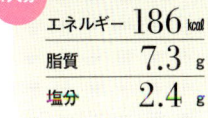

「食べたい」をかなえるコツ
さつま揚げから出た魚のうま味と甘味で、キャベツとにんじんをたっぷり食べられます。さつま揚げは油で揚げてあるので、買ってきたら熱湯をかけて油を抜いて保存しておくと、忙しいときにもさっと使えて重宝。厚揚げや油揚げにも同じ方法が使えます。

1人分	
エネルギー	86 kcal
脂質	1.5 g
塩分	1.7 g

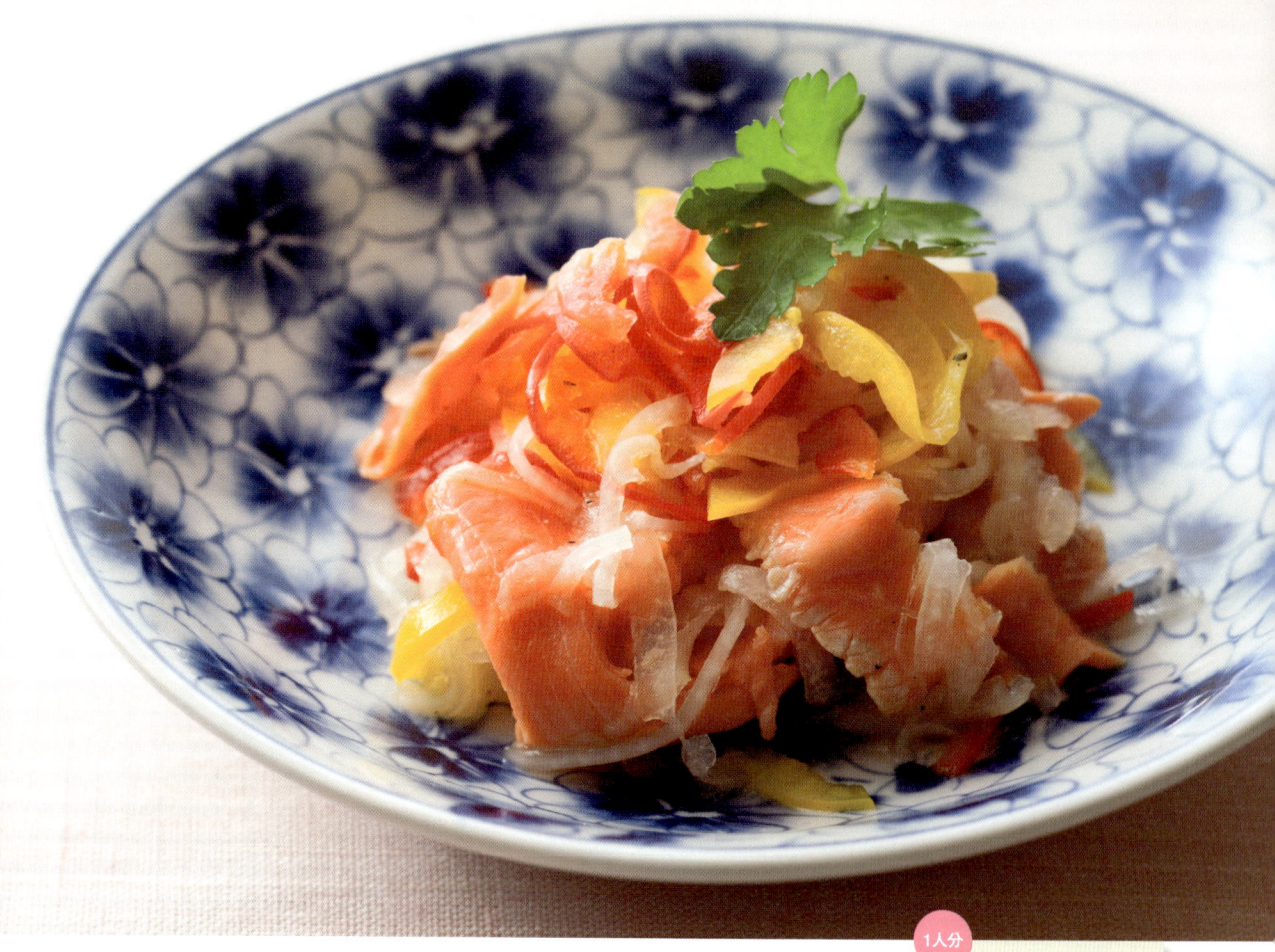

油を使わないマリネでも、酢の酸味をマイルドに

スモークサーモンと パプリカ、玉ねぎのマリネ

材料(2人分)
- スモークサーモン ……… 5枚(50g)
- 玉ねぎ ……………………… 1/4個(50g)
- パプリカ(赤・黄)…… 各1/4個(各50g)
- A
  - 酢(またはワインビネガー) ………… 大さじ2(30g)
  - 塩 ………… 小さじ1/4(1.5g)
  - はちみつ ……… 小さじ1(7g)
  - チリペッパー ……………… 少量
- イタリアンパセリ(飾り用)…… 適量

作り方
1. スモークサーモンは食べやすい大きさに切る。
2. 玉ねぎは薄切りにし、水にさらして水の中で少しもんで水けを絞る。パプリカはせん切りにする。
3. Aを混ぜ合わせ、1と2を漬け込む。器に盛り、イタリアンパセリを飾る。

「食べたい」をかなえるコツ
マリネは油を使うのが基本ですが、油なしでも玉ねぎの辛みがやわらぎ、酢がツンとこないように工夫しました。玉ねぎは水にさらさず、さっとお湯にくぐらせてもよいでしょう。

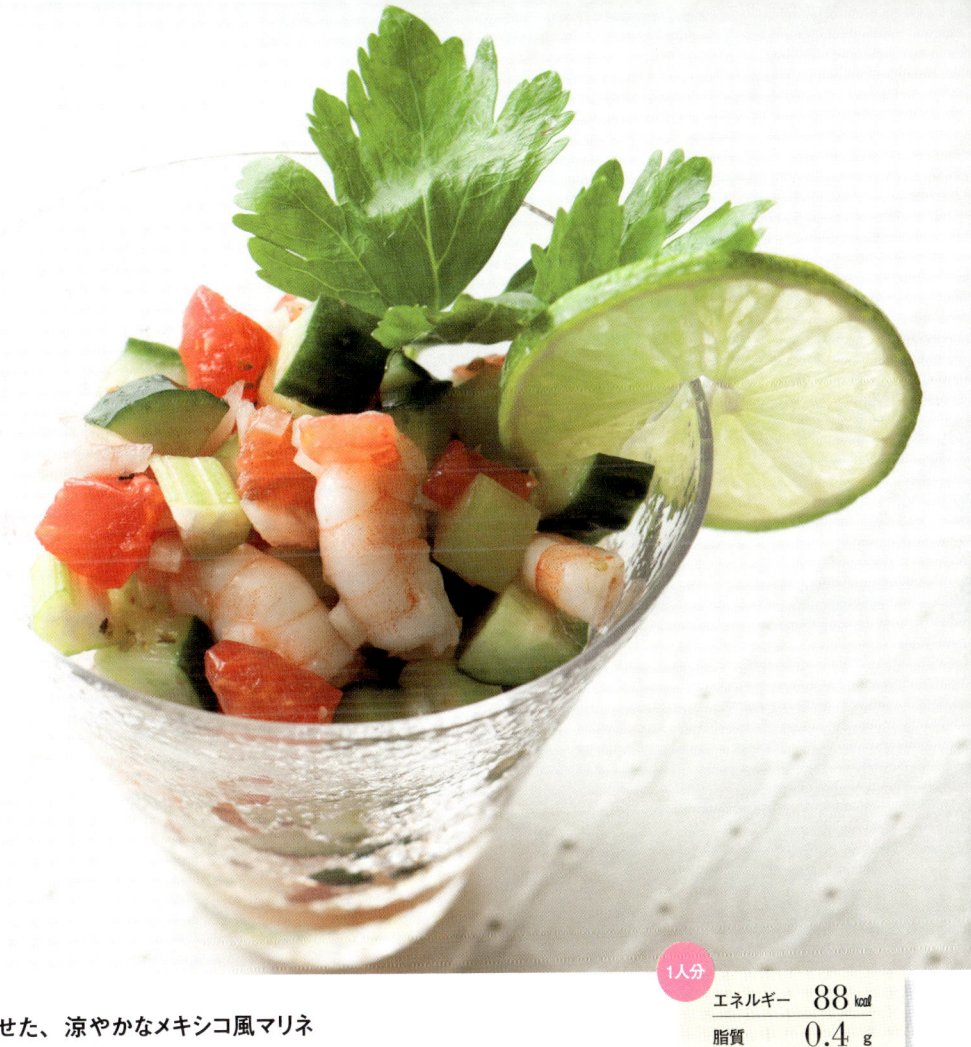

第3章 一品レシピ［野菜のおかず（マリネ・サラダ）］

レモンの風味をきかせた、涼やかなメキシコ風マリネ
セビッチェ

1人分	
エネルギー	88 kcal
脂質	0.4 g
塩分	1.1 g

材料(1人分)

- むきエビ ……………… 60g
- トマト ……………… ¼個(50g)
- セロリ ……………… 40g
- きゅうり ……………… 30g
- 玉ねぎ ……………… ⅕個(40g)
- A
  - レモン(またはライム)の搾り汁 ……………… 大さじ1
  - チリペッパー ……………… 少量
  - 塩 ……………… 少量(0.8g)
- イタリアンパセリ、ライムの輪切り(飾り用) ……………… 各適量

作り方

1. エビは塩（分量外）を加えた湯でさっとゆで、1cm幅に切る。

2. トマトは皮と種をとり除き、1cm角に切る。セロリは筋をとり、1cm幅に切る。きゅうりは1cm角に切る。玉ねぎはみじん切りにする。

3. Aを混ぜ合わせ、1と2をあえる。器に盛り、イタリアンパセリとライムの輪切りを飾る。

「食べたい」をかなえるコツ

ノンオイルでおいしく生野菜を食べる方法がないか考えていたときに、セビッチェを思い出しました。油を使わなくてもあえるだけで簡単にでき、さわやか。チリペッパーが決め手です。

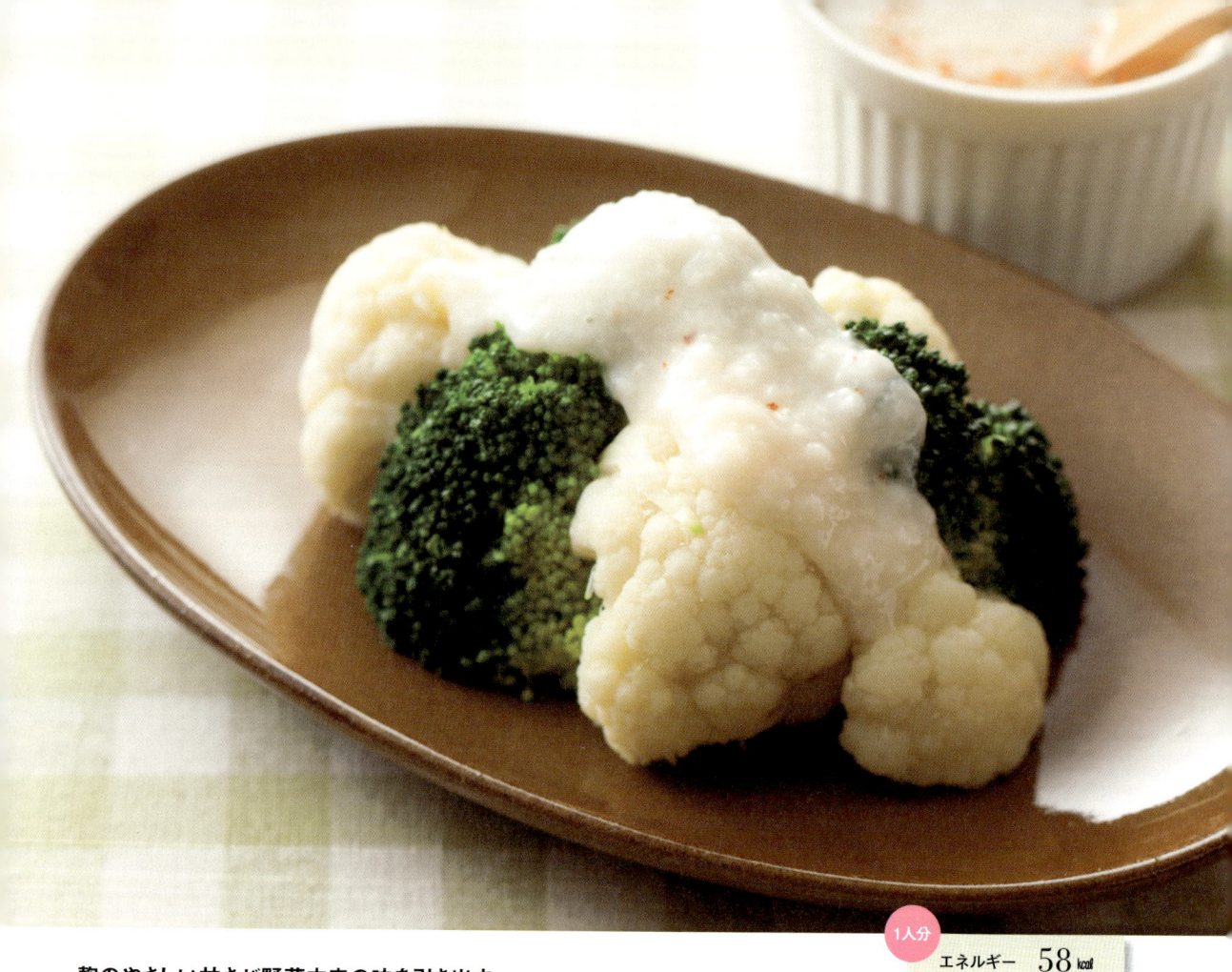

麹のやさしい甘さが野菜本来の味を引き出す
ブロッコリーとカリフラワーの甘酒ドレッシング

1人分	
エネルギー	58 kcal
脂質	0.4 g
塩分	1.6 g

材料(1人分)
- ブロッコリー……………3房
- カリフラワー……………3房
- **甘酒ドレッシング**
  - 甘酒(P.30)
    …大さじ1(または砂糖小さじ1)
  - 塩……………小さじ1/4(1.5g)
  - 酢……………小さじ2(10g)
  - 粉とうがらし……………少量

作り方
1. ブロッコリーとカリフラワーは、塩(分量外)を加えた湯でゆでる。
2. 器に1を盛り、混ぜ合わせた甘酒ドレッシングをかける。

「食べたい」をかなえるコツ

ノンオイルでドレッシングを作ると、具材とドレッシングがからまりにくく、全部下に流れ落ちてしまうのが悩みでした。そこで甘酒を使ってみたら、ノンオイルでもうまく具材にからむことを発見！ 発酵食品なので、消化によいのも長所です。

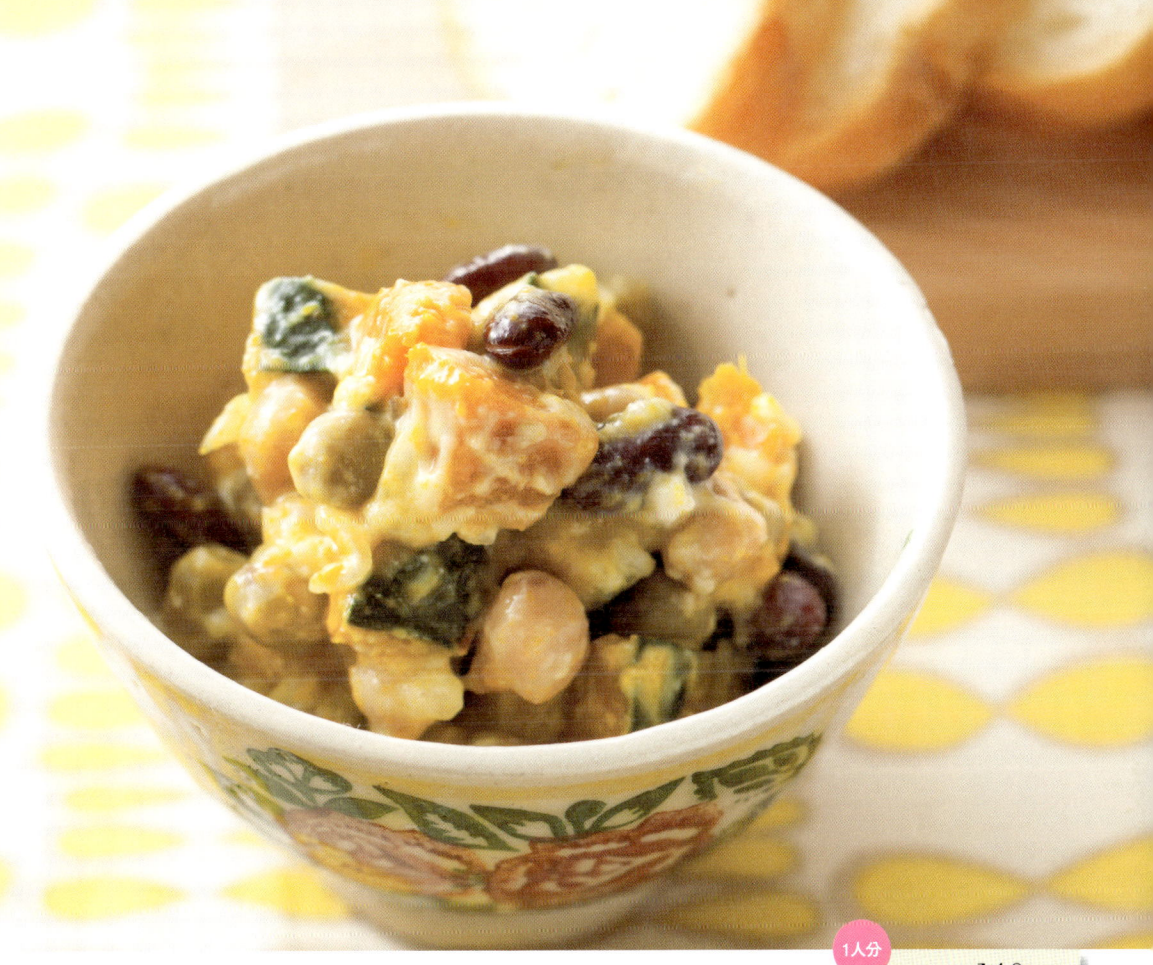

第3章 一品レシピ［野菜のおかず（サラダ）］

1人分	
エネルギー	140 kcal
脂質	1.2 g
塩分	1.5 g

かぼちゃや豆の甘味に玉ねぎの辛さがアクセント
かぼちゃと豆のサラダ

材料(1人分)
- かぼちゃ …………………… 50g
- 玉ねぎ(みじん切り) ……… 小さじ1
- ミックスビーンズ ………… 50g
- A
  - マヨ風ソース(P.112) …… 大さじ1(12g)
  - 無脂肪ヨーグルト ……… 大さじ1(16g)
  - 塩 ……………………… 少量(0.8g)
  - こしょう ……………… 少量(0.3g)

作り方
1. かぼちゃは皮をところどころむいて耐熱容器に入れ、ラップをして電子レンジで1分30秒加熱する。
2. 1にAを加えて混ぜ、熱いうちに少しつぶすように混ぜる。玉ねぎとミックスビーンズを加えて混ぜる。

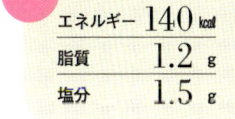

ワンポイントアドバイス
かぼちゃの甘味と玉ねぎのピリッとした辛味があるので、味つけはあっさりでもおいしく食べられます。

体調がすぐれないときは…
豆には植物繊維が多く含まれるので、体の調子と相談して量を加減しましょう。

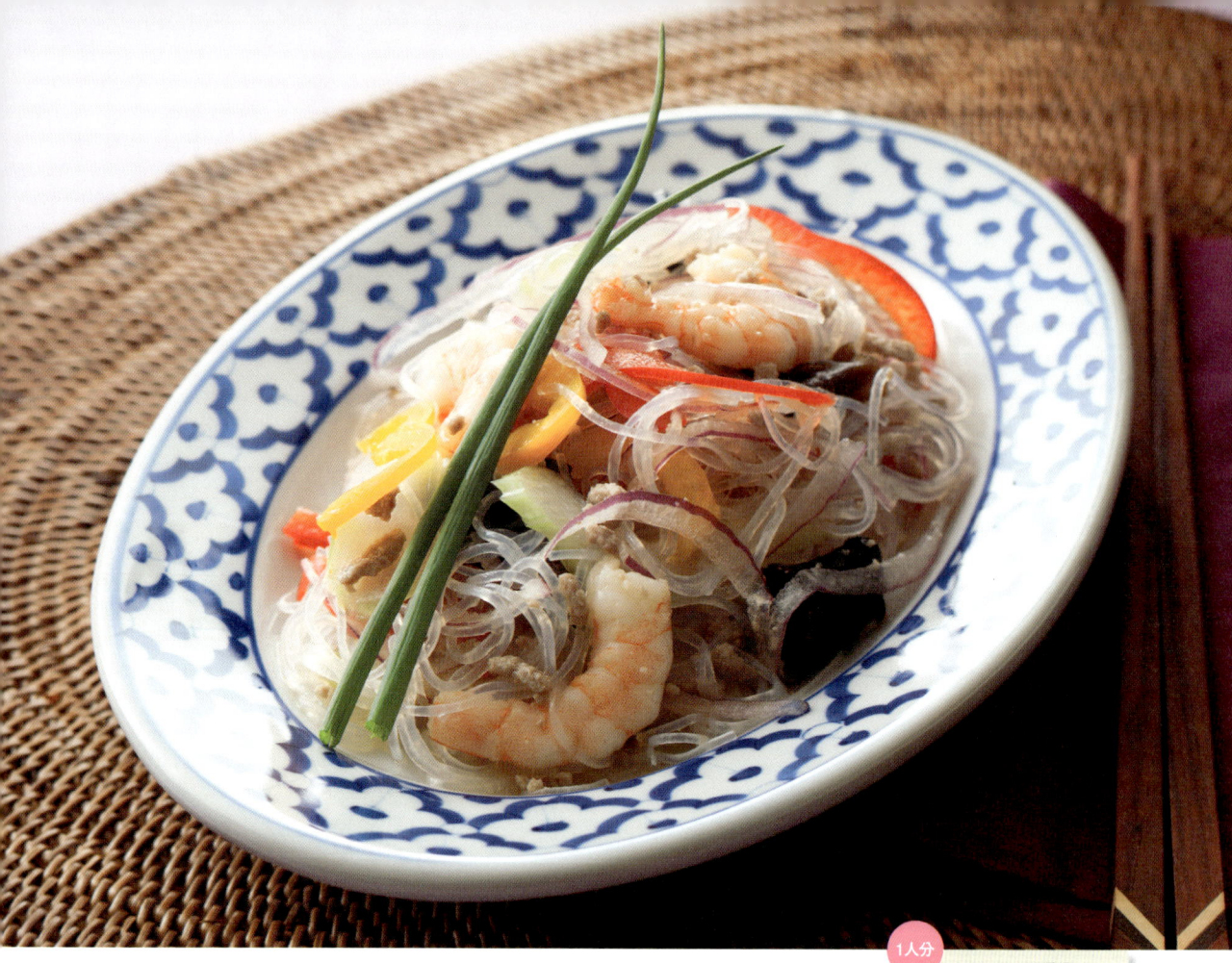

ナンプラーの風味が生きるノンオイルサラダ
タイ風春雨サラダ

1人分
エネルギー	152 kcal
脂質	2.6 g
塩分	2.0 g

材料(2人分)
- 春雨(乾燥)……………… 40g
- むきエビ ………………… 50g
- 豚ひき肉 ………………… 30g
- 玉ねぎ(あれば紫玉ねぎ)
  ……………………… 1/4個(30g)
- きくらげ(乾燥)………… 2枚(3g)
- セロリ …………………… 50g
- パプリカ ………………… 50g
- A
  - ナンプラー …… 大さじ1(18g)
  - レモン汁 ……… 大さじ1(15g)
  - 砂糖 …………… 小さじ1½(1.5g)
  - チリペッパー …………… 少量
- チャイブ(飾り用)……………適量

作り方
1. 春雨はゆでてもどし、食べやすく切る。エビと豚ひき肉もさっとゆでる。ともにあら熱をとる。
2. 玉ねぎはせん切りにする。きくらげは水でもどし、食べやすくちぎる。セロリとパプリカは薄切りにする。
3. Aを混ぜ合わせ、1と2を加えてあえる。器に盛り、チャイブを飾る。

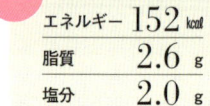

ワンポイントアドバイス
世の中には油を使っていない料理もいろいろとあることを発見できた一品。さっぱりとしていて、体の調子を見て好きな具材で楽しめます。

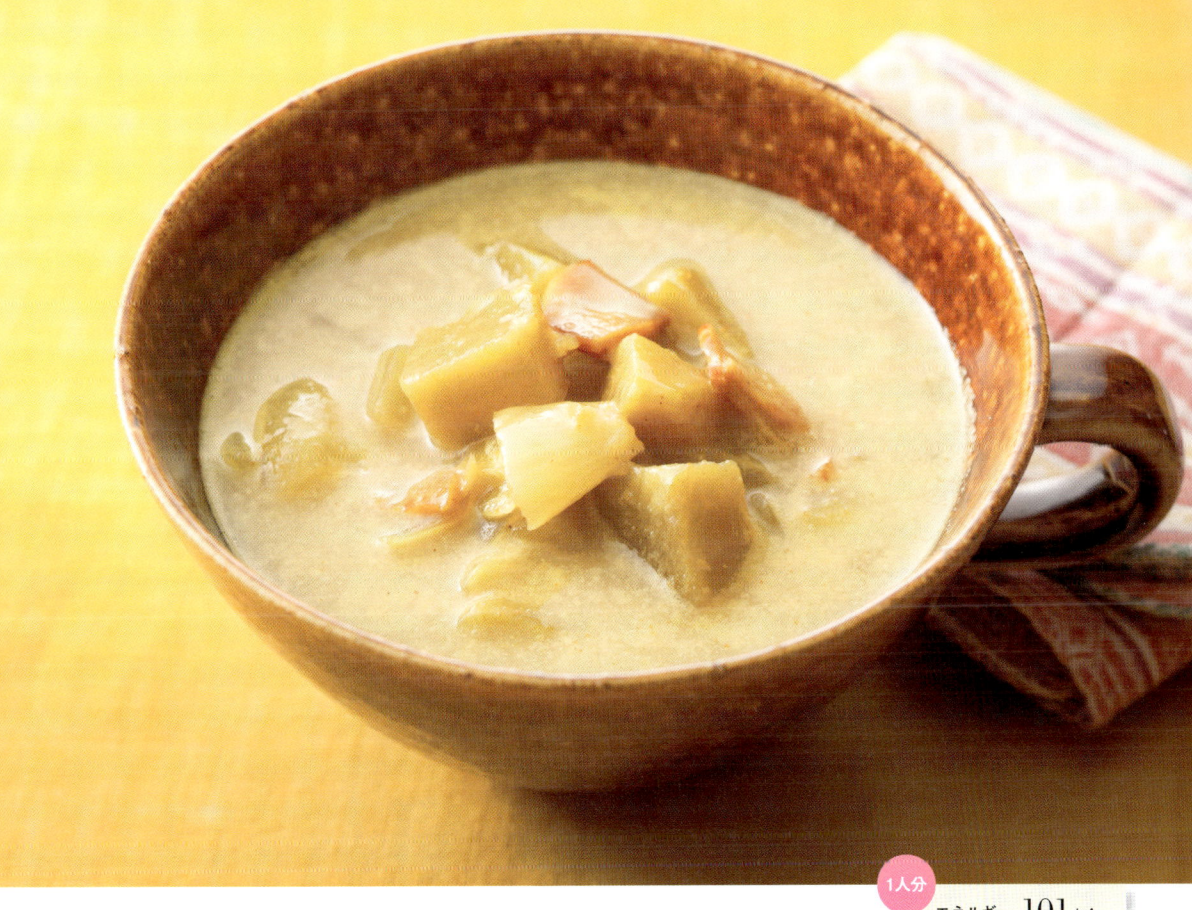

第3章 一品レシピ［野菜のおかず（サラダ・スープ）］

ココナツミルクと芋の甘さをカレー香りが引き締める
さつま芋のココナツカレースープ

1人分
エネルギー 101 kcal
脂質 3.2 g
塩分 1.2 g

材料(2人分)

さつま芋	¼本(70g)
玉ねぎ	¼個(50g)
ショルダーベーコン	3cm(10g)
カレー粉	小さじ1(2g)
スープ	1½カップ
ココナツミルク	大さじ2(30g)
塩	少量(0.8g)
こしょう	少量(0.3g)

作り方

1 さつま芋は皮をむいて2cm角に切る。水にさらし、水けをきる。
2 玉ねぎは1cm角に、ベーコンは1cm幅に切る。
3 厚手のなべに2を入れ、中火でいためる。
4 さつま芋を加えてさっといため、カレー粉を加えて混ぜる。
5 スープを注ぎ入れ、弱めの中火でさつま芋がやわらかくなるまで煮る。
6 ココナツミルクを加え、塩、こしょうで味をととのえる。

「食べたい」をかなえるコツ

誰もが好きなカレー味をベースに、具だくさんスープに仕上げました。乳製品ではなくココナツミルクを使うのもポイント。具はいろいろかえても楽しめます。

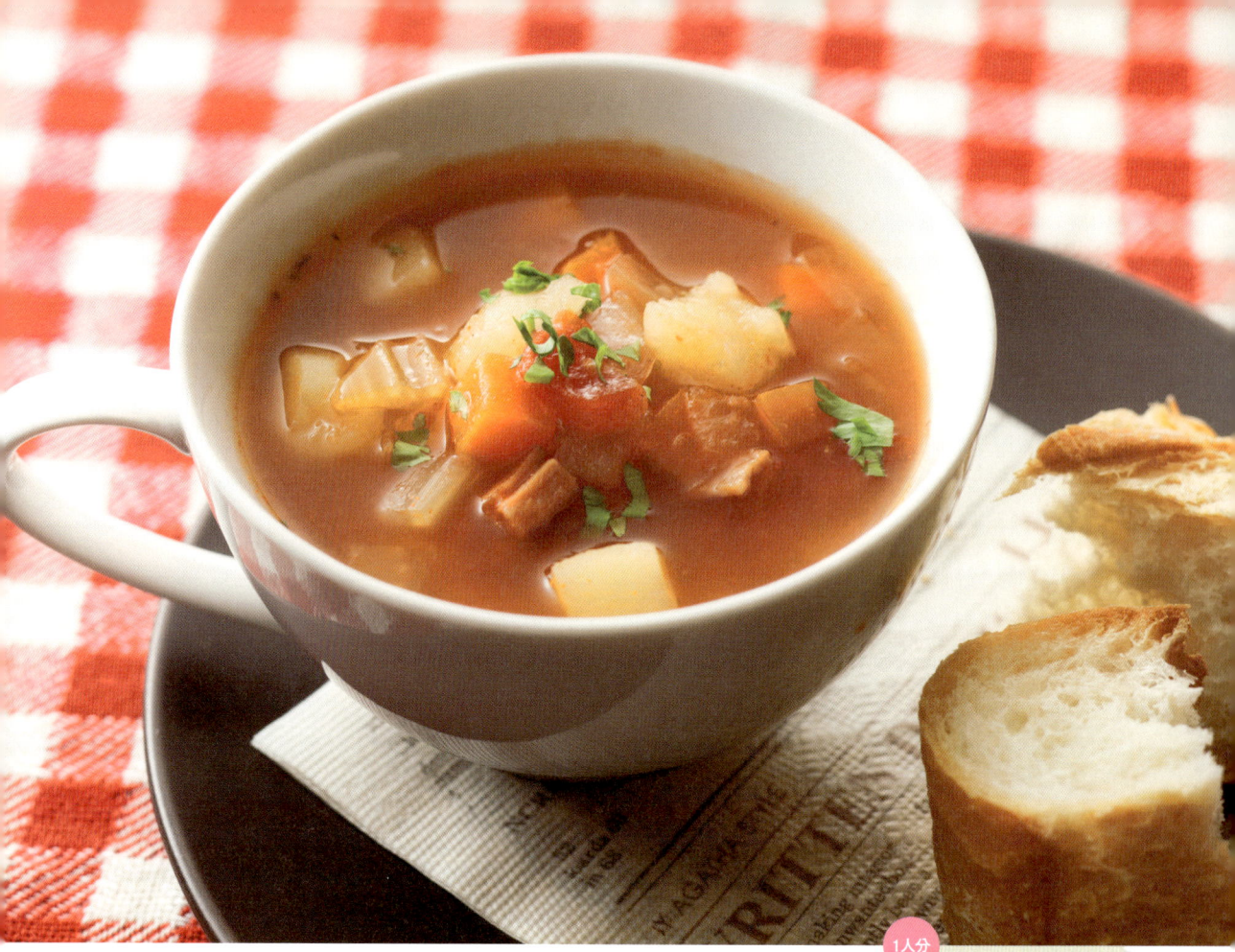

コロコロ野菜を煮込んだ定番トマトスープ
ミネストローネ

1人分	
エネルギー	94 kcal
脂質	1.7 g
塩分	1.3 g

材料(2人分)

- 玉ねぎ……………… ¼個(50g)
- にんじん…………… ⅙本(25g)
- セロリ……………… ¼本(30g)
- じゃが芋…………… ½個(75g)
- ショルダーベーコン … 1枚(25g)
- A
  - トマト水煮缶……… ¼缶(100g)
  - チキンコンソメ…… 小さじ1
  - 白ワイン…………… 大さじ1
- 塩…………………… 少量(0.8g)
- こしょう…………… 少量(0.3g)
- イタリアンパセリ(みじん切り)
  ……………………………… 少量

作り方

1 玉ねぎ、にんじん、セロリ、じゃが芋は、すべて1cm角に切る。ベーコンは1cm幅に切る。

2 なべに1とAを入れ、野菜がやわらかくなるまで弱めの中火で煮込む。塩、こしょうで味をととのえる。

3 器に盛り、イタリアンパセリを散らす。

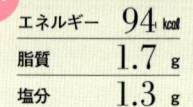

ワンポイントアドバイス

野菜がたくさんとれるので、好んで作る一品です。油でいためず、ゆっくりと中火で煮ることで野菜のうま味を引き出します。たっぷり作って、残ったらスープパスタやリゾット風にアレンジしても。

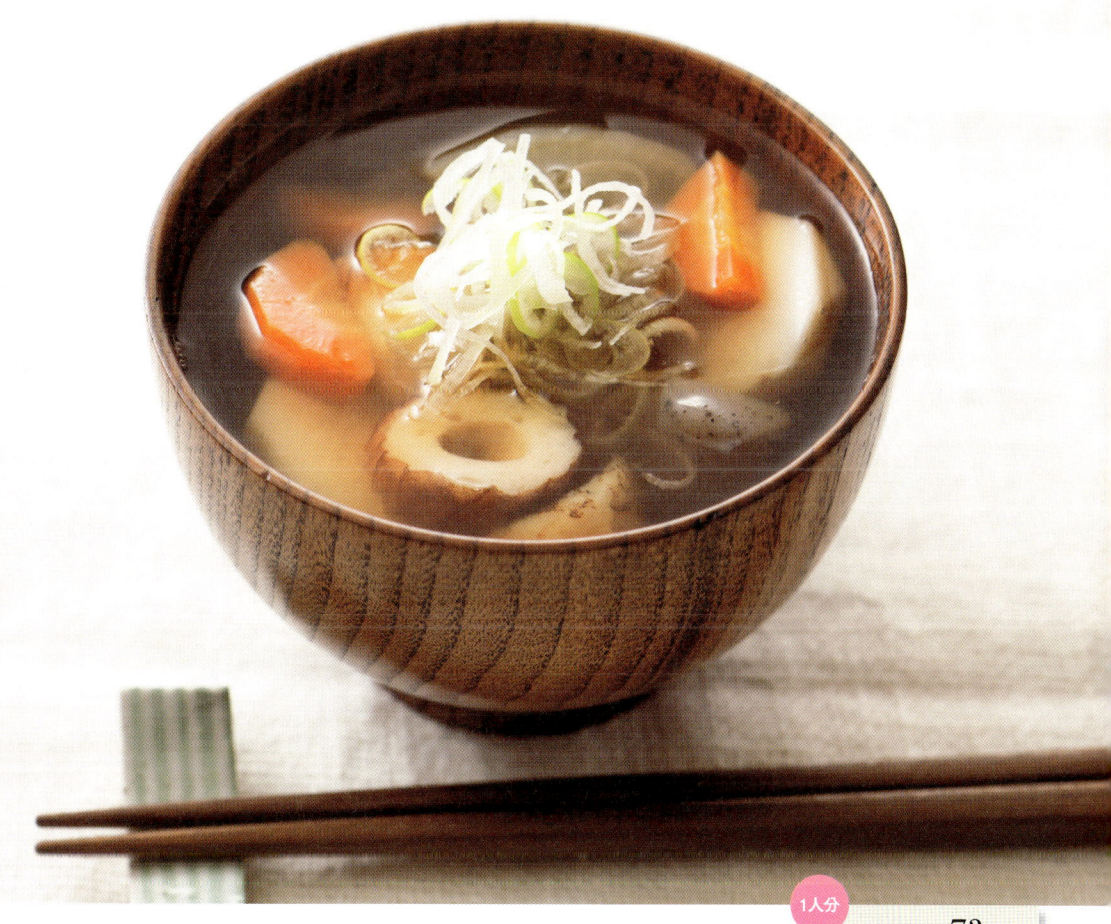

第3章 一品レシピ［野菜のおかず（スープ）］

1人分	
エネルギー	73 kcal
脂質	0.4 g
塩分	2.6 g

具だくさんで満足感たっぷりな和の汁物

根菜ののっぺい汁

材料(1人分)

里芋	1個(50g)
にんじん	1cm(20g)
大根	2cm(50g)
こんにゃく	1/6枚(30g)
ちくわ	1/2本(15g)
ねぎ	3cm(10g)
だし	1カップ
塩	小さじ1/3(2g)
しょうゆ	少量
ねぎ(飾り用、小口切り)	少量

作り方

1. 里芋は皮をむいて5mm厚さの半月切りに、にんじんは2〜3mm厚さの半月切りにする。大根とこんにゃくは厚めの短冊切りにする。ちくわは5mm厚さの輪切りにする。

2. なべに1とだしを入れて中火にかけ、やわらかくなるまで煮る。1cm幅に切ったねぎを加え、さらに1分ほど煮る。

3. 塩、しょうゆで味をととのえる。

※とろみが足りないときには、水ときかたくり粉（分量外）を足す。

4. 器に盛り、飾り用のねぎをのせる。

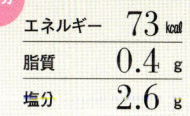

ワンポイントアドバイス

里芋のぬめりで汁にも自然なとろみがつき、体が温まる一品。根菜も体を温めてくれますよ。

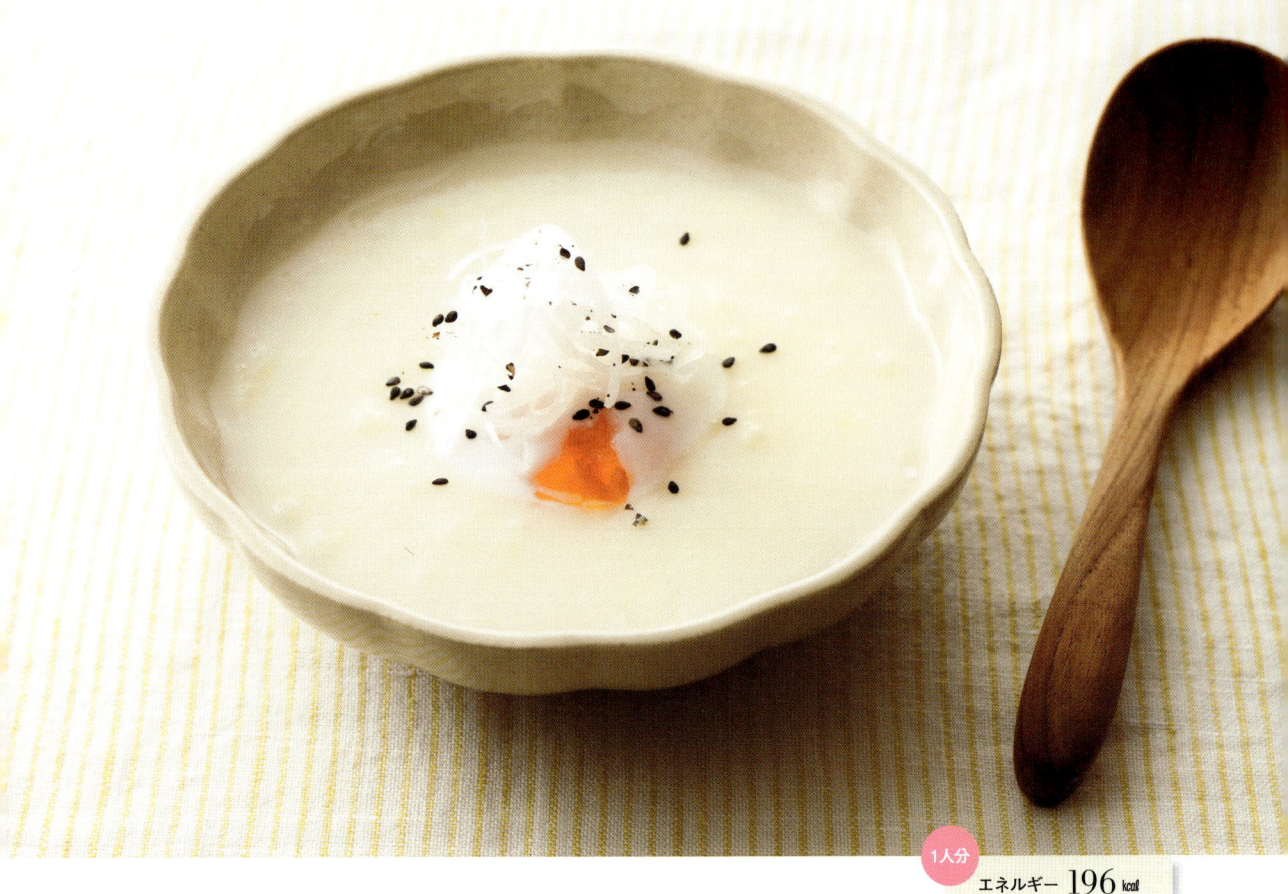

豆乳仕立てのやさしい味に卵がこくをプラス
中華風ポテトスープ

1人分	
エネルギー	196 kcal
脂質	8.0 g
塩分	1.6 g

材料(2人分)
- じゃが芋 ………… 1個(150g)
- ねぎ ……………… ¼本(30g)
- A ┌ 中華だし …… 小さじ½(2.5g)
-   └ 水 …………………… 2カップ
- 豆乳 …………… 1カップ(200mℓ)
- 塩 ………………… 小さじ¼(1.5g)
- こしょう ……………… 少量(0.3g)
- 温泉卵(市販) ………………… 2個
- 白髪ねぎ ……………………… 少量
- すり黒ごま …………………… 少量

作り方
1 じゃが芋は皮をむいて8等分に切る。ねぎは小口切りにする。
2 なべにAと1を入れ、じゃが芋がやわらかくなるまで中火でじっくりと煮込む。
3 フードプロセッサーに2を移してなめらかになるまで撹拌する。
4 豆乳を加え、塩とこしょうで味をととのえる。なべに戻して沸騰させないように温める。
5 器に温泉卵を盛り、4を注ぎ入れる。白髪ねぎをのせ、すりごまを散らす。

※体調がよければごま油を落とすとさらに香りがよい。

「食べたい」をかなえるコツ
じゃが芋のスープは洋風だとバターや生クリームを使いますが、これは中華風にして豆乳で仕上げました。ねぎの辛味とごまの香りが新鮮でおいしく、卵を落とすことで腹もちもよくなります。

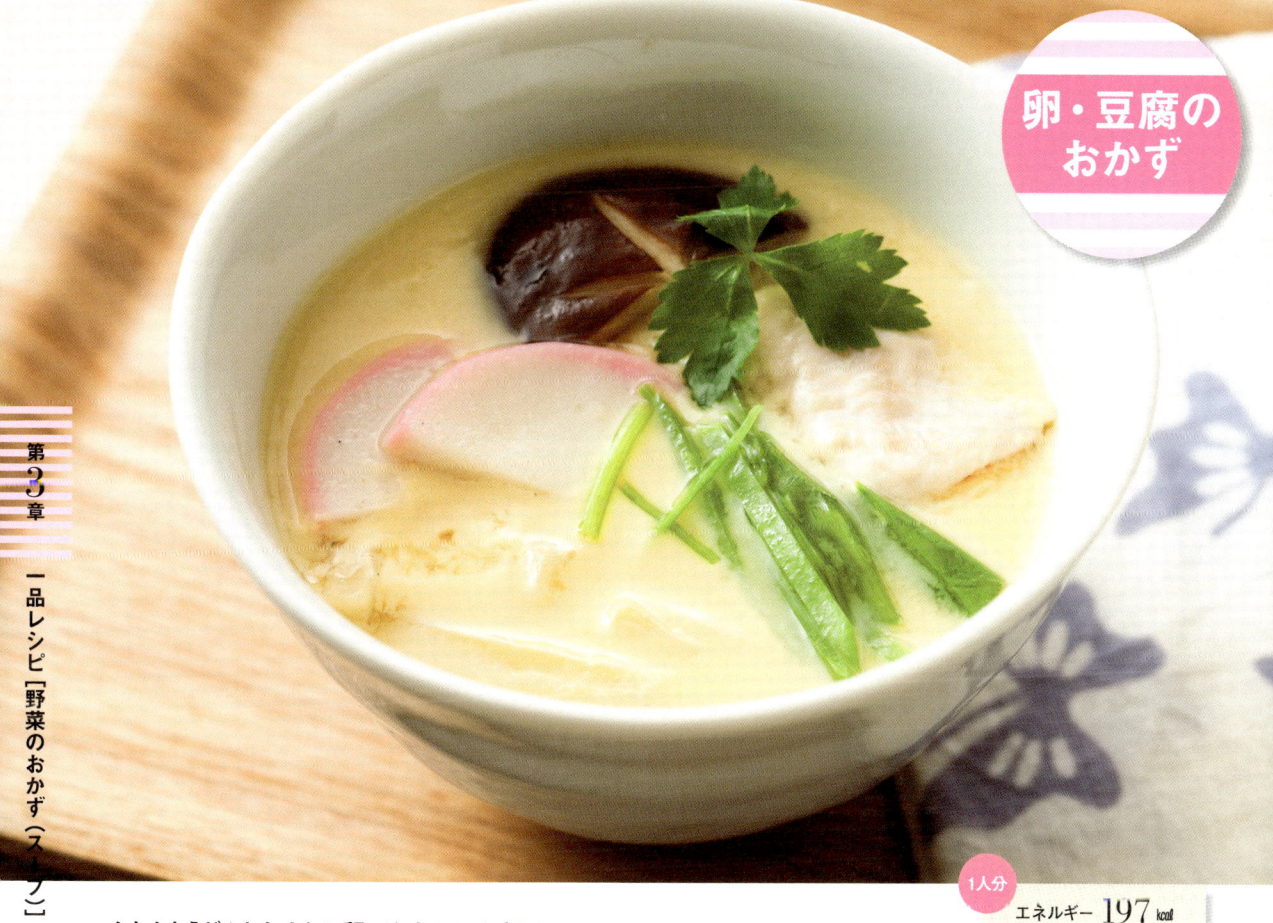

もちもちうどんとなめらか卵がおなかにやさしい
小田巻蒸し

1人分	
エネルギー	197 kcal
脂質	6.3 g
塩分	2.6 g

材料(1人分)
- 卵 ································ 1個
- 塩 ······················ 少量(0.8g)
- だし ····················· 1¼カップ
- 鶏ささ身 ······················ 20g
- 酒 ····················· 小さじ1(5g)
- しょうゆ ············· 小さじ½(3g)
- かまぼこ ················· 2枚(30g)
- しいたけ ················· ½枚(5g)
- 絹さや ··················· 2枚(7g)
- うどん ················· ¼玉(50g)
- しょうゆ ············· 小さじ½(3g)
- みりん ··············· 小さじ½(3g)
- 三つ葉 ·························· 少量

作り方

1. 卵はよくといて塩を加え、だしでのばす。なめらかに仕上げるなら、一度こす。

2. ささ身はそぎ切りにし、酒としょうゆで下味をつける。かまぼこは食べやすい大きさに切る。しいたけは石づきを除き、かさに十字に切り目を入れる。絹さやはせん切りにする。

3. うどんは、しょうゆとみりんをまぶして下味をつけ、食べやすく切る。

4. 湯通しした器に2と3を入れ、1の卵液を流し入れてふたをする。

5. 蒸気の上がった蒸し器に4を入れ、強火で3分蒸す。表面が白く固まったら弱火にして約15分蒸す。

6. 蒸し器から出し、いったんふたをあけ ざく切りにした三つ葉をのせ、再びふたをして30秒ほど蒸らす。

ワンポイントアドバイス

つるりとのどごしのいいうどんと卵を合わせた、調子があまりよくないときにも食べやすいメニュー。体もおなかも温まります。うどんがもちもちしているので、卵液は普通の茶わん蒸しよりもゆるめにするのがおいしく作るコツ。

半熟状のふわふわ卵にとろりとしたあんをかけて
エビ卵あんかけ

1人分
エネルギー 162 kcal
脂質 5.9 g
塩分 2.6 g

材料(1人分)

- 卵 ………………………… 1個
  - 砂糖 ………… 小さじ½(1.5g)
  - 酒 …………… 小さじ2(10g)
  - 塩 ……………… 少量(0.3g)
- むきエビ ………………… 50g
  - 塩 ……………… 少量(0.3g)
  - 酒 …………… 小さじ1(5g)
- ねぎ …………………… ¼本(50g)
- 酒 ………………… 大さじ1(15g)

あん
- だし ………………… ¾カップ
- しょうゆ ……… 大さじ½(9g)
- みりん ………… 小さじ½(3g)
- 塩 ……………… 少量(0.3g)
- かたくり粉 …… 小さじ1(3g)

仕上げ用
- しょうがの搾り汁 ……… 小さじ1
- ねぎ(みじん切り) ……… 少量

作り方

1 卵は割りほぐして砂糖、酒、塩を混ぜる。エビは塩と酒をもみ込む。ねぎはみじん切りにする。

2 フッ素樹脂加工のフライパンを温め、エビを入れていためる。色が変わったらねぎを加えて酒をふり、しんなりしたら卵液を一気に流し入れてゴムべらで大きく混ぜる。半熟状になったらすぐに器に盛る。

3 小なべにあんの材料を入れ、煮立てる。

4 2に3をかけ、仕上げ用のしょうがの搾り汁とねぎを散らす。

ワンポイントアドバイス

卵を入れたら中火にし、ゴムべらで大きくゆっくりと、フライパンから卵をはがすような感じでかき混ぜます。半熟状になったら、すぐに器に返します。とろりとしたあんをかければ、ふんわりとろとろの食感に。

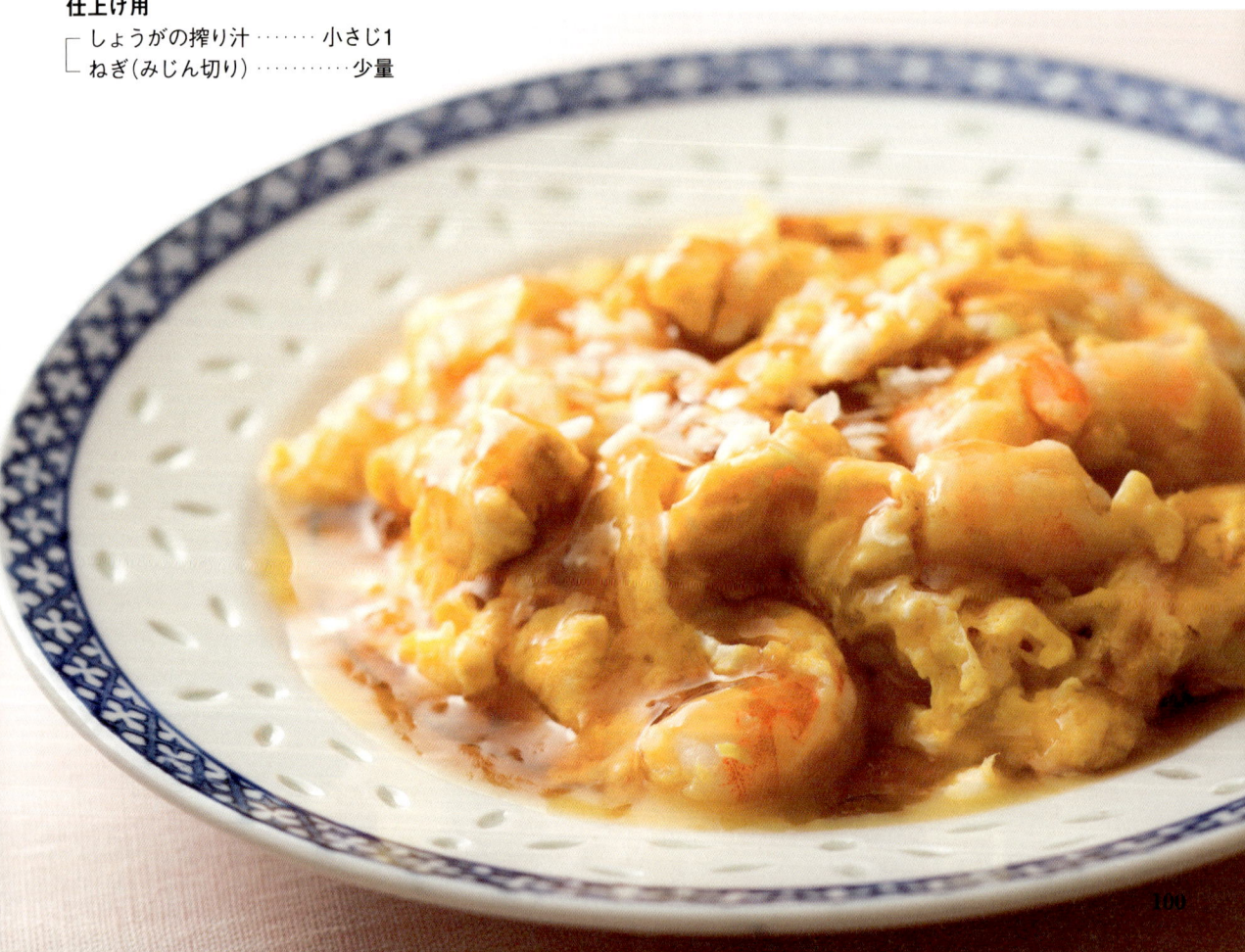

オイスターソースの香りが食欲をそそる
卵とトマト、牛肉のいため物

1人分	
エネルギー	200 kcal
脂質	11.6 g
塩分	2.4 g

材料(2人分)

- 牛もも薄切り肉 …………… 70g
  - しょうゆ ……… 小さじ1(6g)
  - 酒 ……………… 小さじ1(5g)
  - かたくり粉 …………… 適量
- 卵 …………………………… 2個
  - 酒 …………… 大さじ½(7.5g)
  - 豆乳 ………… 大さじ1(15mℓ)
- トマト ………………… ½個(100g)
- にんにく、しょうが …… 各少量
- ねぎ ………………… 3cm(20g)
- ごま油 …………… 小さじ½(2g)
- しょうゆ ………… 大さじ½(9g)
- オイスターソース … 大さじ1(18g)

作り方

1 牛肉は食べやすい大きさに切って、しょうゆと酒、かたくり粉をもみ込んで15分おく。

2 卵に酒と豆乳を加えて混ぜる。フッ素樹脂加工のフライパンを温めて卵液を流し入れ、ゴムべらで大きく混ぜてふんわりとしたいり卵を作る。

3 トマトは皮と種をとり、8等分のくし形に切る。にんにくとしょうが、ねぎはみじん切りにする。

4 2のフライパンのよごれをふき、ごま油を熱してにんにく、しょうが、ねぎをいためる。香りが出たら1を加え、色が変わったら2とトマトを加えていため合わせる。

5 しょうゆとオイスターソースをまわし入れ、さっとからめる。

ワンポイントアドバイス

野菜も卵もお肉もいっしょにとれるうえ、メインになる一皿。「エビ卵あんかけ(P.100)」と同様に、ゴムべらでゆっくり大きくかき混ぜるのが卵をとろりとさせるコツです。調味料を加えてからは、あまり火にかけておかないようにしましょう。

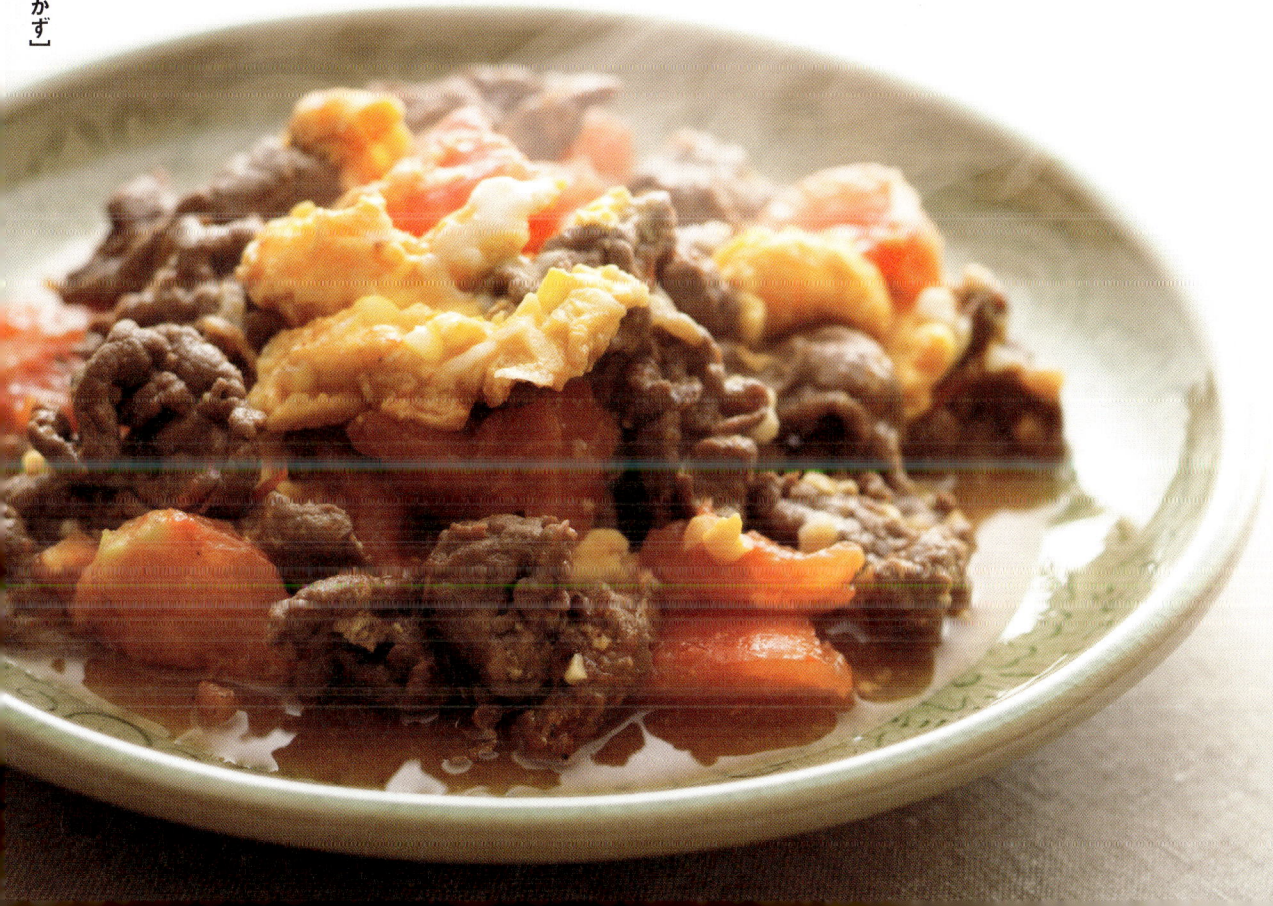

第3章 一品レシピ [卵・豆腐のおかず]

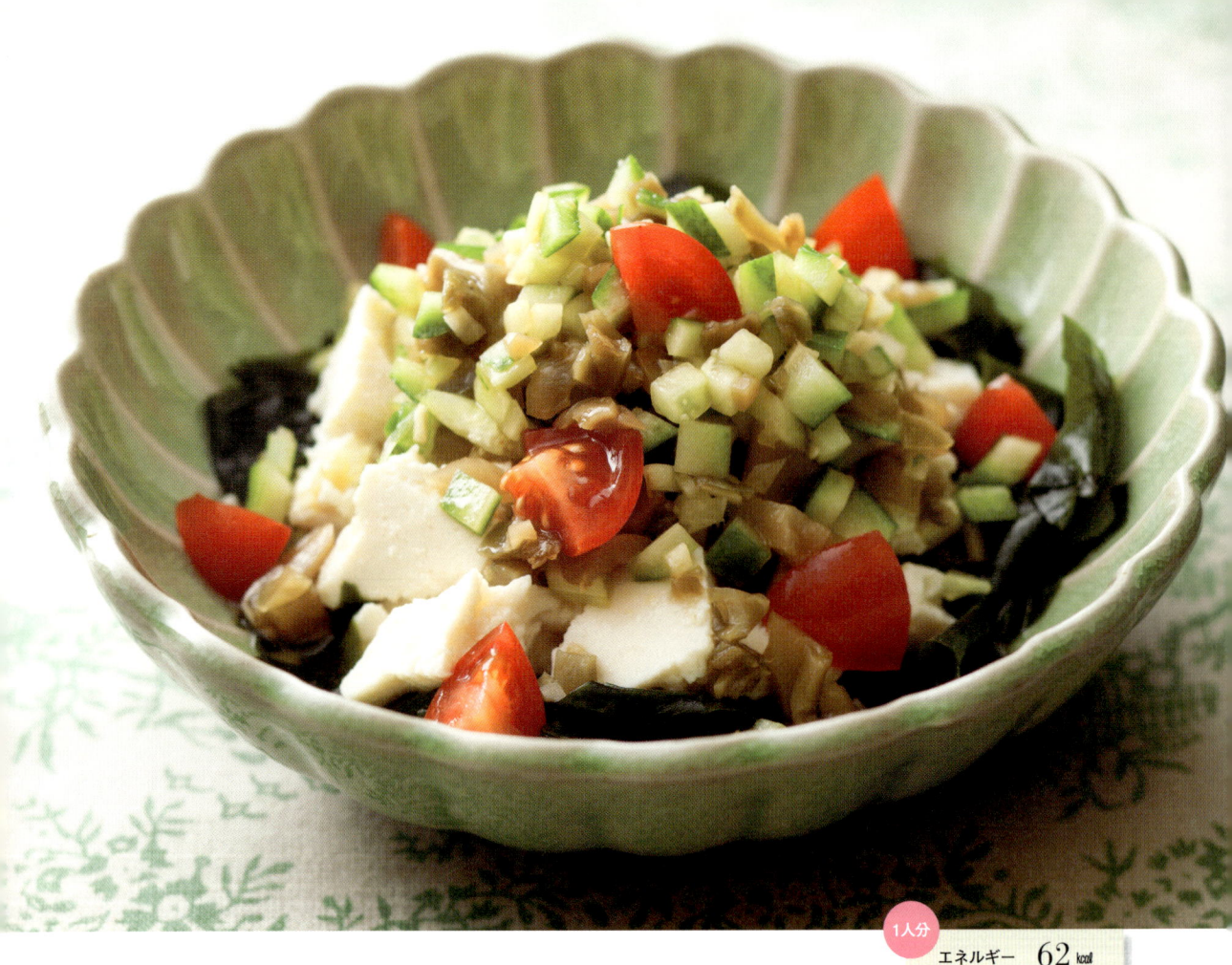

ザーサイの食感が楽しい、冷ややっこの進化形
豆腐とザーサイのサラダ

1人分	
エネルギー	62 kcal
脂質	3.0 g
塩分	1.9 g

材料(2人分)

絹ごし豆腐 ……………… ½丁(150g)
わかめ(乾燥) ………………………… 2g
きゅうり ………………………… ¼本(35g)
ザーサイ ………………………… 15g
しょうが ………………………… 少量
A ┌ ごま油 ……………… 小さじ⅓
　├ しょうゆ ……… 小さじ2(12g)
　└ 酢 …………………… 小さじ2(10g)
プチトマト ………………… 2個(16g)

作り方

1 豆腐は耐熱皿にのせ、ラップをかけずに電子レンジで2〜3分加熱する。出てきた水けをきって手であらくくずす。

2 わかめは水でもどして、食べやすく切る。

3 きゅうりは5mm角に切り、ザーサイとしょうがはあらく刻んで、Aと混ぜ合わせる。

4 器に2を敷き、1をのせ、3をかける。8等分に切ったプチトマトを散らす。

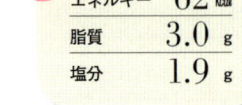

ワンポイントアドバイス

良質のたんぱく質を含む豆腐は、積極的にとりたい食品。ワンパターンにならないように、野菜やわかめといっしょに中華風のサラダにしました。豆腐は包丁で切らずに手でくずしたほうが、味がよくからみます。

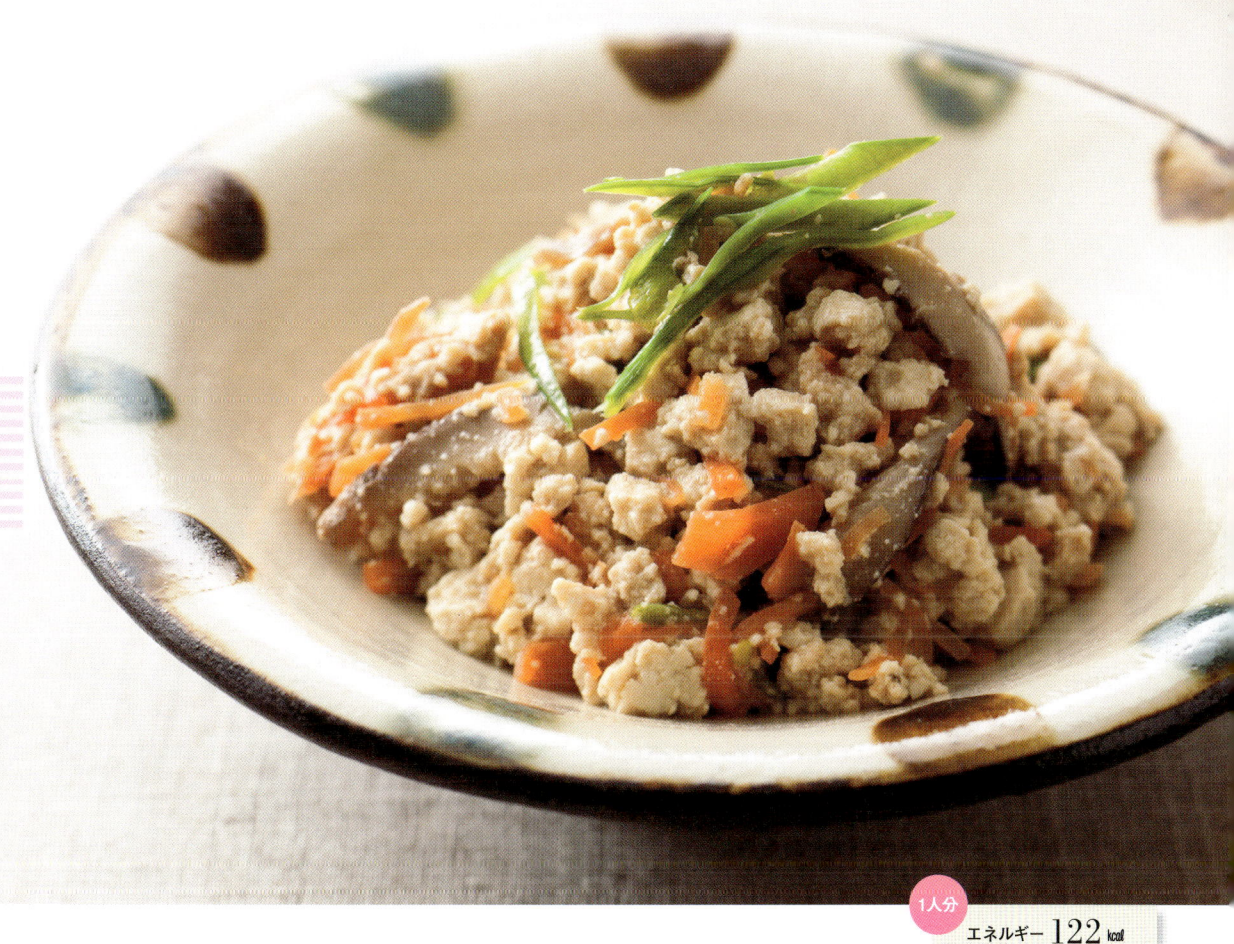

第3章 一品レシピ [卵・豆腐のおかず]

1人分	
エネルギー	122 kcal
脂質	5.4 g
塩分	1.4 g

たっぷりの野菜とほろほろの豆腐でほっとする味
いり豆腐

材料(2人分)
- もめん豆腐　½丁(150g)
- にんじん　20g
- しいたけ　1枚(7g)
- ねぎ　5cm(30g)
- 絹さや　2枚(7g)
- 鶏ひき肉　30g
- ごま油　小さじ½(2g)
- しょうゆ　大さじ1(18g)
- 砂糖　大さじ1(9g)

作り方

1. 豆腐は耐熱皿にあらくくずして入れ、ふんわりラップをして電子レンジで4分加熱する。ざるにあげて、自然に水けをきる。

2. にんじんは3cm長さのせん切りにする。しいたけは石づきを除き、3cm長さのせん切りにする。ねぎは小口切りにする。

3. 絹さやは塩少量（分量外）を加えた湯でゆでて水けをきり、せん切りにする。

4. なべにごま油を熱し、ひき肉を入れ、ポロポロになるまでいためる。

5. にんじん、しいたけを加えてしんなりするまでいためる。ねぎを加えてひと混ぜしたら、しょうゆと砂糖を加えて混ぜる。煮立ったら豆腐を加え、汁けがなくなるまでいり煮する。

6. 器に盛り、3をのせる。

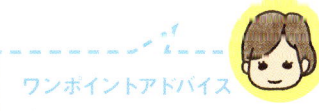

ワンポイントアドバイス
多めに作っても、すぐになくなる人気メニュー。ほっとする「お母さんの味」で、誰にでも喜ばれます。

デザート

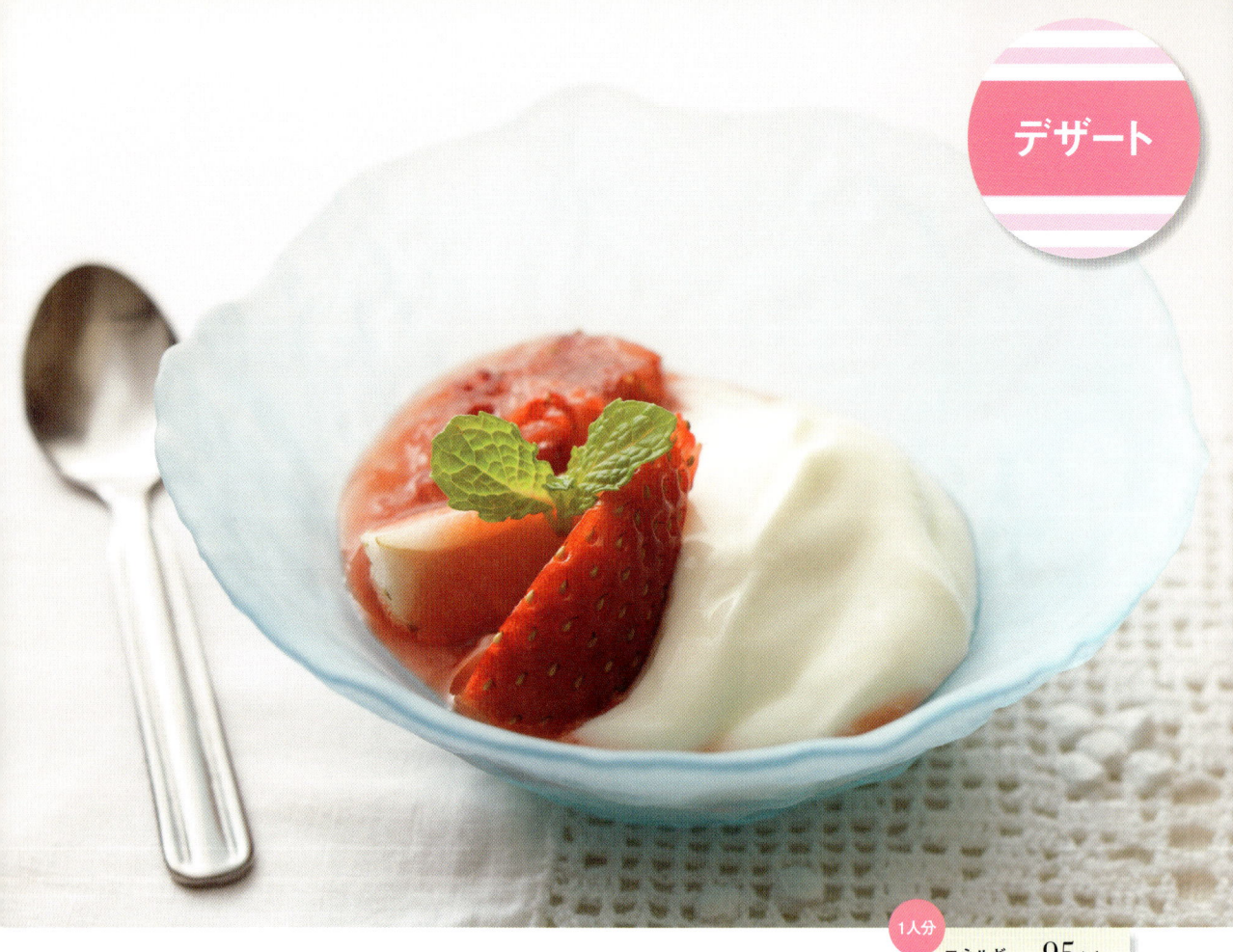

1人分	
エネルギー	95 kcal
脂質	0.0 g
塩分	0.1 g

フランスの郷土菓子をヨーグルトでアレンジ
クレームダンジュ

材料(約4人分)
無脂肪ヨーグルト……………500mℓ
砂糖………………………大さじ3(27g)
いちご……………………4個(50g)
好みのジャム、ミントの葉(飾り用)
………………………………各適量

作り方
1 ざるにキッチンペーパーを敷き、ヨーグルトを入れてボウルに重ね、ラップをして冷蔵庫で約半日おく。
2 水けが出て約半分量になったら、砂糖を加えて混ぜる。冷蔵庫で冷やす。
3 器に盛り、いちごや好みのジャムを添え、あればミントの葉を飾る。

「食べたい」をかなえるコツ
ヨーグルトはおなかにやさしい発酵食品。でも乳製品なので、無脂肪のものを使っています。水けをきるとクリームチーズのような味わい。ゼラチンでかためてムース風にしたり、サワークリームの代わりにも使えるので、知っておくと便利です。

第3章 一品レシピ［デザート］

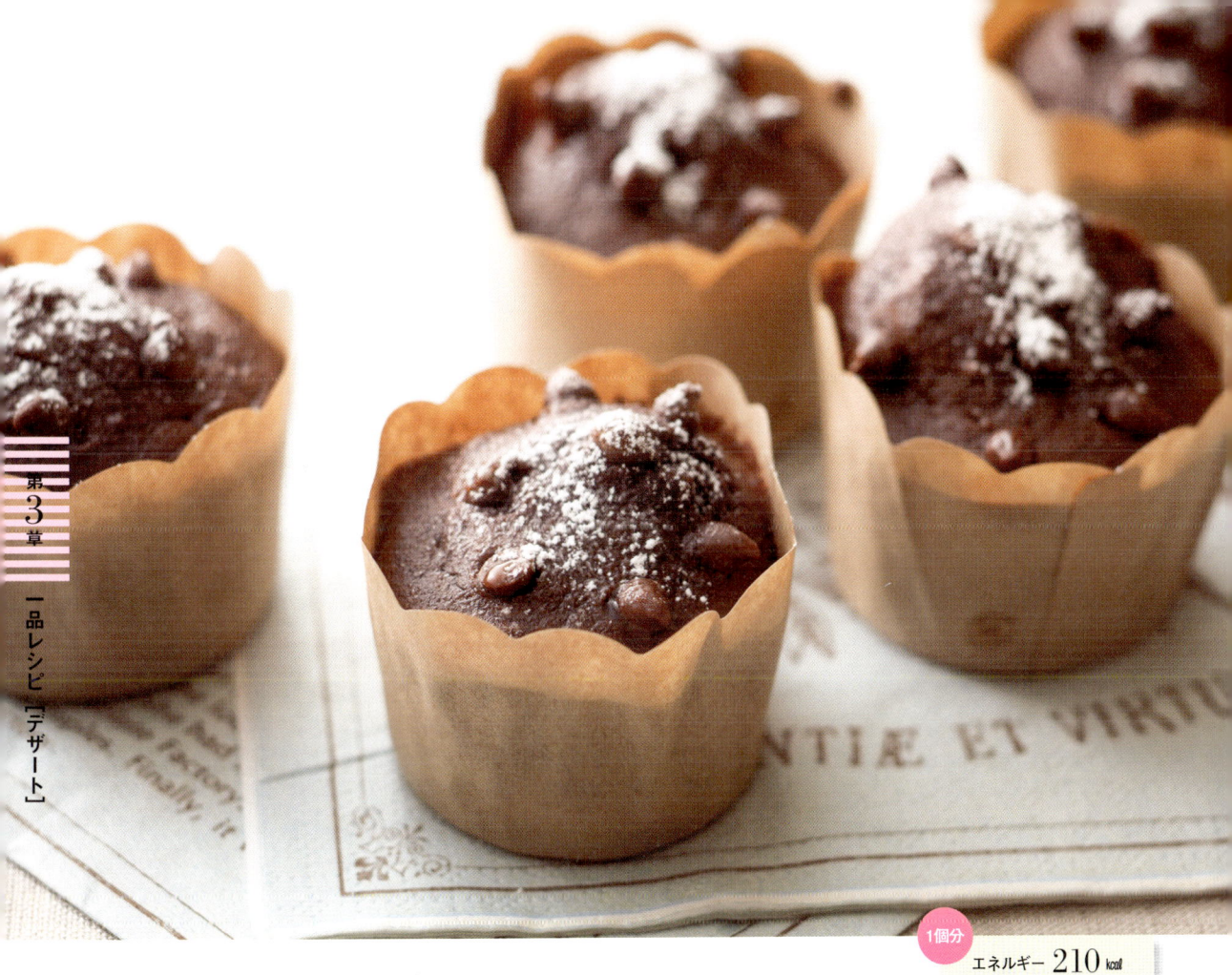

バナナの風味を生かしたしっとりケーキ
チョコバナナケーキ

1個分	
エネルギー	210 kcal
脂質	8.2 g
塩分	0.2 g

材料（直径5cmのカップ8個分）

- バナナ……2本（150g）
- ブランデー……大さじ1
- 薄力粉……100g
- ベーキングパウダー……小さじ½（2g）
- ココアパウダー……30g
- 卵白……2個分
- 砂糖……20g
- 卵黄……2個分
- 砂糖……40g
- 豆乳……¼カップ（50ml）
- チョコチップ……30g
- 粉糖……適量

作り方

1. バナナはフォークでピュレ状につぶしてブランデーを混ぜておく。
2. 薄力粉はベーキングパウダー、ココアと合わせてふるっておく。
3. ボウルに卵白をときほぐし、砂糖を加えてハンドミキサーでかたく泡立てる。
4. 別のボウルで卵黄と砂糖を白っぽくなるまで泡立てる。1と豆乳を加えてよく混ぜる。
5. 4に2を2〜3回に分けて加え、粉けがなくなるまで混ぜる。3の卵白も2〜3回に分けて加え混ぜる。
6. ペーパーカップに5を8分目まで入れ、チョコチップをのせる。180度に予熱したオーブンで15分焼き、粉糖をふりかける。

「食べたい」をかなえるコツ

息子の入院中から作っていたカップケーキ。バターの代わりにバナナを使うことで、しっとりした焼き上がりになります。大きく焼くよりも小分けに焼くほうが、うまく仕上がります。ココアパウダーを省略すると、プレーンなバナナケーキになりますよ。

油なしでもふわふわしっとり食感
紅茶のシフォンケーキ

⅛量
エネルギー 139 kcal
脂質 3.2 g
塩分 0.2 g

材料（直径18cmのシフォンケーキ型1個分）

- 紅茶（ティーバッグ）……… 2個
- 熱湯（牛乳でもよい）……… 70ml
- 卵白 ……… 4個分
- 砂糖 ……… 40g
- 卵黄 ……… 3個分
- 砂糖 ……… 30g
- 薄力粉（ふるっておく）……… 70g
- 豆乳カスタードクリーム（P.110）、好みのくだもの ……… 各適量

「食べたい」をかなえるコツ

家族が大好きなシフォンケーキを思いきってサラダ油なしで焼いてみました。問題なくふくらむのですが、すぐにパサついてくるので、水分量を少し増やしてみたら大成功。このほうがおいしいかもと思えるでき映えです。

作り方

1. 紅茶は分量の熱湯でかなり濃いめにいれておく。ティーバッグは絞って、1個は中の茶葉をとり出しておく。

2. 大きなボウルに卵白を入れてハンドミキサーで軽く泡立て、砂糖を加えて約4分泡立て、つまようじを刺しても倒れないくらいしっかりとしたメレンゲを作る。

3. 別のボウルに卵黄をほぐして砂糖を加え、白っぽくなるまで泡立てる。

4. 3に1の紅茶液と茶葉を加えて混ぜる。薄力粉を2回に分けて加え、なめらかになるまで混ぜる。

5. 2の半量を加えて泡立て器で泡をつぶさないようにさっくりと、白い部分が見えなくなるまで混ぜる。2のボウルに戻し入れ、白い部分が見えなくなるまで混ぜる。

6. 5を型に流し込み、160度に予熱したオーブンで30分焼く。

7. 焼き上がったら型のまま空き瓶などに逆さまにして差し、冷ます。完全に冷めたら型からはずし、カットして器に盛り、カスタードクリームや好みのくだものを添える。

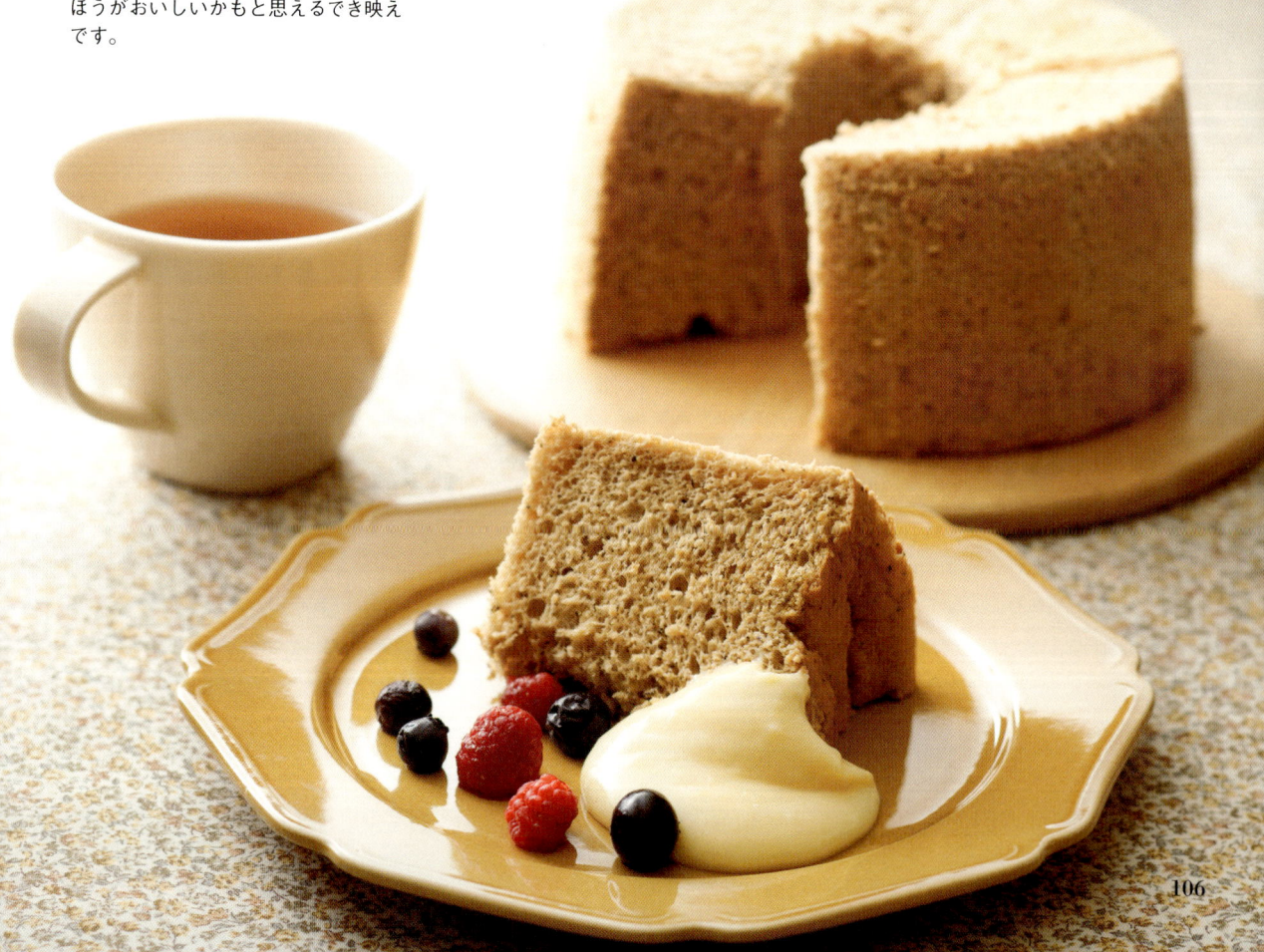

第3章 一品レシピ［デザート］

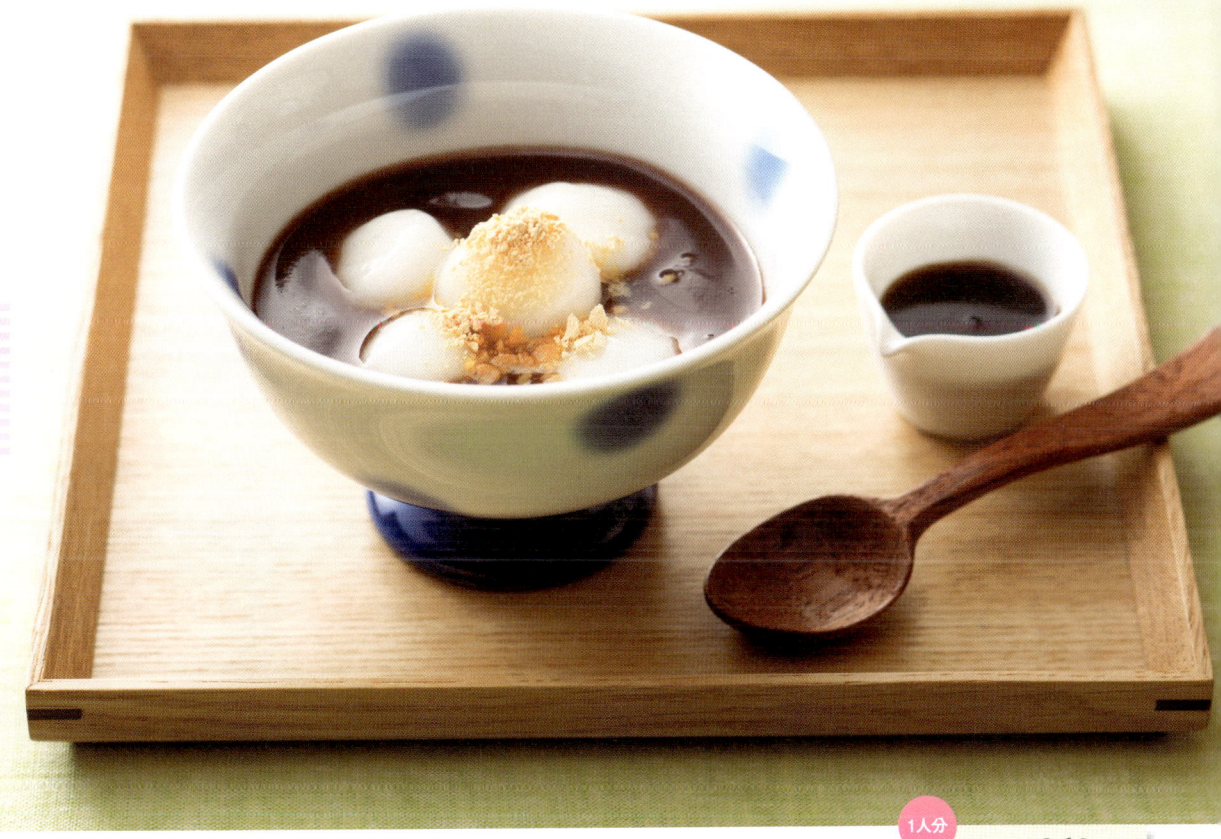

トッピングをかえても楽しい、もちもち白玉

あんこ白玉

1人分	
エネルギー	269 kcal
脂質	2.8 g
塩分	0.0 g

材料(2人分)

- 白玉粉　　　　　　　　　80g
- 豆乳　　　　　　　　　70〜80ml
- こしあん(市販)　　　大さじ2(20g)
- 黒みつ　　　　　　　大さじ2(42g)
- きな粉　　　　　　　大さじ1(14g)

作り方

1. ボウルに白玉粉を入れ、豆乳を加えて耳たぶくらいのやわらかさに練る。
2. 直径3cmくらいのボール状に丸め、真ん中を少しつぶして湯でゆでる。浮き上がってきたら1〜2分ゆで、水にとって冷ます。
3. 器にこしあんを入れ、2をのせ、好みで黒みつ、きな粉をかけくいただく。

ワンポイントアドバイス

和菓子は、バターや生クリームを使うことが多い洋菓子に比べて、安心して楽しめるおやつ。白玉はトッピングもかえられるので、アレンジ自在です。

体調がすぐれないときは…

調子がよくないときには、残渣が出やすい粒あんではなく、こしあんにします。

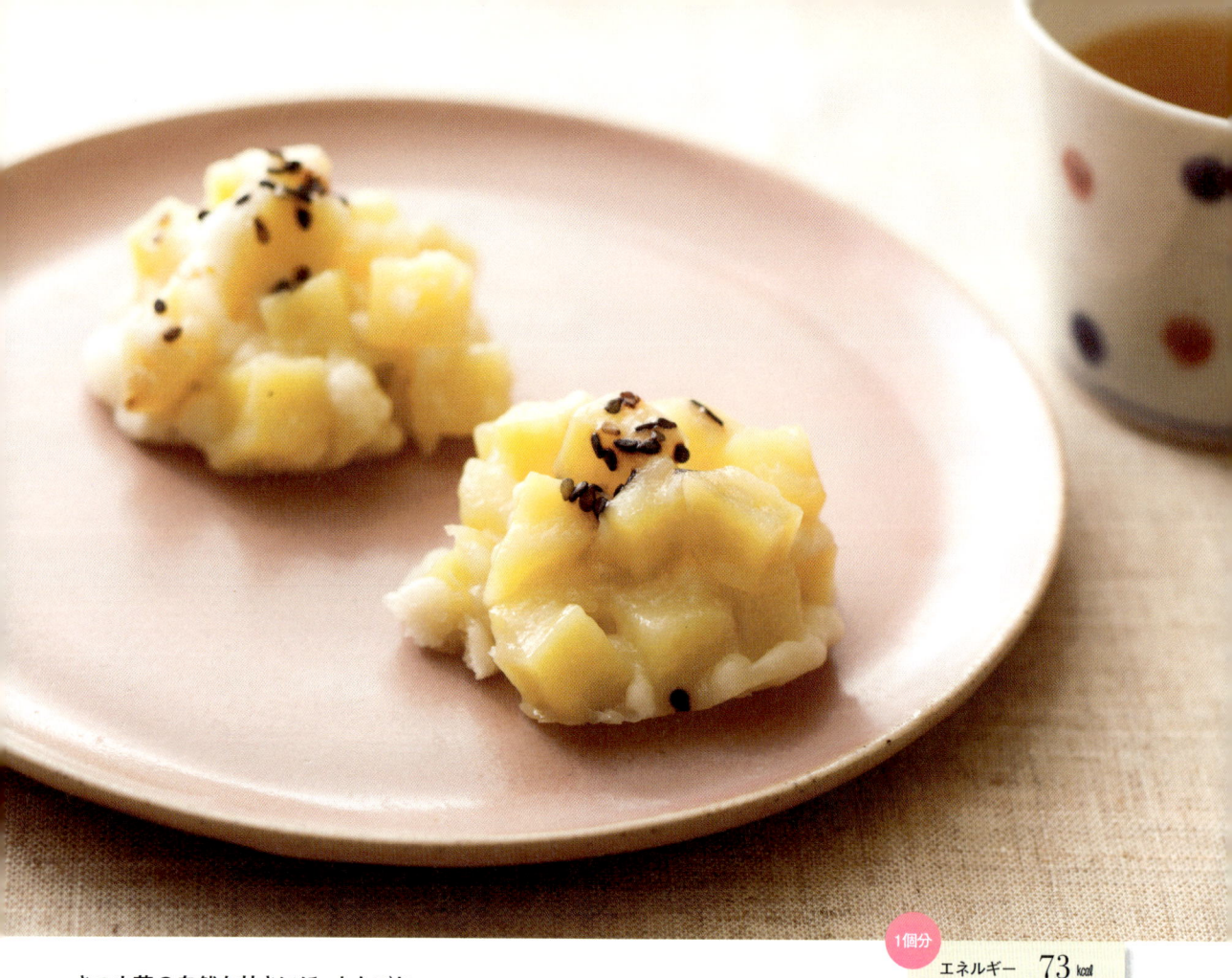

さつま芋の自然な甘さにほっとなごむ
さつま芋の鬼まんじゅう

1個分
エネルギー	73	kcal
脂質	0.3	g
塩分	0.0	g

材料(8個分)
- さつま芋 …………………… 200g
- 砂糖 ………………………… 40g
- 薄力粉※ …………………… 40g
- ベーキングパウダー※
  　…………… 小さじ1/3(約1.3g)
- いり黒ごま ………… 小さじ1(3g)

※薄力粉は米粉でもよい。ベーキングパウダーは省略してもよい。

作り方

1　さつま芋は皮をむき、1cm角に切って水に30分ほどさらす。ざるにあげて水けをきり、キッチンペーパーでしっかり水けをふく。砂糖をまぶしてさらに20分ほどおく。

2　薄力粉とベーキングパウダーを混ぜる。

3　1に2を混ぜ、様子を見ながら生地がまとまるまで薄力粉(分量外)を足す。

4　蒸気の上がった蒸し器にクッキングシートを敷き、3をスプーンで大さじ2くらいずつ落とす。ごまをふり、15分ほど蒸す。

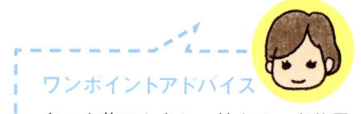

ワンポイントアドバイス
さつま芋のやさしい甘さで、老若男女問わず好まれるおやつ。誰でも失敗なくできるのもうれしいですね。薄力粉を、生地がひとまとまりになるまで足していくのがコツです。

第3章 一品レシピ [デザート]

涼やかなプリンをフレッシュなフルーツソースで
豆乳プリン

1個分
エネルギー	123 kcal
脂質	2.1 g
塩分	0.0 g

材料（グラス3〜4個分）

- 豆乳 ………… 2カップ（400mℓ）
- 砂糖 …………… 大さじ2（30g）
- ゼラチン ……… 5g
- マンゴー（缶詰）……… 1缶（200g）
- ミントの葉（飾り用）……… 適量

作り方

1. ゼラチンは3倍量の水でふやかす。
2. なべに豆乳と砂糖を入れて火にかけ、砂糖がとけて沸騰する寸前に火を止める。1を加えて余熱でゼラチンをとかす（煮立てると豆乳が分離してしまうので、煮立てないこと）。
3. 耐熱グラスに2を注ぎ、冷蔵庫で冷やしかためる。
4. マンゴーは、飾り用に1切れほどとり分け、残りのマンゴーと缶汁の半量をミキサーにかけてピュレにする。
5. かたまった3の上に4のピュレをのせる。飾り用のマンゴーを刻んでのせ、あればミントの葉を飾る。

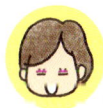

「食べたい」をかなえるコツ

ゼラチンでかためるデザートも、おなかにやさしいメニュー。豆乳のくせは、マンゴーやいちごなど、酸味のあるくだものがじょうずにカバーしてくれます。くだもののソースのほか、あんこや抹茶ソース、きな粉とも好相性で、飽きのこない味です。

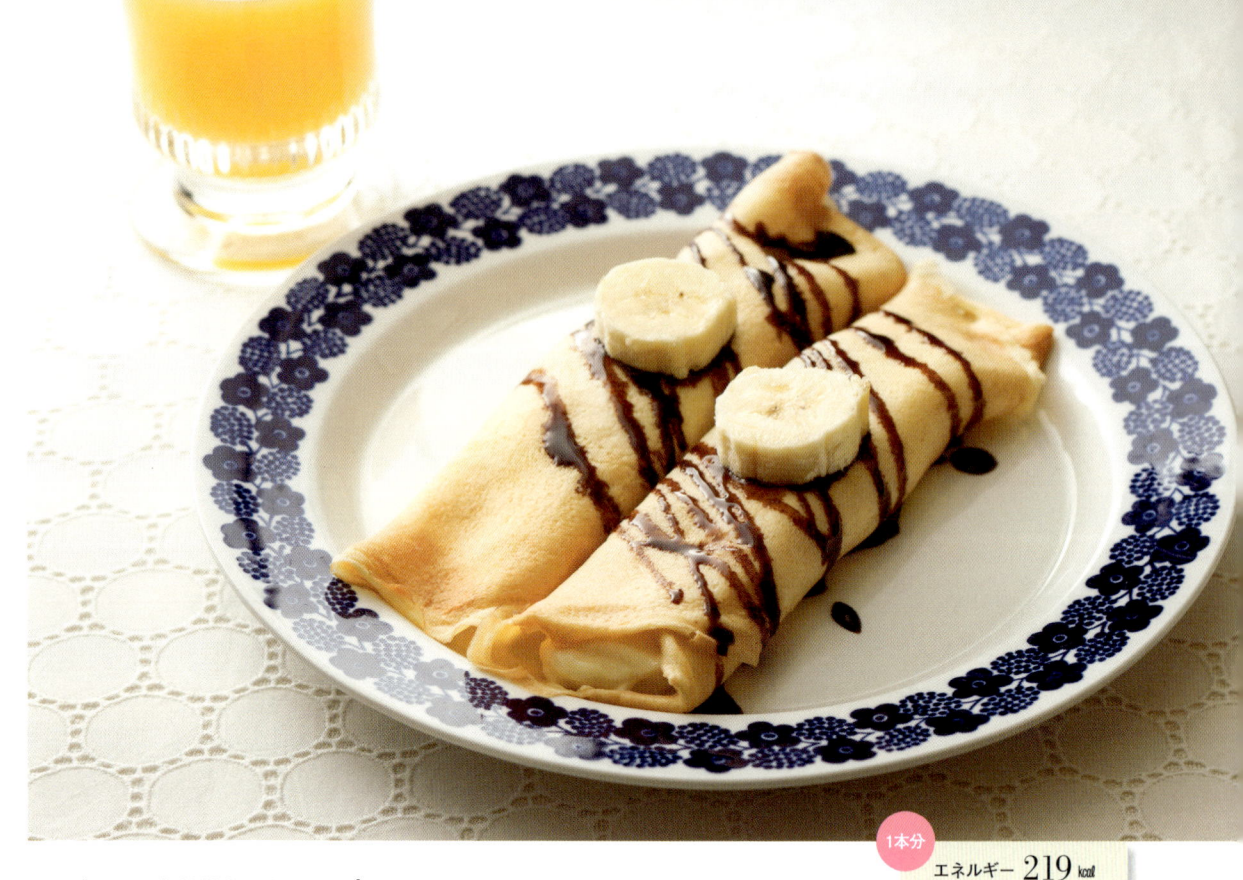

レンジで作る脂質控えめなクレープ
豆乳クレープ

1本分	
エネルギー	219 kcal
脂質	7.0 g
塩分	0.1 g

材料(6本分)

クレープ生地
- 薄力粉　　　　　　　　　60g
- 砂糖　　　　　　　大さじ2(18g)
- 卵　　　　　　　　　　　1個
- 豆乳入りホイップ(P.30)
  　　　　　　　¼カップ(50mℓ)
- 豆乳　　　　　　1カップ(200mℓ)

豆乳カスタードクリーム
- 卵　　　　　　　　　　　1個
- 薄力粉　　　　　　　　　20g
- 砂糖　　　　　　　　　　40g
- 豆乳　　　　　　1カップ(200mℓ)
- バニラエッセンス　　　　少量

バナナ(1cm幅の輪切り)
　　　　　　　　　2本(250g)
チョコレートソース(市販)…適量

作り方

1 クレープ生地を作る。ボウルに薄力粉と砂糖を入れてさっと混ぜ、卵を割り入れて泡立て器でだまがなくなるまで混ぜ合わせる。豆乳入りホイップを加え混ぜ、なめらかになったら豆乳を加えてさらに混ぜ合わせる。

2 フッ素樹脂加工のフライパンを弱火にかけ、1を⅙量ずつ流し入れて薄く広げ、クレープを焼く。

3 豆乳カスタードクリームを作る。耐熱ボウルに卵と薄力粉、砂糖を入れて混ぜ、豆乳を加えてさらに混ぜ、ラップをかけずに電子レンジで2分加熱する。とり出して軽く混ぜ、再び電子レンジで1分半加熱する(ゆるい場合は再度加熱)。とり出してなめらかになるまでよく混ぜ、あら熱がとれたらバニラエッセンスを加え混ぜ、ラップをぴったりとかけて冷蔵庫で冷やす。

4 器に2を広げ、バナナ(飾り用に6切れ残す)と3、チョコレートソースをのせて包む。飾り用のバナナをのせ、チョコレートソースをかける。

「食べたい」をかなえるコツ

ボリューム感のある満足度の高いおやつ。乳製品を豆乳製品にかえて、脂質をカット。カスタードクリームも全卵と豆乳を使い、電子レンジで作れば簡単です。

あると便利な お助け調理器具

油を使わない料理は、焦げたりこびりついたりしがち。
そんな悩みを解決し、手間を省いてくれる道具を紹介します。

シリコン製の ゴムべら・スプーン

フライパンやなべの底にくっつきやすい食材をかき混ぜるときに便利。柄とへらの部分が一体になっているものが使いやすくおすすめ。

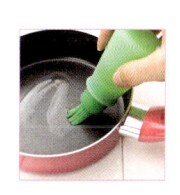

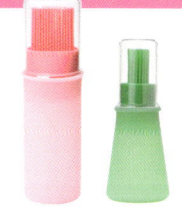

「ヴィズシリコンゴムヘラ（大）」
「ヴィズシリコンスプーン（小）」
株式会社タイガークラウン

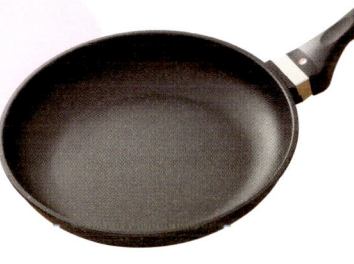

シリコン製のオイルブラシ

ボトル部分から油を押し出すことで、少量の油をフライパンに均一にひくことができます。

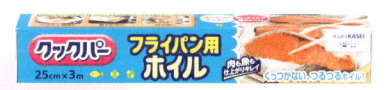

「reina オイルブラシ（大）（小）」
レアック・ジャパン株式会社
（お問い合わせ050-5527-0985）

フッ素樹脂加工のフライパン

クローン病の人向けノンオイル料理には、必須アイテム。フッ素樹脂加工やナノダイヤモンド加工のフライパンは、油をひかなくても食材がくっつきにくく、とても助かります。

くっつかないアルミホイル

フライパンに敷いてノンオイル調理に。オーブントースターにも使えます。後片づけがラクなのも魅力。

「クックパー®フライパン用ホイル」
旭化成ホームプロダクツ株式会社

耐熱ガラスのボウル

ノンオイル調理では電子レンジをよく使うので、電子レンジにそのまま入れられる耐熱性のガラスボウルが重宝します。

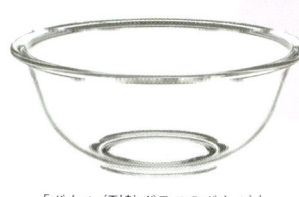

「ボウル（耐熱ガラスのボウル）」
iwaki（お問い合わせ03-5627-3870）

スチームオーブン

蒸気で加熱することで、脂を落としながら調理することが可能に。もちろん蒸し料理にも使えます。

ノンフライヤー

熱風で加熱することで、油を使っていないのにまるでフライのような仕上がりに。

「フィリップス ノンフライヤー」
株式会社フィリップス エレクトロニクス ジャパン

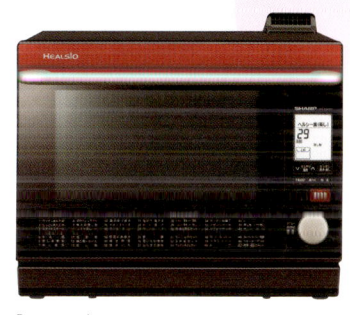

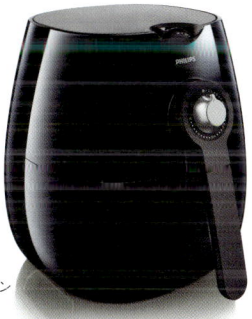

「ヘルシオ」シャープ株式会社

たれ・ソース

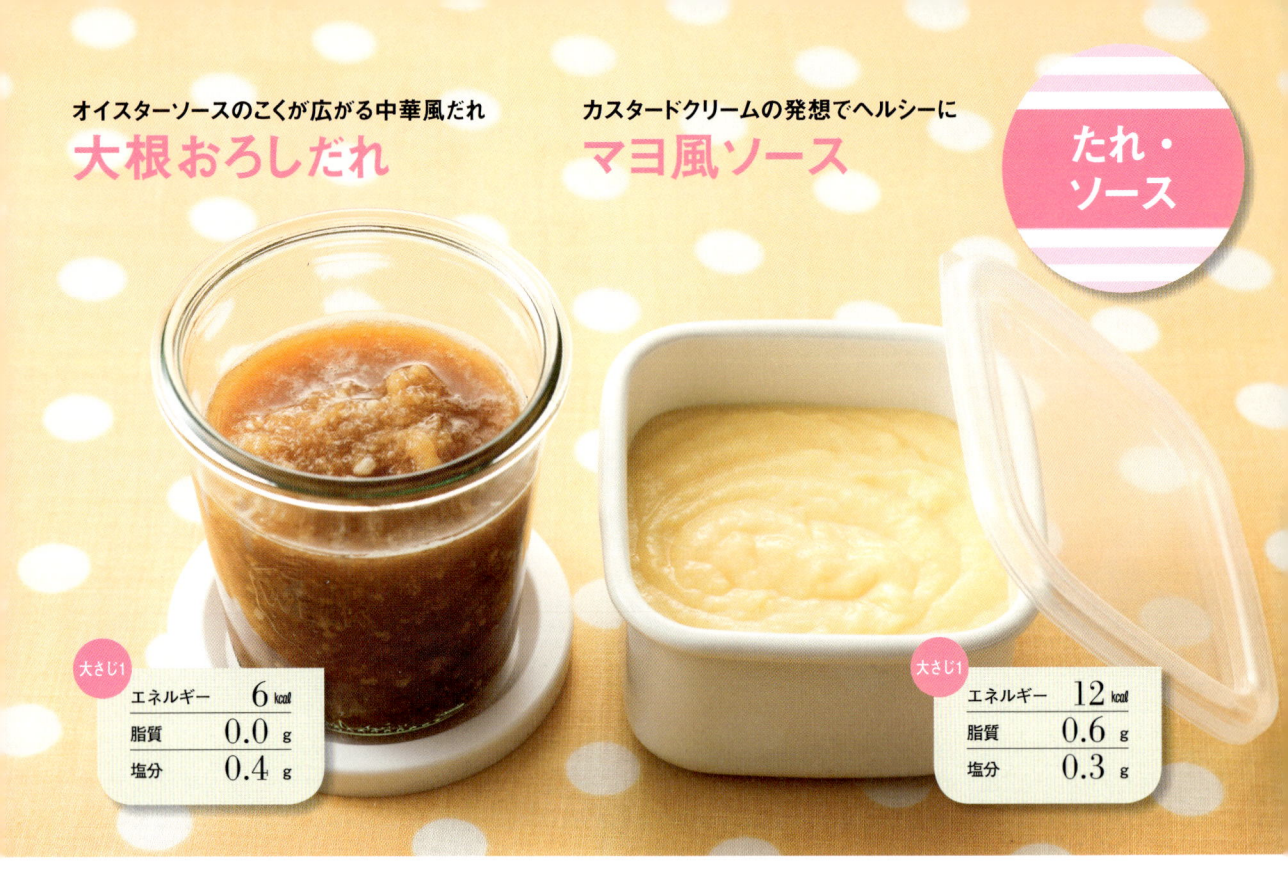

大根おろしだれ
オイスターソースのこくが広がる中華風だれ

大さじ1　エネルギー 6kcal　脂質 0.0g　塩分 0.4g

材料（作りやすい分量）
- 大根おろし……10cm分(300g)
- A
  - しょうゆ……大さじ3(54g)
  - 酢……大さじ3(45g)
  - オイスターソース……大さじ2(38g)
  - 甘酒……大さじ3(48g)

作り方
1. 大根おろしは軽く汁けをきる。
2. 1とAをよく混ぜ合わせる。

保存 冷蔵庫で約1週間

アレンジ
- 豚肉、キャベツ、ねぎなどをレンジ蒸しにしたものにかける。
- ゆでたイカやエビなど、淡泊なシーフードサラダのドレッシングにも。

マヨ風ソース
カスタードクリームの発想でヘルシーに

大さじ1　エネルギー 12kcal　脂質 0.6g　塩分 0.3g

材料（作りやすい分量）
- A
  - 卵（割りほぐす）……1個
  - 薄力粉……20g
  - 塩……小さじ1(6g)
  - 砂糖……小さじ1(3g)
- 牛乳……1カップ(210g)
- 酢……大さじ1(15g)
- 練りがらし……小さじ½

※牛乳は低脂肪乳や豆乳でも代用できます。

作り方
1. 耐熱ボウルにAを入れ、泡立て器でよく混ぜ合わせる。だまがなくなったら牛乳を少しずつ加え、なめらかになるまで混ぜ合わせる。
2. ラップをかけずに電子レンジで2分加熱する。一度とり出し、泡立て器でよく混ぜ、再び電子レンジで1分加熱する。とり出して、さらによく混ぜる。
3. あら熱がとれたら、酢とからしを加えてよく混ぜ合わせる。

保存 冷蔵庫で2〜3日

アレンジ
- マヨネーズをたっぷり使いたくなるポテトサラダにおすすめ。
- ゆで野菜にそのままつけたり、にんにくを加えてアイオリソース風にしても。

薬味の風味がきいた、万能和風ソース
ねぎしょうがだれ

大さじ1
エネルギー	15	kcal
脂質	0.0	g
塩分	0.6	g

材料(作りやすい分量)
- ねぎ……………1/2本(60g)
- しょうが……………15g
- A
  - みりん……………1/2カップ(115g)
  - しょうゆ……………1/2カップ(115g)
  - 酢……………1/2カップ(100g)

作り方
1. ねぎはみじん切りにし、しょうがはすりおろす。
2. 1とAをよく混ぜ合わせる。

※味が濃いめなので、食べるときには水を加えて、食べやすい味に調整してください。

保存 冷蔵庫で約1週間

アレンジ
- ロースハムと生野菜のシンプルなサラダなど、サラダ全般のドレッシングとして。
- ソテーした肉や魚のソースとしても。

にんじんと甘酒の甘味が素材の味を引き立てる
にんじんドレッシング

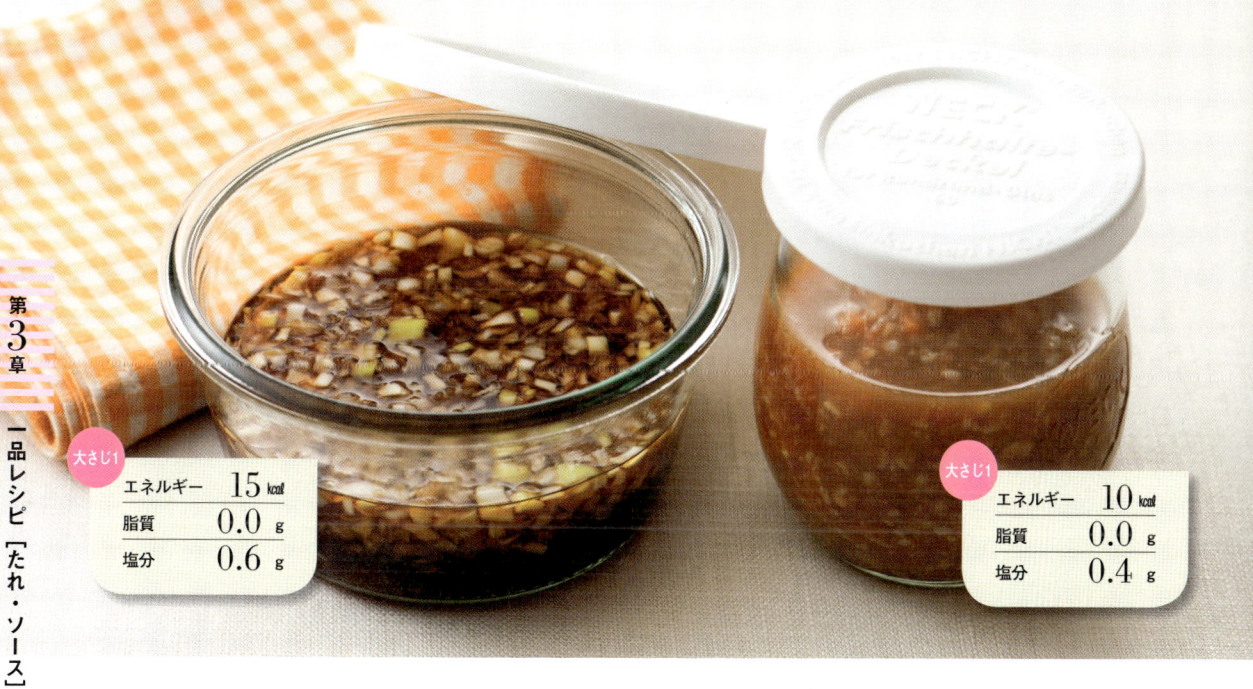

大さじ1
エネルギー	10	kcal
脂質	0.0	g
塩分	0.4	g

材料(作りやすい分量)
- にんじん……………1本(100g)
- 玉ねぎ……………1/2個(100g)
- にんにく……………1かけ(7g)
- A
  - しょうゆ……………大さじ5(90g)
  - 砂糖……………大さじ2(18g)
  - 酢……………大さじ3(45g)
  - 甘酒……………大さじ6(96g)

作り方
1. にんじん、玉ねぎ、にんにくはそれぞれすりおろす。
2. 1とAをよく混ぜ合わせる。

保存 冷蔵庫で約1週間

アレンジ
- れんこん、にんじん、ブロッコリーなどを蒸したものにかけて。
- 蒸しなすや豆腐サラダのたれにしても。

「食べたい」をかなえるコツ

ノンオイルで作りおきできるドレッシングがあったら、いろんなものに使えて便利だなと思って工夫しました。そのかいあってバリエーションが広がり、忙しい日にも重宝しています。

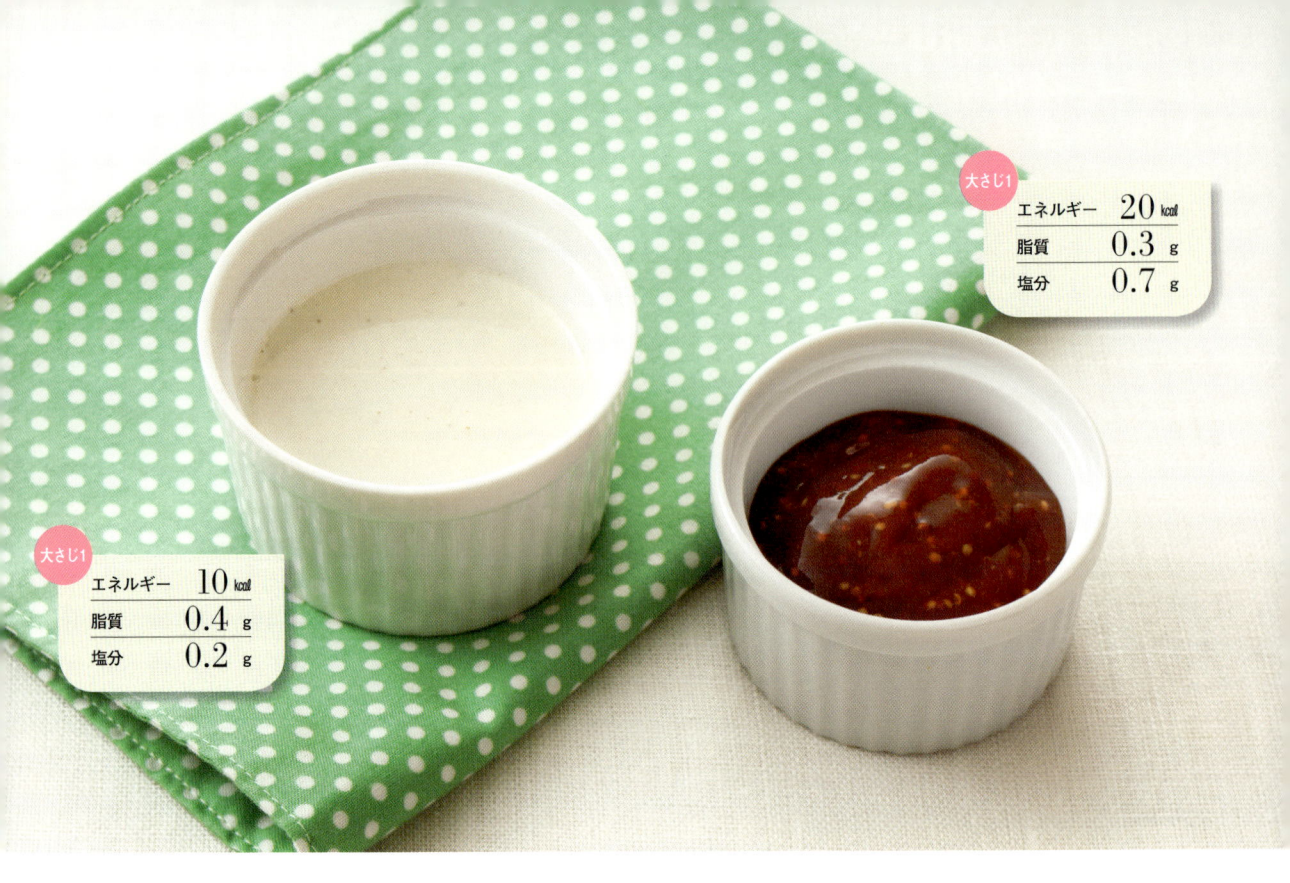

大さじ1
エネルギー	20 kcal
脂質	0.3 g
塩分	0.7 g

大さじ1
エネルギー	10 kcal
脂質	0.4 g
塩分	0.2 g

濃厚チーズソースも豆乳ベースなら脂質控えめ
チーズソース

材料(作りやすい分量)
豆乳 …………………………… 70mℓ
裏ごしカテージチーズ ………… 30g
塩、こしょう ………………… 各少量
ハーブ(好みのもの、あれば) …… 適量

作り方
豆乳を温め、カテージチーズを加えてとかし、塩、こしょうで味をととのえる。あれば好みのハーブを加え、混ぜる。

保存 冷蔵庫で2〜3日

アレンジ
- ペンネなどパスタとからめて。
- じゃがいもやにんじん、ブロッコリーなど温野菜にかけても。

家庭で簡単に作れる低脂質ブラウンソース
ブラウンソース

材料(作りやすい分量)
中濃ソース ………………… 大さじ3(54g)
粒マスタード ……………… 小さじ2(12g)
トマトケチャップ ………… 大さじ3(45g)
レモン汁 …………………… 小さじ¼(1.3g)

作り方
すべての材料を混ぜ合わせる。

保存 冷蔵庫で約1週間

アレンジ
- ハンバーグやオムライスにかけて。
- 鶏肉や豚肉を煮込んでもおいしい。野菜にかけても。

第3章 一品レシピ［たれ・ソース］

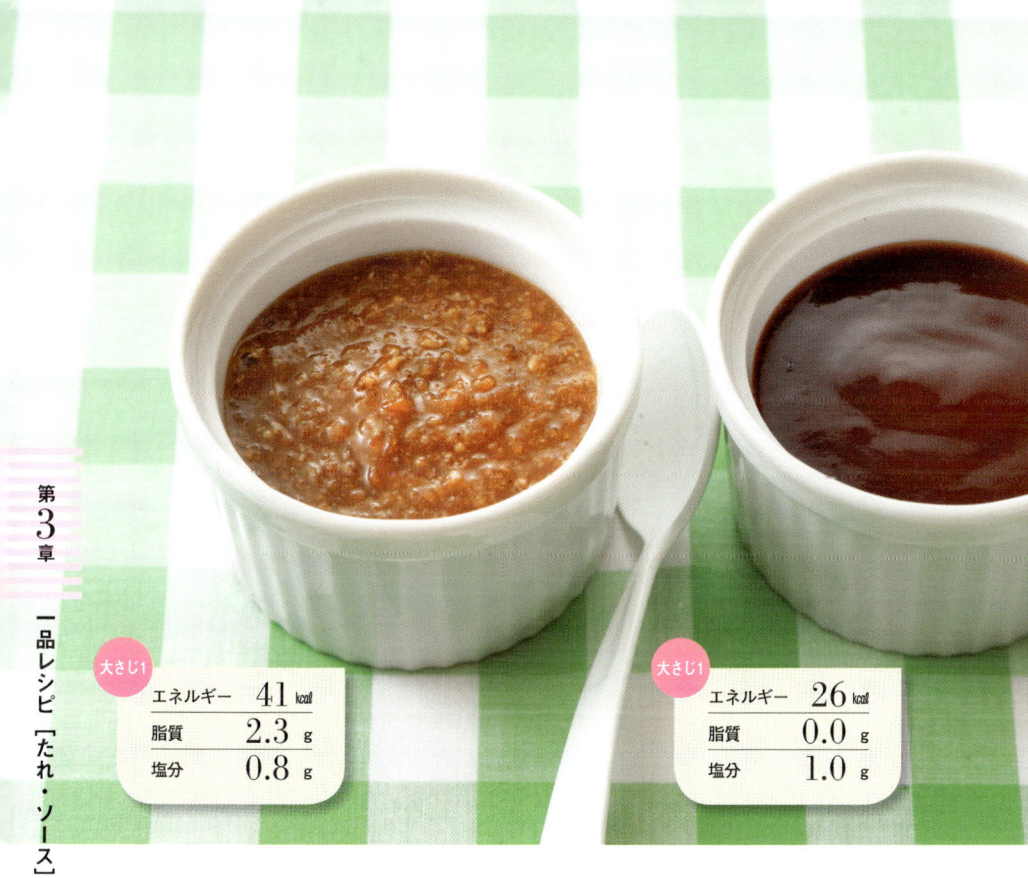

大さじ1	
エネルギー	41 kcal
脂質	2.3 g
塩分	0.8 g

大さじ1	
エネルギー	26 kcal
脂質	0.0 g
塩分	1.0 g

肉にも魚にも合う、ごまの風味豊かなみそだれ
ごまみそだれ

材料（作りやすい分量）
練り白ごま ……………… 大さじ1(15g)
すり白ごま ……………… 大さじ2
みそ ……………………… 大さじ2(36g)
砂糖 ……………………… 大さじ1(9g)
しょうゆ ………………… 大さじ1(18g)
みりん …………………… 大さじ2(36g)

作り方
耐熱ボウルにすべての材料を入れてよく混ぜ、電子レンジで30秒、砂糖が完全にとけて沸騰し始めるまで加熱する。

保存 冷蔵庫で約1週間

アレンジ
● 生野菜につけてディップ風に。
● 鶏肉や白身魚にのせて焼いても。

ワンポイントアドバイス
使うときは、つけるものによってだしでのばして調節を。

ナンプラー香る東南アジア風ピリ辛ソース
エスニックソース

材料（作りやすい分量）
スイートチリソース …… 大さじ5(90g)
ナンプラー ……………… 大さじ1(18g)
オイスターソース ……… 大さじ1(19g)

作り方
すべての材料を混ぜ合わせる。

保存 冷蔵庫で約1週間

アレンジ
● 生春巻きやエスニックサラダのたれに。
● 刺し身にかけてエスニックなカルパッチョに。

これで Check! 脂質量一覧

※『エネルギー早わかり』（女子栄養大学出版部）より1食あたりの脂質量

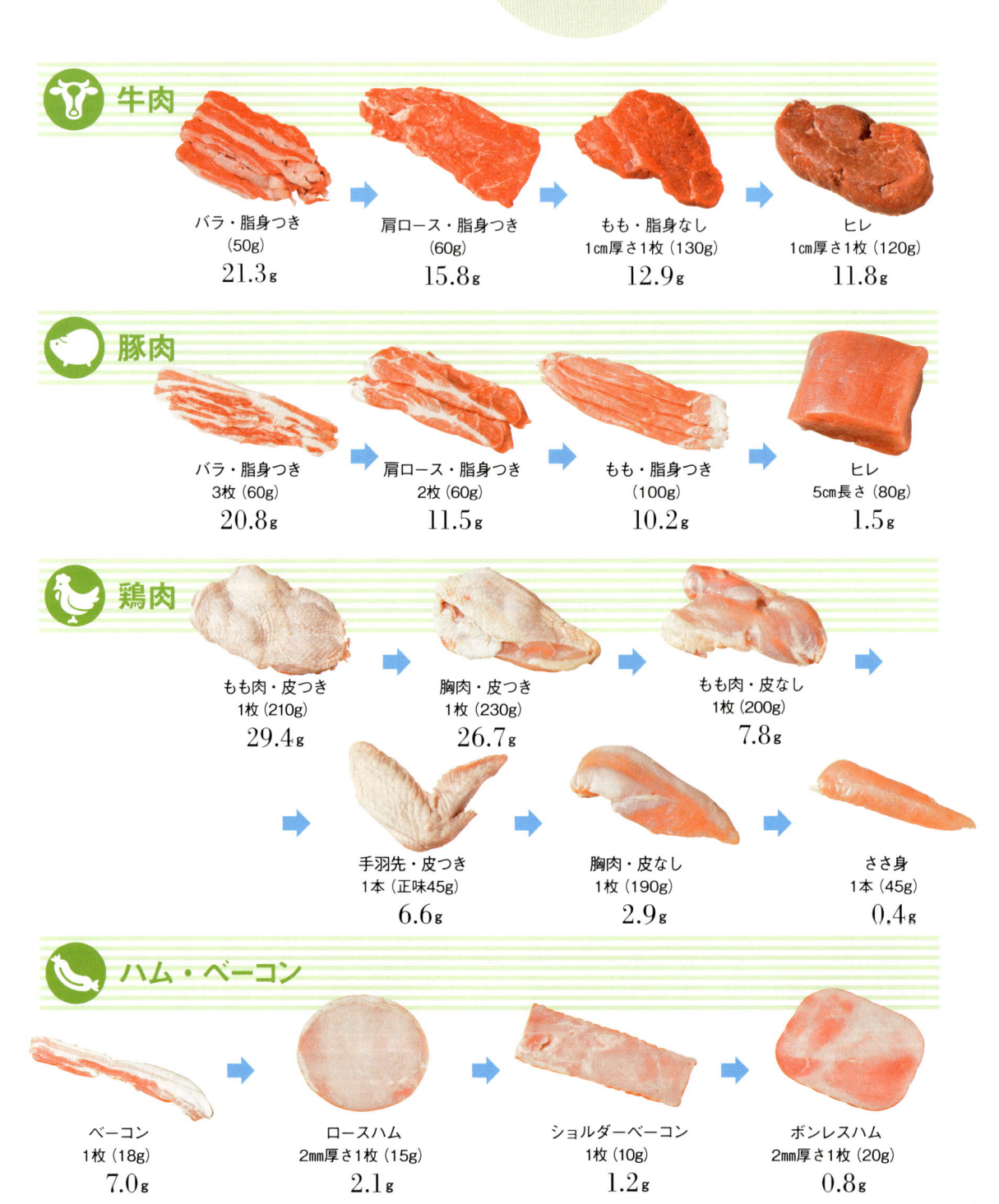

🐄 牛肉

バラ・脂身つき (50g)	肩ロース・脂身つき (60g)	もも・脂身なし 1cm厚さ1枚 (130g)	ヒレ 1cm厚さ1枚 (120g)
21.3g	15.8g	12.9g	11.8g

🐖 豚肉

バラ・脂身つき 3枚 (60g)	肩ロース・脂身つき 2枚 (60g)	もも・脂身つき (100g)	ヒレ 5cm長さ (80g)
20.8g	11.5g	10.2g	1.5g

🐓 鶏肉

もも肉・皮つき 1枚 (210g)	胸肉・皮つき 1枚 (230g)	もも肉・皮なし 1枚 (200g)
29.4g	26.7g	7.8g

手羽先・皮つき 1本 (正味45g)	胸肉・皮なし 1枚 (190g)	ささ身 1本 (45g)
6.6g	2.9g	0.4g

🌭 ハム・ベーコン

ベーコン 1枚 (18g)	ロースハム 2mm厚さ1枚 (15g)	ショルダーベーコン 1枚 (10g)	ボンレスハム 2mm厚さ1枚 (20g)
7.0g	2.1g	1.2g	0.8g

魚介類

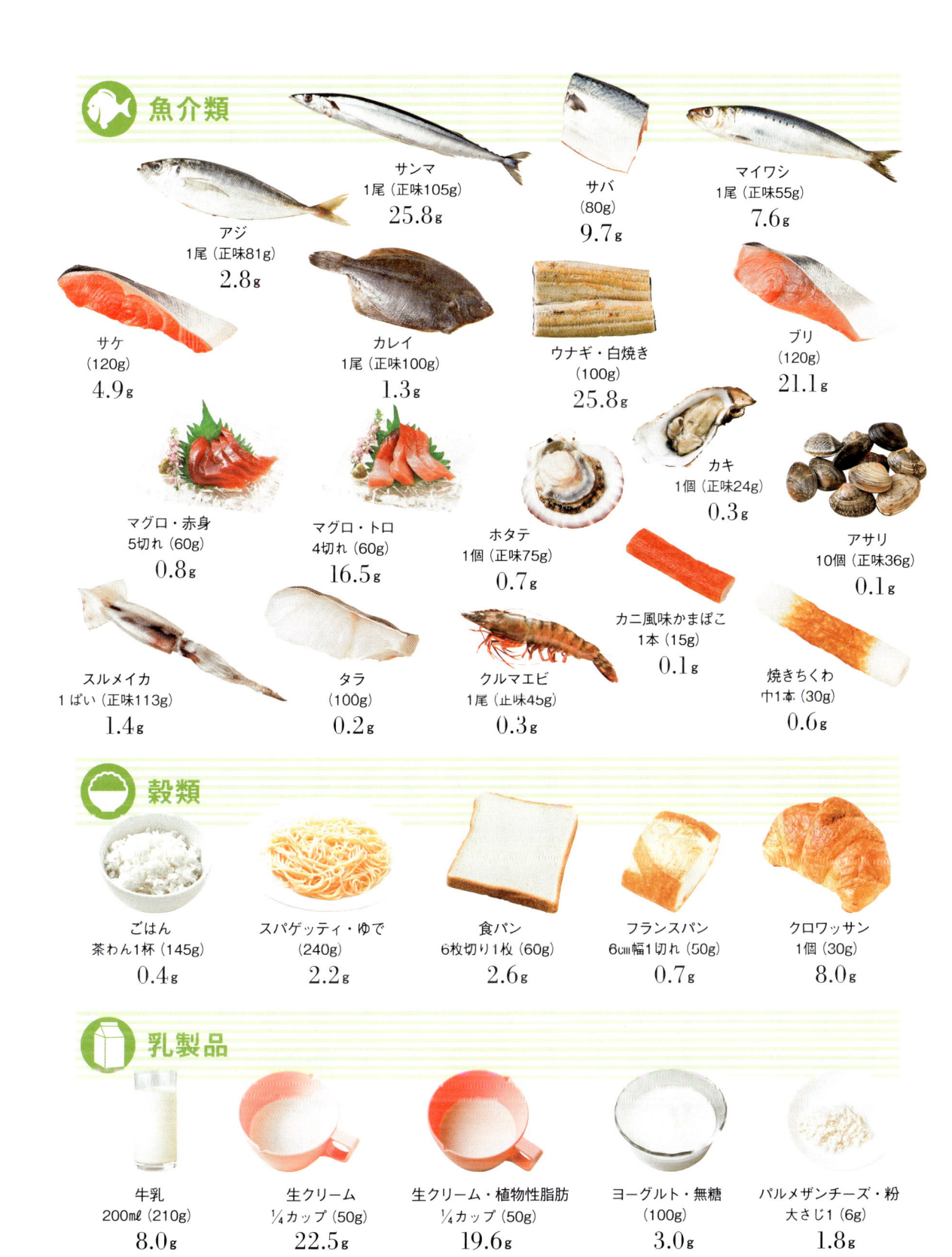

食品	分量	値
サンマ	1尾（正味105g）	25.8g
サバ	（80g）	9.7g
マイワシ	1尾（正味55g）	7.6g
アジ	1尾（正味81g）	2.8g
サケ	（120g）	4.9g
カレイ	1尾（正味100g）	1.3g
ウナギ・白焼き	（100g）	25.8g
ブリ	（120g）	21.1g
マグロ・赤身	5切れ（60g）	0.8g
マグロ・トロ	4切れ（60g）	16.5g
ホタテ	1個（正味75g）	0.7g
カキ	1個（正味24g）	0.3g
アサリ	10個（正味36g）	0.1g
スルメイカ	1ぱい（正味113g）	1.4g
タラ	（100g）	0.2g
クルマエビ	1尾（正味45g）	0.3g
カニ風味かまぼこ	1本（15g）	0.1g
焼きちくわ	中1本（30g）	0.6g

穀類

食品	分量	値
ごはん	茶わん1杯（145g）	0.4g
スパゲッティ・ゆで	（240g）	2.2g
食パン	6枚切り1枚（60g）	2.6g
フランスパン	6cm幅1切れ（50g）	0.7g
クロワッサン	1個（30g）	8.0g

乳製品

食品	分量	値
牛乳	200mℓ（210g）	8.0g
生クリーム	¼カップ（50g）	22.5g
生クリーム・植物性脂肪	¼カップ（50g）	19.6g
ヨーグルト・無糖	（100g）	3.0g
パルメザンチーズ・粉	大さじ1（6g）	1.8g

みんなどうしてる？ クローン病体験談

好きに食事はできているもののレミケードが効かないので再燃が心配

50代前半男性（自営業）

発症したのは、20代前半。ただし、あまりひどい症状ではなかったのと、街の個人病院へ行ったため診断が遅れ、クローン病とわかったのは発症から10年近くたってからでした。結婚後しばらくして、仕事で海外出張をしたあとなどに症状が強く出たので大きな病院を受診し、そこでクローン病と診断されました。それまでは対症療法でなんとか治まっていたものの、すでに狭窄があり、その部分を切除しました。レミケードも使用しましたが、効き目は長く続きません。

妻が鶏胸肉や魚など低脂肪の食材をじょうずに使って料理してくれているので、案外好きに食事ができています。でも、ときにはこってりしたものが食べたいなぁと思います。体調がよいときは、お酒も少したしなんでいます。

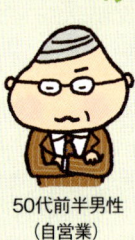

管理栄養士からのアドバイス

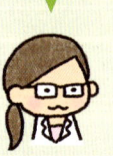

① レミケードなどの薬があまり効かないとのことなので、再燃には特に注意したいですね。脂質を1日30g以上摂取すると、再燃の確率が高くなります。症状が落ち着いていても、脂質を30g以内にするように心がけましょう。再燃時は、食事摂取量を減らしつつ消化のよい食事にし、エレンタールなど成分栄養剤を適宜増やして様子を見ましょう。2〜3日、場合によっては1〜2週間成分栄養剤のみで絶食することも効果的です。

② 狭窄部分を切除しているので、切除部分・範囲によっては不足しやすい栄養素がある点に注意。病院の管理栄養士に相談し、補うようにしましょう。

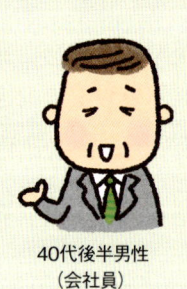

自己流で調子を整え調子がいいときはお酒も少し

40代後半男性（会社員）

発症は20代後半。腹痛や微熱などの不調が長く続いて大きな病院へかかったところ、クローン病と診断されました。入院して対症療法を受け、症状が治まるまではエレンタールでしのぎました。

その後もしばらくの間は、食事はとらずエレンタールを使用。数年たって狭窄があるところを切除しましたが、それでも症状が強く出たので、大腸をすべて摘出しました。

栄養士さんに教わった料理を妻が作ってくれるので、最近はそれとエレンタールなどで、様子を見ながら食事をしています。外食などで脂肪が多いものを昼食にとった場合夕食はエレンタールにするなど、自分で工夫もしています。調子がいいときには、少しお酒も楽しんでいます。

10代の息子がクローン病になにを食べさせたらいいか悩んでいます

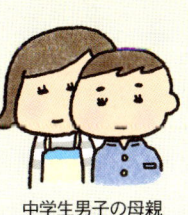

中学生男子の母親

息子は10代半ばで発症。まだ中学生なので成長に必要な栄養素がとれなくなるといけないと思い、栄養士さんに相談しながら低脂肪・低残渣(ざんさ)のもので料理をする毎日。おいしいものを食べさせたいと工夫してはいるものの、体調の悪化が心配で、どうしても牛肉や豚肉は避けてしまいます。刺激物なので、カレーも不安で作れません。

病気がわかったときには、私が作った食事のせいで息子が病気になったのではないかと自分を責めたこともありました。なにを食べさせたらいいのか、頭をひねって料理をする毎日です。

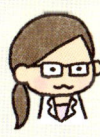

管理栄養士からのアドバイス

① クローン病の患者さんの場合、低脂肪に気をつけるあまり、カルシウムや鉄分などの摂取量まで減りがちです。どちらも成長期のお子さんには大切な栄養素なので、補うようにしてください。低脂肪の乳製品や大豆製品などでカルシウムを、アジやイワシなどでカルシウムの吸収を促進させるビタミンDをとりましょう。鉄分は、高野豆腐や小松菜、カキなどに豊富に含まれています。

② 調理法によっては、使用しないほうがよい食材も使えることがあるので、体調をみながら試してみましょう。できればいろいろな食材を使ったほうが栄養のバランスがとれるので、使える食材を少しずつ増やしていけるといいですね。

③ 給食については、友だちとできるだけ同じものを食べられたほうがいいので、学校の先生に相談を。献立を見ながら、学校で対応が難しいようなら弁当を持っていくのもひとつの方法です。いずれにしても、病気をきちんと説明し、学校と連携がとれるようにしておきましょう。

④ 食事だけでなくおやつも気をつけて。ケーキやポテトチップスなど、脂質量が多いものは控えましょう。

管理栄養士からのアドバイス

① 自己流=自分に合った方法を見つけ出すのはよいと思います。脂肪を多くとりすぎたら、夕食をエレンタールにするのもよいでしょう。ただし、あまりとりすぎが続くと再熱の可能性が高くなりますので、注意が必要です。

② アルコールは胃で2割、残りは小腸で吸収されるため、小腸に刺激を与えます。体調がよいときに少したしなむのはかまいませんが、体調が悪いときや何らかの症状が少しでも感じられるときはやめましょう。

③ 食べたものの90％は小腸で消化され、残り10％が大腸で消化されます。大腸をすべて摘出されているとのことなので、消化されにくい食材（海藻類、きのこ類など）を食べると、腸閉塞になったり、便が出にくくなるので注意が必要です。

119

薬もイヤだし料理も苦手 こんな私で大丈夫かなぁ

30代前半女性（会社員）

発症は20代後半。就職して一人暮らしを始めてしばらくしてから、不調を感じました。病院へ行ったところクローン病と診断されました。レミケードはまだ未使用。なるべく薬に頼らず、漢方などで治せないかと考えていますが不調になることもしばしば。料理もあまりできないので、なにを食べていいのかわからないのが悩みです。

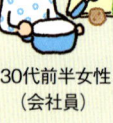

管理栄養士からのアドバイス

①自分の判断で薬をやめたりせず、主治医に相談しましょう。クローン病の再燃を防ぐためには、薬をきちんと継続することも大切です。
②外食をする場合は、炎症があるときは極力控える、規則正しい時間に食べる、1日1回までにする、消化の悪いものや脂・油が多いものは食べない、といった注意点を守りましょう。P16～17も参考にしてください。
③本書を参考に、少しずつ料理も覚えていけるといいですね。自分が安心して食べられるものが増えると、不安感が減ります。

落ち込んだが患者団体に参加して前向きに

40代女性（主婦）

不調の原因がわからず、クローン病と診断されるまでに10年近くかかりました。もともと明るく社交的な性格でしたが、体調が悪いこともあって自宅に引きこもりがちになり、性格まで暗くなってしまいました。インターネットを見ても不安になるばかり。そんなとき、たまたまIBDの患者団体を知って参加。食事や生活のアドバイスは参考になりましたし、なにより外へ出て人と話すことが増えたことで、以前の明るい自分を取り戻せました。

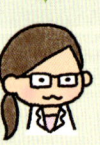

管理栄養士からのアドバイス

①インターネット上の情報は、新しいものも古いものもあり、玉石混淆です。参考にしすぎず、不安な点があれば、まずは主治医や管理栄養士に相談を。
②どんどん外に出て、ご自身の経験を話してください。クローン病は病名が確定されるまで時間がかかることが多く、また寛解期になるまで時間がかかり、落ち着かない日々を送ることになります。経験談を聞くことで救われる人たちが、たくさんいると思いますよ。

大好きなハンバーガーはやっぱりやめられません

20代男性（会社員）

まだクローン病と診断されて2年ほど。早めに治療が受けられたので、比較的すぐに体調はよくなりました。一人暮らしのうえにジャンクフードが大好きで、以前は週5日はファストフード店に通っていたほど。今でも、レミケードの点滴を受ける前日は「チャレンジ日」にして、ハンバーガーやフライドポテトなど食べたいものを食べること

120

職場に病気のことを言えなくてつらいです

30代前半女性（会社員）

就職後、3年ほどして発病。病院を転々として、病名がわかるまで1年以上かかりました。欠勤が多く、長期入院をしたこともあり、最初に就職した会社は退職。しばらく治療に専念し、2年前にようやく再就職できましたが、ここ半年ほど体調がよくありません。現在の職場には病気のことは伝えていません。再就職するのに苦労したので、伝えてクビになるのが怖いです。

管理栄養士からのアドバイス

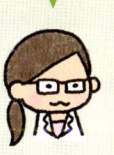

① 職場には、病気のことをきちんと伝えたほうがいいと思います。隠し通せることではありません。職場の人たちも突然休まれると困るはず。自分のためにも、職場のためにもきちんと伝えておきましょう。

② 食事に気をつけるのはもちろん、睡眠、休息を充分とって、ストレスの少ない生活を心がけてください。

1人目と2人目では大違い 妊娠といってもいろいろ

30代前半女性（主婦）

20代前半に発症してから、ずっと治療を続けてきました。妊娠したとき、まだレミケードを使っていたので慌ててやめました。妊娠すると症状がよくなる人、悪くなる人、変わらない人とはっきり分かれるとは聞いていましたが、レミケードを急にやめたせいか、私の場合、1人目のときはとても大変でした。2人目のときはびっくりするくらい安定していて、体調も悪化せず、こんなに違うのかと思いました。

管理栄養士からのアドバイス

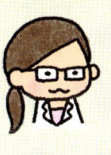

① 妊娠しても自己判断で薬はやめず、主治医に相談しましょう。最近は妊娠中でも使える薬もあります。

② クローン病の妊婦さんも、そうでない妊婦さんとエネルギー量や鉄分量など、食事の注意点は変わりません。ただし、妊娠中に再燃しないよう、普段より低脂肪食を心がけましょう。

管理栄養士からのアドバイス

① クローン病を発症した人は、ファストフードを食べていた人に多かったというデータがありますので、注意が必要な食べ物であることは確かです。ただし、体調がいいときは食べてもかまわないでしょう。脂質のとりすぎにならないよう、週1回、月2回など自分でルールを作ってはどうでしょうか。

② クローン病の人でなくても、食生活を改善するのは難しい問題です。頑張りすぎて、かえってストレスになってしまうのも、よくありません。また、継続するには、自分が改善したいという強い意志が必要です。まずはできることから始めてみるとよいでしょう。家族や友だち、病院の管理栄養士等に相談して、サポートを受けるのもおすすめです。

とにしています。一時的に症状が悪化しても、翌日にレミケードを点滴されれば炎症は治まるし、どうしてもダメならプレドニン（ステロイド）など有効な薬もあると聞いたので、自分の場合は、日々の食事にはそれほど気をつけなくてもいいかなと考えています。

121

栄養成分値一覧

『日本食品標準成分表 2010』（文部科学省）に基づいて算出しています。同書に記載のない食品は、それに近い食品（代用品）の数値で算出しました。1人分（1回分）あたりの成分値です。煮物やなべ料理など、煮汁が残る食品については、可食部（食べる分）について計算しました。市販品は、メーカーから公表された成分値のみ合計しています。

		掲載（ページ）	エネルギー（kcal）	たんぱく質（g）	脂質（g）	炭水化物（g）	カリウム（mg）	カルシウム（mg）	鉄（mg）	亜鉛（mg）	ビタミンA（レチノール当量）（μg）	ビタミンB1（mg）	ビタミンB2（mg）	ビタミンC（mg）	n-3系多価不飽和脂肪酸（g）	コレステロール（mg）	食物繊維（g）	食塩相当量（g）
朝食	あんかけおかゆ	32	424	13.3	6.5	75.6	316	53	2	2.1	107	0.13	0.3	2	0.1	231	1.1	3
	鶏がゆ	33	465	24.8	7.1	72.6	491	43	2	2.4	95	0.18	0.39	3	0.11	265	2.7	1.9
	みそ雑炊	34	280	12.6	2.9	49.7	659	98	1.2	1.5	123	0.11	0.14	9	0.12	17	3.4	2.6
	かぼちゃ入りパンがゆ	35	240	7.2	1.1	51.7	567	52	1	0.8	403	0.13	0.11	45	0.03	1	5.8	1.9
昼食	煮込みうどん	36	447	19.0	13.2	64.0	563	139	2.8	1.9	287	0.16	0.37	5	0.55	231	4.4	3.7
	ノンオイルツナとなめたけの和風パスタ	37	402	25.1	3.7	68	671	50	2.4	2.1	45	0.33	0.1	9	0.5	24	5.1	3
	お好み焼き	38	402	25	7.4	56.4	717	122	2.6	2	98	0.24	0.34	44	0.23	341	4	1.1
	スクランブルエッグサンド	39	314	20.3	9.6	35.1	397	67	1.8	1.6	105	0.13	0.33	4	0.17	261	2.1	3.2
	豆乳のとんこつラーメン風春雨	40	197	8.3	6.4	26	333	97	2.6	0.9	92	0.07	0.16	7	0.19	116	1.9	1.5
	マグロと山芋のどんぶり	41	483	25.7	1.8	86.4	680	30	1.4	1.8	68	0.19	0.09	8	0.13	35	1.5	1.1
	みそと豆乳のグラタン	42	331	27.1	8	36.9	763	229	3.2	1.9	1	0.18	0.16	4	0.3	76	2.5	2.1
	山芋ソースの和風グラタン	43	191	15.3	6.8	18.9	617	248	1.5	0.9	86	0.1	0.21	44	0.06	116	3.6	1.3
夕食	たっぷり野菜としゃぶしゃぶの献立																	
	ささ身のしゃぶしゃぶ	44	154	25.3	1	10.9	719	58	0.6	0.9	248	0.14	0.16	37	0.02	67	2.6	2.5
	ポテトサラダ	44	173	7.2	4	26.9	663	49	1.2	0.8	92	0.15	0.2	48	0.07	135	2.2	1.2
	大根と鶏ひき肉の煮物	44	68	7.3	0.5	9.1	353	44	0.6	0.4	2	0.05	0.06	10	0.01	18	1.8	2.7
	合計		395	39.8	5.5	46.9	1735	151	2.4	2.1	342	0.34	0.42	95	0.1	220	6.6	6.4
	鶏だんごのポトフ風の献立																	
	鶏だんごのポトフ風	46	275	24.9	4.6	34.8	1143	96	1.6	1.6	201	0.3	0.28	89	0.07	118	5.4	2.6
	蒸しなすのサラダ	46	54	2.3	0.9	10.5	381	30	0.6	0.4	36	0.08	0.08	15	0.01	1	2.7	1.3
	オクラのレンジチーズ蒸し	46	30	2.9	0.9	3.3	127	90	0.3	0.3	25	0.04	0.05	5	0	0	2.3	0.4
	合計		359	30.1	6.4	48.6	1651	216	2.5	2.3	262	0.42	0.41	109	0.08	119	10.4	4.3

		掲載	エネルギー	たんぱく質	脂質	炭水化物	カリウム	カルシウム	鉄	亜鉛	ビタミンA(レチノール当量)	ビタミンB1	ビタミンB2	ビタミンC	n-3系多価不飽和脂肪酸	コレステロール	食物繊維	食塩相当量
		(ページ)	(kcal)	(g)	(g)	(g)	(mg)	(mg)	(mg)	(mg)	(μg)	(mg)	(mg)	(mg)	(g)	(mg)	(g)	(g)
夕食	**サケの混ぜずしの和食献立**																	
	サケの簡単混ぜずし	48	400	14.9	6.1	69.4	534	79	1.1	1.5	42	0.18	0.11	5	0.98	26	2.6	2.2
	はんぺんと三つ葉のおすまし	48	46	5.1	0.5	8.9	417	16	0.3	0.2	9	0.07	0.15	0	0.02	4	3.2	2.1
	ほうれん草ののりあえ	48	15	2.1	0.3	2	374	32	1.1	0.4	196	0.06	0.12	19	0.08	6	1.7	0.4
	合計		461	22.1	6.9	80.3	1325	127	2.5	2.1	247	0.31	0.38	24	1.08	36	7.5	4.7
	鶏肉とたっぷり野菜の洋風献立																	
	鶏肉のヨーグルトハーブソース	50	143	23.6	3.5	2.8	375	35	0.3	0.7	10	0.09	0.11	4	0.02	75	0.3	1.7
	にんじんとかぼちゃの皿焼き卵	50	159	10.8	7.7	10.9	381	51	1.9	1.1	267	0.12	0.3	16	0.17	235	1.8	1.3
	簡単トマトスープ	50	48	2.8	1.3	7.1	311	15	0.8	0.3	45	0.07	0.03	15	0.07	0	1.1	0.5
	合計		350	37.2	12.5	20.8	1067	101	3	2.1	322	0.28	0.44	35	0.26	310	3.2	3.5
	豆腐のハンバーグの満足献立																	
	豆腐のハンバーグ	52	226	19.5	10.1	13	429	148	2.1	1.2	50	0.15	0.21	3	0.35	96	1.1	2.1
	ゆでキャベツのコールスロー	52	51	1.2	0.4	11.3	182	33	0.2	0.1	109	0.03	0.03	22	0.01	6	1.7	0.9
	かぼちゃのポタージュ	52	123	5.3	2.4	19.9	463	29	1.6	0.6	165	0.08	0.07	24	0.14	0	2.4	1.3
	合計		400	26	12.9	44.2	1074	210	3.9	1.9	324	0.26	0.31	49	0.5	102	5.2	4.3
人気メニュー	鶏ひき肉とトマトのさっぱりカレー	56	575	23.3	7.6	100.1	918	72	2.5	2.2	252	0.24	0.24	24	0.1	57	5.5	2.7
	レンジでカルボナーラ	57	470	21.5	11.9	65	342	160	2.5	2.5	90	0.36	0.32	10	0.17	254	2.3	1.6
	バターいらずのオムライス	58	523	21.2	7.2	88.4	510	52	1.8	2.4	106	0.15	0.31	7	0.12	256	1.8	2.8
	ノンオイル・発酵なしのクリスピーピザ	59	601	28.1	14	86.3	338	389	0.9	1.1	5	0.19	0.08	7	0.08	72	3.2	4.1
	レンジでチャーハン	60	410	12.7	3.9	77.2	178	78	1.1	1.8	52	0.08	0.17	7	0.09	138	0.9	1.6
	ビビンバ	61	517	19.7	7.8	89.3	830	78	2.6	4.4	384	0.19	0.32	28	0.08	34	4.2	3.5
	牛丼	62	646	22.6	11.1	110.8	728	120	3.4	5	132	0.17	0.27	24	0.05	52	2.9	2.7
	フライパン焼きとり	63	167	19.8	4	13.6	484	26	1	2.3	19	0.11	0.26	11	0.03	93	1.3	1.5
	ノンフライのエビフライ	64	120	16.7	2.7	6.1	199	97	0.4	1.2	9	0.07	0.05	0	0.04	130	0.4	1.4
	皿焼きコロッケ	65	231	12.3	3.5	37.4	761	24	1.4	1.3	11	0.38	0.15	55	0.05	53	2.7	1.2

	料理名	掲載(ページ)	エネルギー(kcal)	たんぱく質(g)	脂質(g)	炭水化物(g)	カリウム(mg)	カルシウム(mg)	鉄(mg)	亜鉛(mg)	ビタミンA(レチノール当量)(μg)	ビタミンB₁(mg)	ビタミンB₂(mg)	ビタミンC(mg)	n-3系多価不飽和脂肪酸(g)	コレステロール(mg)	食物繊維(g)	食塩相当量(g)
主食	親子丼	66	584	28.9	9.6	91.7	602	70	2.2	2.8	136	0.17	0.48	5	0.15	381	1.5	3
	鶏そぼろ丼	67	499	19.6	6.8	85.6	402	81	2.1	2.3	151	0.13	0.33	11	0.12	253	1.2	1.6
	タコライス	68	451	19.4	11.3	64.3	441	115	1.5	3.3	33	0.25	0.17	11	0.06	42	1.5	0.4
	ちらしずし	69	538	16.3	5	104.4	492	57	2.1	2.5	170	0.17	0.26	10	0.09	182	3.5	2.7
	お茶漬けパスタ	70	411	15	6.2	70.8	356	49	1.8	1.6	66	0.2	0.13	4	0.12	12	3.5	2.8
	焼きうどん	71	387	26.9	3.9	59.9	643	134	1.9	1.9	15	0.19	0.15	68	0.12	123	5	5.4
肉のおかず	鶏肉のトマト煮込み	72	261	28.2	5.8	25.3	1318	66	2.4	3.3	155	0.3	0.47	122	0.04	116	6.3	3.2
	鶏肉のユウリンチイ風	73	195	29.6	2.8	11.8	600	40	0.9	2.2	16	0.11	0.17	9	0.03	89	1.2	1.9
	レンジで鶏ハム(鶏もも肉)	74	77	11.8	2.5	1.1	214	4	0.5	1.3	11	0.1	0.14	3	0.02	58	0.1	0.6
	レンジで鶏ハム(鶏胸肉)	74	72	14.0	1	1.1	221	3	0.2	0.5	5	0.05	0.06	2	0.01	43.8	0.1	0.6
	鶏肉の黒酢あん	75	160	12.1	2.1	22.6	431	42	1.1	1.3	78	0.09	0.19	91	0.02	46	1.6	1.8
	ハンガリアングーラッシュ	76	333	22	13.6	30.9	1433	59	2.6	3.4	398	0.33	0.4	83	0.04	55	4.8	2.1
	すき焼き風煮物	77	351	24.6	15.9	27.6	747	139	3	4.3	91	0.24	0.59	21	0.24	274	3.5	2.3
	煮豚	78	240	21.3	10.5	14.4	538	75	2	2.4	91	0.74	0.34	12	0.1	166	2.5	2.2
魚介のおかず	サバのみそホイル蒸し	79	228	19.4	10.9	13.2	554	55	1.8	1.1	26	0.16	0.27	14	1.33	52	2.7	3.3
	魚のみそ漬け	80	158	16.7	8	2.4	442	18	0.8	0.8	10	0.07	0.28	2	1.33	48	0.4	1.2
	煮魚	81	134	17.5	1.2	15.7	645	68	1.2	1.1	144	0.09	0.39	18	0.24	57	1.9	1.6
	ブリのフライパン照り焼き	82	257	16.3	12.4	24.5	367	10	1.2	0.6	42	0.18	0.28	10	2.35	50	0.6	2.2
	サケの南蛮漬け	83	218	23.1	4.2	20.5	569	38	0.8	0.8	289	0.19	0.25	17	0.8	60	2	1.8
	白身魚のチーズ焼き	84	166	25.6	3.4	8.4	543	225	0.7	0.7	40	0.18	0.17	36	0.07	58	1.9	1.7
	カキのクラムチャウダー	85	223	10.6	6.7	30.6	781	175	1.5	5.9	177	0.24	0.29	44	0.17	37	2.6	2.9
	ノンオイルエビチリ	86	155	19.5	0.4	17.8	451	84	0.6	1.6	20	0.11	0.06	6	0.04	151	1.3	2.6
野菜のおかず	山芋と青菜の納豆あえ	87	102	7.6	2.9	12.3	757	58	2.2	1.1	175	0.13	0.27	21	0.26	2	3.6	0.9
	里芋とまいたけの煮物	88	93	4.9	0.5	21.5	980	21	1	0.8	1	0.22	0.31	6	0	0	3.7	1.9
	キャベツとさつま揚げの煮物	89	186	13.9	7.3	17.7	416	96	1.7	1.1	289	0.11	0.33	30	0.22	239	2	2.4
	スモークサーモンとパプリカ、玉ねぎのマリネ	90	86	7.2	1.5	9.2	205	14	0.5	0.3	37	0.09	0.1	82	0.27	13	1.1	1.7
	セビッチェ	91	88	12.6	0.4	9.5	543	77	0.5	1.1	34	0.11	0.06	25	0.03	90	2.1	1.1
	ブロッコリーとカリフラワーの甘酒ドレッシング	92	58	5.4	0.4	10.5	546	45	1.1	1	49	0.14	0.22	141	0	0	5.2	1.6

124

分類	料理名	掲載(ページ)	エネルギー(kcal)	たんぱく質(g)	脂質(g)	炭水化物(g)	カリウム(mg)	カルシウム(mg)	鉄(mg)	亜鉛(mg)	ビタミンA(レチノール当量)(μg)	ビタミンB1(mg)	ビタミンB2(mg)	ビタミンC(mg)	n-3系多価不飽和脂肪酸(g)	コレステロール(mg)	食物繊維(g)	食塩相当量(g)
野菜のおかず	かぼちゃと豆のサラダ	93	140	7.1	1.2	25.6	248	37	0.3	0.3	171	0.05	0.07	22	0.02	10	1.8	1.5
	タイ風春雨サラダ	94	152	9.5	2.6	23.5	310	42	1.1	0.9	25	0.14	0.1	49	0.03	49	2.6	2
	さつま芋のココナツカレースープ	95	101	3.9	3.2	15	432	34	0.9	0.4	1	0.11	0.11	14	0.01	3	1.6	1.2
	ミネストローネ	96	94	4.4	1.7	16.7	580	28	0.8	0.5	113	0.17	0.1	27	0.01	7	2.4	1.3
	根菜ののっぺい汁	97	73	3.6	0.4	14.8	669	48	0.7	0.4	136	0.09	0.06	11	0.03	4	3.3	2.6
	中華風ポテトスープ	98	196	12.1	8	18	605	54	2.6	1.2	83	0.14	0.29	28	0.24	231	1.5	1.6
卵・豆腐のおかず	小田巻蒸し	99	197	17.6	6.3	16.4	395	50	1.4	1.0	88	0.11	0.32	5	0.17	249	0.8	2.6
	エビ卵あんかけ	100	162	15.4	5.9	12.2	353	77	1.4	1.5	83	0.09	0.29	6	0.11	292	1.2	2.6
	卵とトマト、牛肉のいため物	101	200	15.6	11.6	7	379	42	1.9	2.6	106	0.1	0.34	9	0.12	256	0.8	2.4
	豆腐とザーサイのサラダ	102	62	4.8	3	4.2	256	59	1.1	0.5	14	0.09	0.06	6	0.17	0	1.3	1.9
	いり豆腐	103	122	9.1	5.4	9	251	103	1.1	0.7	76	0.09	0.09	5	0.22	12	1.1	1.4
デザート	クレームダンジュ	104	95	2.5	0	21.4	38	73	0.1	0	0	0.01	0	10	0.01	0	0.4	0.1
	チョコバナナケーキ	105	210	9.2	8.2	25.3	294	53	1.8	1.1	85	0.08	0.27	3	0.11	239	1.6	0.2
	紅茶のシフォンケーキ	106	139	4.7	3.2	22.5	62	16	0.5	0.5	31	0.03	0.12	2	0.04	90	0.8	0.2
	あんこ白玉	107	269	7.5	2.8	52.6	209	23	1.5	1	0	0.03	0.03	0	0.18	0	1.9	0
	さつま芋の鬼まんじゅう	108	73	0.8	0.3	16.7	131	20	0.2	0.1	1	0.04	0.01	7	0.01	0	0.7	0
	豆乳プリン	109	123	5.1	2.1	21	196	16	1.2	0.3	0	0.03	0.02	0	0.13	0	0.2	0
	豆乳クレープ	110	219	6.2	7	33.1	318	24	1.3	0.5	27	0.07	0.11	7	0.12	70	0.9	0.1
だれ・ソース	マヨ風ソース	112	12	0.6	0.6	1.2	16	10	0	0.1	6	0.01	0.02	0	0.01	10	0	0.3
	大根おろしだれ	112	6	0.3	0	1.1	31	3	0.1	0	0	0	0.01	1	0	0	0.1	0.4
	にんじんドレッシング	113	10	0.3	0	2.1	27	3	0.1	0.1	22	0	0.01	0	0.01	0	0.1	0.4
	ねぎしょうがだれ	113	15	0.4	0	2.6	23	2	0.1	0	0	0	0	1	0	0	0.1	0.6
	ブラウンソース	114	20	0.3	0.3	4.1	47	7	0.2	0	4	0.01	0.01	1	0	0	0.2	0.7
	ナースソース	114	10	1	0.4	0.5	23	4	0.1	0.1	2	0	0	0	0.01	1	0	0.2
	エスニックソース	115	26	0.6	0	5.9	6	1	0	0	0	0	0	0	0	0	0	1
	ごまみそだれ	115	41	1.4	2.3	4.5	32	29	0.5	0.2	0	0.01	0.01	0	0.03	0	0.6	0.8

脂質量別 INDEX

※特に注記がない場合は、1人分の脂質量で記載しています

1g 以上 3g 未満

みそ雑炊	34
かぼちゃ入りパンがゆ	35
マグロと山芋のどんぶり	41
ささ身のしゃぶしゃぶ	44
簡単トマトスープ	50
かぼちゃのポタージュ	52
ノンフライのエビフライ	64
鶏肉のユウリンチイ風	73
レンジで鶏ハム（¼本分）	74
鶏肉の黒酢あん	75
煮魚	81
山芋と青菜の納豆あえ	87
スモークサーモンとパプリカ、玉ねぎのマリネ	90
かぼちゃと豆のサラダ	93
タイ風春雨サラダ	94
ミネストローネ	96
あんこ白玉	107
豆乳プリン	109
ごまみそだれ（大さじ1分）	115

3g 以上 5g 未満

ノンオイルツナとなめたけの和風パスタ	37
ポテトサラダ	44
鶏だんごのポトフ風	46
鶏肉のヨーグルトハーブソース	50
レンジでチャーハン	60

1g 未満

大根と鶏ひき肉の煮物	44
蒸しなすのサラダ	46
オクラのレンジチーズ蒸し	46
ほうれん草ののりあえ	48
はんぺんと三つ葉のおすまし	48
ゆでキャベツのコールスロー	52
ノンオイルエビチリ	86
里芋とまいたけの煮物	88
セビッチェ	91
ブロッコリーとカリフラワーの甘酒ドレッシング	92
根菜ののっぺい汁	97
クレームダンジュ	104
さつま芋の鬼まんじゅう	108
マヨ風ソース（大さじ1分）	112
大根おろしだれ（大さじ1分）	112
にんじんドレッシング（大さじ1分）	113
ねぎしょうがだれ（大さじ1分）	113
ブラウンソース（大さじ1分）	114
チーズソース（大さじ1分）	114
エスニックソース（大さじ1分）	115

たっぷり野菜としゃぶしゃぶの献立（ささ身のしゃぶしゃぶ、大根と鶏ひき肉の煮物、ポテトサラダ）P.44

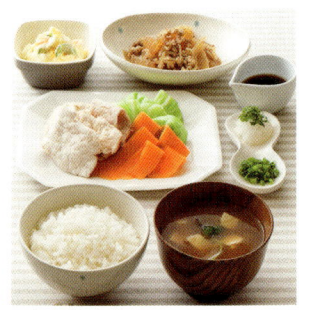

親子丼	66
魚のみそ漬け	80
キャベツとさつま揚げの煮物	89
中華風ポテトスープ	98
チョコバナナケーキ	105
豆乳クレープ	110

フライパン焼きとり	63
皿焼きコロッケ	65
焼きうどん	71
サケの南蛮漬け	83
白身魚のチーズ焼き	84
さつま芋のココナツカレースープ	95
豆腐とザーサイのサラダ	102
紅茶のシフォンケーキ（1/8量）	106

10g 以上

煮込みうどん	36
豆腐のハンバーグ	52
レンジでカルボナーラ	57
ノンオイル・発酵なしのクリスピーピザ	59
牛丼	62
タコライス	68
ハンガリアングーラッシュ	76
すき焼き風煮物	77
煮豚	78
サバのみそホイル蒸し	79
ブリのフライパン照り焼き	82
卵とトマト、牛肉のいため物	101

5g 以上 7g 未満

あんかけおかゆ	32
豆乳のとんこつラーメン風春雨	40
山芋ソースの和風グラタン	43
サケの簡単混ぜずし	48
鶏そぼろ丼	67
ちらしずし	69
お茶漬けパスタ	70
鶏肉のトマト煮込み	72
カキのクラムチャウダー	85
小田巻蒸し	99
エビ卵あんかけ	100
いり豆腐	103

7g 以上 10g 未満

鶏がゆ	33
お好み焼き	38
スクランブルエッグサンド	39
みそと豆乳のグラタン	42
にんじんとかぼちゃの皿焼き卵	50
鶏ひき肉とトマトのさっぱりカレー	56
バターいらずのオムライス	58
ビビンバ	61

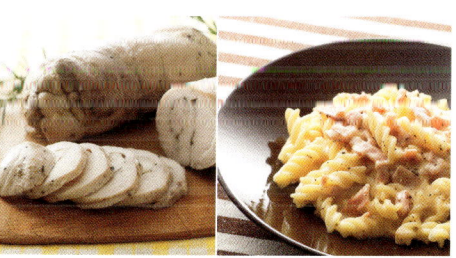

レンジで鶏ハム P.74　　レンジでカルボナーラ P.57

著者プロフィール

■ 献立・料理

田中可奈子（たなか・かなこ）

料理研究家・栄養士。女子栄養大学短期大学部卒業。自宅で料理教室「Kanako's Kitchen」を主宰するかたわら、書籍・雑誌、新聞、企業ホームページなどで幅広くレシピを提案。飲食店のメニュー開発や、おいしく食べながら健康をめざすイベントの講師も務める。『オイルなし、グルテンなしでからだにやさしい米粉のシフォンケーキ』（主婦の友社）、『クローン病・潰瘍性大腸炎のノンオイル作りおき』『成長期から思春期のクローン病・潰瘍性大腸炎まんぷくごはん』『ノンオイルだからおいしいお菓子』（いずれも女子栄養大学出版部）など著書多数。本書では、クローン病と診断された家族のために工夫した、安心でおいしく、家族みんなで楽しめる料理を多数紹介している。

■ 病態監修

酒井英樹（さかい・ひでき）

柏市立柏病院　消化器内科科長代理・健診センター長。医学博士。
1979年東京医科歯科大学医学部卒業後、1987年米国マサチューセッツ州フラミンガムユニオン病院に留学。2001－2002年米国カリフォルニア州南カリフォルニア大学クリニカルフェロー。専門分野は肝臓・消化器科。

■ 栄養指導

石川由香（いしかわ・ゆか）

柏市立柏病院　栄養科長。
1986年日本女子大学　家政学部卒業。大阪厚生年金病院、淀川キリスト教病院を経て、1996年より現職。2008年より給食管理が直営になった同病院では、栄養科職員が患者と話す機会を積極的に設けているほか、栄養管理と給食管理を一体化させ、患者一人一人の栄養管理を実施する取り組みを行っている。

STAFF

本文デザイン・DTP ■ 鷹觜麻衣子
カバー・表紙・大扉デザイン ■ 鈴木住枝（Concent,inc）
撮影 ■ 青山紀子、丑山直樹（P.26、28～29）、
　　　　堀口隆志（P.116～117）
スタイリング ■ 片野坂圭子
撮影協力 ■ UTUWA（Tel:03-6447-0070）
イラスト ■ ふじわらかずえ
校正 ■ みね工房
編集・制作 ■ 株式会社童夢

食事療法はじめの一歩シリーズ
「おいしく食べたい！」をかなえる

クローン病・潰瘍性大腸炎の安心ごはん

2014年11月15日　初版第1刷発行
2024年 3月20日　初版第9刷発行

著者 ■ 田中可奈子、酒井英樹、石川由香
発行者 ■ 香川明夫
発行所 ■ 女子栄養大学出版部

〒170-8481　東京都豊島区駒込3-24-3
電話 ■ 03-3918-5411（販売）
　　　　03-3918-5301（編集）
ホームページ ■ http://www.eiyo21.com
振替 ■ 00160-3-84647
印刷所 ■ TOPPAN株式会社

＊乱丁本・落丁本はお取り替えいたします。
＊本書の内容の無断転載・複写を禁じます。また本書を代行業者等の第三者に依頼して電子複製を行うことは一切認められておりません。

ISBN978-4-7895-1872-7
©Kanako Tanaka, Hideki Sakai, Yuka Ishikawa 2014
Printed in Japan